全国中等卫生职业教育护理专业"双证书"人才培养"十二五"规划教材

供护理、助产、涉外护理等专业使用

丛书顾问　文历阳　沈彬

病原生物与免疫学基础

主　编　石艳春　王志敏　郑　红

副主编　郑源强　谢会平　钟伟华　吾尔尼沙·玉松

编　者　（以姓氏笔画为序）

王　珊　宝鸡职业技术学院

王志敏　乌兰察布医学高等专科学校

石艳春　内蒙古医科大学

李　华　乌兰察布医学高等专科学校

吾尔尼沙·玉松　新疆维吾尔医学专科学校

郑　红　江苏省镇江卫生学校

郑源强　内蒙古医科大学

钟伟华　江苏省镇江卫生学校

高　原　河南省开封市卫生学校

曹利平　甘肃省酒泉卫生学校

谢会平　甘肃省天水市卫生学校

华中科技大学出版社
http://www.hustp.com
中国·武汉

内 容 简 介

本书是全国中等卫生职业教育护理专业"双证书"人才培养"十二五"规划教材。

本书根据国家中等职业教育相关文件精神和中等职业护理专业"双证书"人才培养需要,结合2011年护士执业资格考试大纲的要求进行编写,内容包括医学免疫学、医学微生物学、人体寄生虫学、实验指导四篇。

本书主要供护理、助产、涉外护理等专业使用。

图书在版编目(CIP)数据

病原生物与免疫学基础/石艳春　王志敏　郑　红　主编.—武汉:华中科技大学出版社,2013.2
(2023.1重印)
　ISBN 978-7-5609-8557-2

Ⅰ.病…　Ⅱ.①石…　②王…　③郑…　Ⅲ.①病原微生物-中等专业学校-教材　②免疫学-中等专业学校-教材　Ⅳ.①R37　②R392

中国版本图书馆CIP数据核字(2012)第290716号

病原生物与免疫学基础　　　　　　　　　　　　　　石艳春　王志敏　郑　红　主编

策划编辑:居　颖
责任编辑:孙基寿
封面设计:范翠璇
责任校对:代晓莺
责任监印:周治超
出版发行:华中科技大学出版社(中国·武汉)　　电话:(027)81321913
　　　　　武汉市东湖新技术开发区华工科技园　　邮编:430223
录　　排:华中科技大学惠友文印中心
印　　刷:广东虎彩云印刷有限公司
开　　本:787mm×1092mm　1/16
印　　张:18　插页:1
字　　数:449千字
版　　次:2023年1月第1版第6次印刷
定　　价:49.80元

全国中等卫生职业教育护理专业"双证书"人才培养"十二五"规划教材编委会

丛书顾问 文历阳 沈 彬

委 员 （按姓氏笔画排序）

马世杰	湖北省潜江市卫生学校	杨永庆	甘肃省天水市卫生学校
王 梅	北京护士学校	杨运霞	安康职业技术学院
王 懿	甘肃省酒泉卫生学校	杨厚谊	江苏省镇江卫生学校
王志勇	枣阳市卫生职业技术学校	张 录	乌兰察布医学高等专科学校
尤学平	江苏省镇江卫生学校	陈天泉	甘肃省天水市卫生学校
乌建平	江西医学院上饶分院	林秋红	辽宁省营口市卫生学校
艾力·孜瓦	新疆维吾尔医学专科学校	凯赛尔·阿不都克热木	新疆维吾尔医学专科学校
石艳春	内蒙古医科大学	孟宪明	枣阳市卫生职业技术学校
朱梦照	惠州卫生职业技术学院	赵小义	陕西省咸阳市卫生学校
任卫东	辽宁省营口市卫生学校	晏志勇	江西护理职业技术学院
刘卫国	呼和浩特市卫生学校	徐玉梅	潍坊护理职业学院
刘波涛	乌兰察布医学高等专科学校	徐国华	江西护理职业技术学院
许煜和	新疆伊宁卫生学校	徐神恩	江西医学院上饶分院
孙学华	淮北职业技术学院	黄晓华	湖州中等卫生专业学校
李俊华	贵州省人民医院护士学校	董淑雯	潍坊护理职业学院
李晓彬	甘肃省酒泉卫生学校	韩爱国	潍坊护理职业学院

总　序

　　随着我国经济的持续发展和教育体系、结构的重大调整，职业教育办学思想、培养目标随之发生了重大变化，人们对职业教育的认识也发生了本质性的转变。我国已将发展职业教育作为重要的国家战略之一。《中共中央国务院关于深化教育改革，全面推进素质教育的决定》中提出，在全社会实行学业证书和执业资格证书并重的制度。《国家中长期教育改革和发展规划纲要（2010—2020 年）》中也强调，积极推进学历证书和执业资格证书"双证书"制度，推进职业学校专业课程和执业标准相衔接，完善就业准入制度。护理专业被教育部、卫生部等六部委列入国家紧缺人才专业，予以重点扶持。根据卫生部的统计，到 2015年我国的护士数量将增加到 232.3 万人，平均年净增加 11.5 万人，这为护理专业的毕业生提供了广阔的就业空间，也对卫生职业教育如何进行高素质技能型护理人才的培养提出了新的要求。护理专业的人才培养应以职业技能的培养为根本，与护士执业资格考试紧密结合，力求满足学科、教学和社会三方面的需求，突出职业教育特色。

　　为了顺应中等卫生职业教育教学改革的新形势和新要求，在认真、细致调研的基础上，在教育部高职高专医学类及相关医学类教学指导委员会文历阳教授、沈彬教授等专家的指导下，我们组织了全国 30 多所卫生职业院校的 200 多位老师编写了这套秉承"学业证书和执业资格证书并重"理念的全国中等卫生职业教育护理专业"双证书"人才培养"十二五"规划教材。

　　本套教材编写过程中，力求充分体现以服务为宗旨，以就业为导向，以培养技能型、服务型高素质劳动者为目标，以临床实际应用和技能提高为主线的基本思想，结合护士执业资格考试的"考点"，突出职业教育应用能力培养的特点，充分考虑中等卫生职业学校的学生特点、就业岗位和职业考试的要求，坚持"五性"（思想性、科学性、先进性、启发性、适用性），强调"三基"（基本理论、基本知识、基本技能），以"必需、够用"为度，融入学科的新知识、新进展和新技术，力求符合中职学生的认知水平和心理特点，符合社会对护理等相关卫生人才的需求特点，适应岗位对护理专业人才知识、能力和素质的需求。在充分研究、分析已有教材的优缺点的基础上，取其精华，并进行创新，力求建设一套实用性强、适用性广、老师好教学生好学的精品教材。本套教材的编写原则和主要特点如下。

　　（1）紧扣教育部制定的新专业目录、新教学计划和新教学大纲的要求编写，随章节配套习题，全面覆盖知识点与考点，有效提高护士执业资格考试通过率。教材内容的深度和广度严格控制在中等卫生职业教育教学要求的范围内，具有鲜明的中等卫生职业教育特色。

　　（2）紧跟教改，接轨"双证书"制度。紧跟教育部教学改革步伐，注重学业证书和执业资格证书相结合，提升学生的就业竞争力。

（3）体现"工学结合"的人才培养模式和"基于工作过程"的课程模式。

（4）以"必需、够用"为原则，简化基础理论，侧重临床实践与应用。多数理论课程都设有实验或者实训内容，以帮助学生理论联系实践，培养其实践能力，增强其就业能力。

（5）基础课程注重联系后续课程的相关内容，专业课程注重满足执业资格标准和相关工作岗位需求，以利于学生就业，突出卫生职业教育的要求。

本套教材编写理念新颖，内容实用，符合教学实际，注重整体，重点突出，编排新颖，适合于中等卫生职业教育护理、助产、涉外护理等专业的学生使用。这套规划教材得到了各院校的大力支持和高度关注，它将为新时期中等卫生职业教育的发展作出贡献。我们衷心希望这套教材能在相关课程的教学中发挥积极的作用，并得到读者的喜爱。我们也相信这套教材在使用过程中，通过教学实践的检验和实际问题的解决，能不断得到改进、完善。

全国中等卫生职业教育护理专业"双证书"人才培养"十二五"规划教材
编写委员会

前　言

　　本书根据国家中等职业教育相关文件精神和中等职业护理专业"双证书"人才培养需要，结合2011年护士执业资格考试大纲的要求，在突出"三基"（基本理论、基本知识、基本技能）的基础上，以"必需、够用"为原则，注重激发学生的学习兴趣和实践技能的培养，由长期从事医学微生物学与医学免疫学教学和科研工作一线的中青年骨干教师共同编写而成。

　　本书分医学免疫学、医学微生物学、人体寄生虫学、实验指导四篇，共17章，按72学时编写，其中理论课程54学时，实验课程18学时，各学校可根据实际学时数自行取舍。其中：第一篇"医学免疫学"突出基本知识和基本技能，对于复杂的理论、机理等内容尽可能地言简意赅，以图、表等形式表现，以适度降低知识难度，增强其可读性；第二篇"医学微生物学"重点突出常见病原微生物；第三篇"人体寄生虫学"突出了人体寄生虫的生活史要点、致病性与防治原则，大量应用图、表等形式以利于学生掌握和记忆。

　　本书在章节编排上对传统的编排进行了适度的调整，例如，将超敏反应、自身免疫病、移植免疫、肿瘤免疫、免疫缺陷病等内容统一放在"临床免疫学"章节中。

　　本书在形式上具有如下特点：①每章开头以"导学"开始，贯穿2011年护士执业资格考试大纲要求，以便学生能抓住学习重点；②书中穿插了与教学内容密切相关的"知识链接"，其内容丰富、生动，涵盖了名人轶事、科学发明、发展简史等集知识性和趣味性为一体的拓展性教学内容，以提高学生的学习兴趣和求知欲望；③书中含有大量图、表，能直观地将相关知识表现出来，从而有利于学生理解和掌握；④每章附有"小结"，旨在帮助学生掌握每章的学习要点；⑤每章末尾有"复习思考题"，其内容是根据2011年护士执业资格考试大纲要求和临床常见案例精心编制而成的，其中单项选择题有答案，有利于学生对知识进行巩固和掌握。

　　本书是各位编者共同努力的结果，同时也离不开各参编单位和众多同仁的大力支持和帮助。本书参考了近年来不同版本的本科、高职及中职相关教材及有关文献资料，在此向这些教材和资料的作者及提供资料的相关单位和同仁表示衷心的感谢！

　　由于水平有限，时间仓促，书中难免有不妥或不足之处，敬请广大读者批评指正。

编　者

目　录

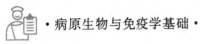

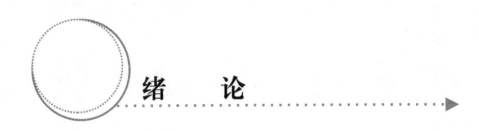

绪　论

　　本书由病原生物学与医学免疫学两部分组成，其中病原生物学包括医学微生物学和人体寄生虫学两个方面的内容。医学微生物学是微生物学的一个分支，是研究传染性疾病病原性质的一门学科。本书主要研究与人类疾病有关的病原微生物的形态、结构、代谢、遗传和变异、致病机理、机体的抗感染免疫、实验室诊断以及预防措施等。人体寄生虫学是研究与医学有关的寄生虫及其与宿主关系的一门学科，内容包括寄生虫的形态结构、生态规律，特别是研究寄生虫与人体及外界因素的相互关系。医学免疫学是研究人体免疫系统的结构与功能、免疫应答的发生与发展规律、免疫相关疾病的发病机制，以及免疫学诊断、防治与检测技术的一门学科。近年来，免疫学发展迅速，现已渗透到医学甚至生命科学的各个领域，成为最重要的前沿基础学科之一。

　　病原生物与免疫学是基础医学中最重要的基础学科之一。掌握病原生物与免疫学的基础理论、基本知识和基本技能，可以为学习其他基础医学及临床医学的有关学科打下良好的基础。

石艳春

第一篇

医学免疫学

YIXUE MIANYI XUE

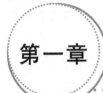

第一章 免疫学概述

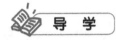

　　本章主要介绍免疫的概念与功能。在学习本章内容时要重点掌握免疫的概念、免疫的三大功能及其具体表现,了解免疫学发展简史。

第一节　免疫的概念与功能

一、免疫的概念

　　免疫(immunity)这个词最早具有免除瘟疫的意思。现代免疫的概念是指机体免疫系统识别"自己"和"非己",对自身成分产生天然免疫耐受,对抗原性非己异物产生排异作用,维持机体生理平衡和稳定的一种功能。正常情况下,免疫功能对机体具有保护作用;而在某些异常情况下,免疫功能失调可造成机体组织损伤或生理功能紊乱,引起超敏反应、自身免疫病和肿瘤等。

二、免疫的功能

　　根据识别与清除抗原性异物的种类不同,免疫的功能主要表现为以下三种(表 1-1)。

表 1-1　免疫的功能及表现

主要功能	生理表现(有利)	病理表现(有害)
免疫防御	清除病原生物及其他抗原性异物	超敏反应(过高);免疫缺陷病(过低)
免疫稳定	清除衰老、损伤或死亡的细胞	自身免疫病
免疫监视	清除突变细胞或病毒感染的细胞	肿瘤、持续性病毒感染(过低)

　　(1)免疫防御　免疫防御是指机体识别和清除病原生物或其他抗原性异物入侵的功能。该功能低下或缺陷时,机体易发生反复感染,导致免疫缺陷病;但过高时也可造成组织损伤或生理功能紊乱,引起超敏反应。

　　(2)免疫稳定　免疫稳定是指机体识别和清除体内衰老、损伤或死亡的细胞,维持机体生理平衡与稳定的功能。正常情况下,机体可及时清除体内衰老、损伤或死亡的细胞以及抗原-抗体复合物等。该功能发生紊乱时,可造成机体正常组织细胞的损伤,导致自身免疫病。

(3)免疫监视 免疫监视是指机体识别和清除体内突变细胞或病毒感染细胞的一种保护功能。若免疫监视功能低下,突变细胞和病毒感染细胞不能及时被清除,容易导致机体发生肿瘤或病毒持续性感染。

第二节 免疫学发展简史

免疫学(immunology)是研究机体免疫系统的组织结构与生理功能的一门学科。免疫学是人类在与传染性疾病作斗争的过程中逐渐发展起来的,它经历了经验免疫学时期、科学免疫学时期和现代免疫学时期三个阶段。

医学免疫学(medical immunology)是研究人体免疫系统的组成、结构与功能、免疫应答的发生与规律、免疫相关疾病的病理过程及其发生机制,以及免疫学诊断与防治等内容的一门极其重要的基础医学学科。随着现代生命科学理论与技术方法的快速发展,医学免疫学与临床学科相互渗透融合,形成了许多交叉学科,如肿瘤免疫学、移植免疫学、生殖免疫学、老年免疫学、免疫遗传学等。

一、经验免疫学时期

经验免疫学时期重要的成就见表 1-2。

表 1-2 经验免疫学时期的重要成就

时 间	研 究 者	主要研究成果
18 世纪中后叶	中国明代医生	用人痘预防天花
18 世纪末	英国医师 Edward Jenner	发明牛痘疫苗

二、科学免疫学时期

18 世纪末至 20 世纪中叶,各种微生物学实验方法相继建立,医学微生物学得到了快速发展,免疫学的研究进入了科学免疫学时期(表 1-3)。

表 1-3 科学免疫学时期的重要成就

时 间	研 究 者	主要研究成果
1881 年	法国科学家 Louie Pasteur	减毒疫苗
1884 年	Elie Metchnikoff	细胞免疫学说
1890 年	Behring、Kitasato	建立抗毒素、免疫血清疗法
1894 年	Jules Bordet	补体和溶菌中抗体的作用
1897 年	Paul Ehrlich	侧链学说、体液免疫学说
1900 年	Landsteiner	人类 A、B、O 血型及抗体
1945 年	Burnet、Medawar	获得性免疫耐受性
1948 年	Snell	组织相容性抗原
1957 年	Burnet	克隆选择学说

三、现代免疫学时期

现代免疫学的发展是免疫学与生命科学等其他学科相互渗透、相互促进、共同发展的结果。20世纪60年代以来，细胞免疫学得到了极大的发展。20世纪70年代以后，分子生物学技术的发展带动了分子免疫学的快速兴起，免疫学的研究深入到分子水平和基因水平。免疫学的研究阐明并揭示了免疫细胞生命活动的规律与功能，以便人们更深层次地理解细胞与细胞之间以及免疫系统与机体整体之间的功能与联系。现代免疫学的快速发展，极大地促进了现代医学和整个生命科学的进步与发展。

小 结

免疫是指机体识别和清除抗原性异物，维持机体生理平衡与稳定的一种生理功能。机体免疫功能主要体现在免疫防御、免疫稳定和免疫监视三个方面。正常情况下，免疫对机体是有利的，而在某些异常情况下，免疫也造成机体组织细胞损伤或生理功能紊乱。

复习思考题

单项选择题

1. 免疫是指（   ）。

A. 机体对病原生物的防御过程 　　　　　B. 机体识别和清除抗原性异物的过程

C. 机体抗感染的过程 　　　　　　　　　D. 机体清除自身突变细胞的过程

E. 机体清除自身衰老死亡细胞的过程

2. 机体免疫防御功能过低可导致（   ）。

A. 肿瘤 　　　　　　　　B. 超敏反应 　　　　　　　　C. 免疫缺陷病

D. 自身免疫病 　　　　　E. 以上均不是

3. 机体免疫防御功能过于强烈可导致（   ）。

A. 肿瘤 　　　　　　　　B. 超敏反应 　　　　　　　　C. 免疫缺陷病

D. 自身免疫病 　　　　　E. 以上均不是

4. 免疫监视功能低下时易发生（   ）。

A. 自身免疫病 　　　　　B. 免疫缺陷病 　　　　　　　C. 肿瘤

D. 移植排斥反应 　　　　E. 超敏反应

5. 机体免疫稳定功能紊乱时易出现（   ）。

A. 肿瘤 　　　　　　　　B. 超敏反应 　　　　　　　　C. 免疫缺陷病

D. 自身免疫病 　　　　　E. 以上均不是

单项选择题答案：1. B　2. C　3. B　4. C　5. D

■ 石艳春　郑源强 ■

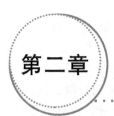

第二章 免疫系统

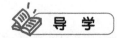

本章主要介绍免疫系统的组成及其功能;T淋巴细胞和B淋巴细胞的主要特点;细胞因子的概念。熟悉T淋巴细胞、B淋巴细胞的亚群及其功能;其他免疫细胞的特点及其功能;了解细胞因子的特点、生物学作用。

免疫系统(immune system)是具有识别和排除抗原性异物,与机体其他系统相互协调,共同维持机体内环境稳定和生理平衡的功能(图2-1)。

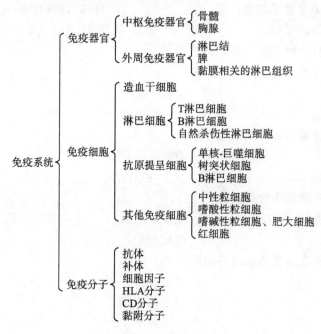

图2-1 免疫系统的组成

第一节 免疫器官

免疫器官分为中枢免疫器官和外周免疫器官,两者通过血液循环及淋巴循环联系了起来(图 2-2)。人类和其他哺乳动物的中枢免疫器官包括骨髓、胸腺,它们是免疫细胞发生、分化、发育和成熟的场所;禽类的腔上囊(法氏囊)相当于哺乳动物的骨髓。外周免疫器官包括淋巴结、脾和黏膜相关的淋巴组织,它们是成熟免疫细胞定居、产生免疫应答的场所。

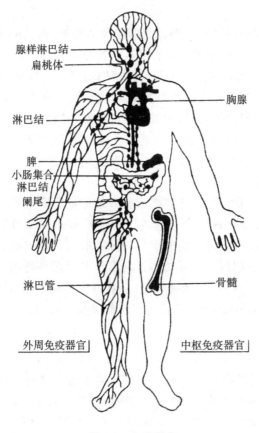

图 2-2　免疫器官

一、中枢免疫器官

(1) 骨髓　骨髓是造血器官,也是 B 淋巴细胞发育成熟的场所。各种血细胞和免疫细胞都是由骨髓的多功能造血干细胞分化发育而来的,在骨髓微环境中首先分化为髓样干细胞和淋巴样干细胞,前者是红细胞、血小板、粒细胞、单核细胞的前身;后者是淋巴细胞的前身。在骨髓中产生的各种淋巴细胞的干细胞及前体细胞:一部分随血液循环进入胸腺,发育、成熟为胸腺依赖性淋巴细胞,简称 T 淋巴细胞或 T 细胞;另一部分则在骨髓内继续发育成熟为骨髓依赖性淋巴细胞,简称 B 淋巴细胞或 B 细胞;少量的淋巴样祖细胞在骨髓中直接发育、成熟为自然杀伤细胞,简称 NK 细胞。

(2) 胸腺　胸腺是 T 细胞分化、发育和成熟的主要场所。从骨髓迁移来的淋巴样干细胞,在胸腺微环境的作用下,经过复杂的分化发育过程,最终分化为功能性 $CD4^+$ T 细胞或 $CD8^+$ T 细胞,输出胸腺,定居于外周免疫器官及组织。在选择性发育过程中,约 95% 的胸腺细胞在发育过程中发生细胞凋亡,只有 5% 的胸腺细胞发育成为成熟的 T 细胞。如果胸腺细胞发育异常,影响 T 细胞成熟,不能产生功能性 T 细胞,则出生后无细胞免疫功能,体液免疫功能也下降。

二、外周免疫器官

1. 淋巴结

淋巴结常位于凹陷隐蔽处,如颈部、腋窝、腹股沟等处;内脏的淋巴结多成群存在于器官门附近。这些部位都是易受病原微生物和其他抗原性异物侵入的部位。

(1)淋巴结的结构　淋巴结表面覆盖有致密的结缔组织被膜,被膜可深入实质构成小梁,作为淋巴结的支架。实质分皮质区和髓质区,皮质区又分浅皮质区和深皮质区,靠近被膜下为浅皮质区,称非胸腺依赖;深皮质区靠近髓质,又称副皮质区,是 T 细胞定居的场所,称胸腺依赖区。深皮质区有许多毛细血管后微静脉,也称高内皮小静脉(HEV),在淋巴细胞再循环中起主要作用。髓质区由髓索和髓窦组成,髓索主要是 B 细胞定居的场所,也含 T 细胞和巨噬细胞。

(2)淋巴结的功能　①淋巴结是 T 细胞和 B 细胞定居的场所,T 细胞约占淋巴结内淋巴细胞总数的 75%,B 细胞约占 25%。②淋巴结是 T 细胞和 B 细胞受抗原刺激后发生特异性免疫应答的场所。③具有清除病原微生物及其有害代谢产物和肿瘤细胞等有害物质的过滤功能。④具有淋巴细胞再循环功能。淋巴细胞再循环是指外周淋巴器官或淋巴组织中的淋巴细胞,经淋巴管进入血液循环后,再通过外周淋巴器官和淋巴组织中的毛细血管,经内皮小静脉返回到外周淋巴器官或淋巴组织的循环过程。

(二)脾

脾是胚胎时期的造血器官,也是人体最大的外周免疫器官。

(1)脾的结构　脾表面有被膜包裹。被膜下实质由白髓、红髓组成,两者交界处为边缘区。白髓是淋巴细胞聚集部位,沿中央小动脉周围分布的淋巴鞘是 T 细胞定居的区域;在动脉周围淋巴鞘的旁侧有淋巴滤泡,为 B 细胞区。红髓由脾索及脾血窦组成,脾索主要含 B 细胞、浆细胞、巨噬细胞和树突状细胞,脾索之间为脾血窦,其内充满血液。

(2)脾的功能　①脾是 T 细胞和 B 细胞定居的场所,B 细胞约占淋巴细胞总数的 60%,T 细胞约占 40%。②脾是免疫应答发生的场所,血液中的病原体等抗原性异物经血液循环进入脾,可刺激 T 细胞和 B 细胞活化、增殖,产生效应 T 细胞和浆细胞,并分泌抗体,发挥免疫效应,脾是体内产生抗体的主要器官。③合成并分泌某些重要生物活性物质,如补体成分等。④具有过滤作用。体内循环的血液约 90% 要流经脾脏,脾内巨噬细胞和网状内皮细胞均有较强的吞噬作用,可清除血液中的病原体、衰老的红细胞、白细胞、免疫复合物和异物,从而发挥过滤作用,使血液得到净化。

(三)黏膜相关的淋巴组织

黏膜相关的淋巴组织(MALT)是指呼吸道、肠道及泌尿生殖道黏膜固有层和上皮细胞下散在的无包膜淋巴组织,以及某些带有生发中心的器官化的淋巴组织,如扁桃体、肠集合淋巴结及阑尾等。机体近 50% 的淋巴组织存在于黏膜系统,故淋巴组织是人体重要的免疫屏障。淋巴组织是发生局部特异性免疫应答的主要部位。淋巴组织中的 B 细胞产生的抗体主要是免疫球蛋白 sIgA 和 IgE,sIgA 在局部黏膜抗感染中发挥重要作用,IgE 参与 I 型超敏反应。

第二节 免疫细胞

免疫细胞是指所有参加免疫应答或与免疫应答有关的细胞,包括造血干细胞、淋巴细胞、抗原提呈细胞、其他免疫细胞等。

一、淋巴细胞

淋巴细胞来源于淋巴样干细胞,包括 T 细胞、B 细胞、NK 细胞和 NK T 细胞。淋巴细胞在机体免疫应答中起核心作用。其中最为重要的是 T 细胞和 B 细胞,它们在抗原刺激下可活化、增殖和分化,表现出免疫活性,故又将 T 细胞和 B 细胞称为免疫活性细胞或抗原特异性淋巴细胞。

(一) T 细胞

T 细胞有高度的异质性,根据其表面分子和功能不同,T 细胞可分为若干个亚群,T 细胞可介导适应性细胞免疫应答,在体液免疫应答中也发挥重要的辅助作用。

1. T 细胞的表面分子及其功能

(1) T 细胞抗原识别受体(TCR)和白细胞分化抗原(CD3)复合物 ①T 细胞抗原识别受体的结构及功能:它是所有 T 细胞的特征性表面标志,是 T 细胞特异性识别和结合抗原的结构,可启动 T 细胞活化,引起免疫应答。TCR 是由两条不同肽链构成的异二聚体,根据所含肽链的不同,TCR 分为 αβT 细胞抗原识别受体和 γδT 细胞抗原识别受体两种类型。体内大多数 T 细胞表达 αβT 细胞抗原识别受体。TCR 的胞内区很短,不具备向胞内传递活化信号的条件,TCR 识别抗原所产生的活化信号由 CD3 分子转导至 T 细胞内。②CD3 分子的结构和功能:CD3 分子具有五种肽链,均为跨膜蛋白,其胞浆区较长,通常与 TCR 以非共价结合的形式形成 TCR-CD3 复合物,CD3 分子本身不参与识别抗原,但有传递 T 细胞活化信号和稳定 TCR 结构的作用。

(2) 白细胞分化抗原 CD4 分子和 CD8 分子 成熟的 T 细胞只能表达 CD4 或 CD8 分子,即 CD4$^+$ T 细胞或 CD8$^+$ T 细胞。CD4 和 CD8 是人类主要组织相容性复合体(MHC)即 MHC Ⅱ 类和 Ⅰ 类分子的受体。它们可加强和稳定 T 细胞表面 T 细胞抗原识别受体与抗原提呈细胞或其他靶细胞表面抗原肽-MHC 分子复合物的结合,从而有助于活化信号提呈。

(3) 协同刺激分子 所有 T 细胞表面都表达 MHC Ⅰ 类抗原,活化后的 T 细胞表面表达 MHC Ⅱ 类抗原,后者是 T 细胞活化的标志。

(4) 丝裂原结合分子 T 细胞表面还表达多种能结合丝裂原的膜分子,与相应丝裂原结合后,可直接诱导静息 T 细胞的活化、增殖和分化。刀豆蛋白 A、植物血凝素、美洲商陆是最常用的 T 细胞丝裂原。

(5) 绵羊红细胞受体 绵羊红细胞受体又称 E 受体(CD2 分子),是人类 T 细胞特有的重要表面标志之一。在一定的实验条件下,T 细胞与绵羊红细胞结合可形成玫瑰花样的花环,称为 E 花环,该实验称为 E 花环形成试验。常用于检测外周血 T 细胞的数量,可间接反映机体免疫功能。正常人外周血淋巴细胞 E 花结形成率为 60%～80%。

2. T 细胞亚群及功能

根据是否表达 CD4 或 CD8 分子,T 细胞可分为 CD4$^+$ T 细胞和 CD8$^+$ T 细胞。根据其免疫效应功能,T细胞可分为辅助性T细胞、细胞毒性T细胞、调节性T细胞等。

(1) CD4$^+$ T细胞亚群及其功能　初始CD4$^+$ T细胞接受抗原刺激后首先分化为Th0细胞。在细胞因子的诱导下继续分化为Th1、Th2亚群。Th1细胞与抗原接触后,可通过释放IL-2、IFN-γ、TNF等细胞因子引起炎症反应或迟发型超敏反应。Th2细胞可通过释放IL-4、IL-5、IL-6、IL-10等因子诱导B细胞增殖、分化及分泌抗体,辅助体液免疫应答。

(2) CD8$^+$ T细胞的功能　CD8$^+$ T细胞(Tc或CTL)的主要功能是特异性直接杀伤靶细胞。主要通过两种机制发挥细胞毒作用:一是分泌穿孔素、颗粒酶等物质直接杀伤靶细胞;二是通过Fas/FasL途径诱导靶细胞凋亡。

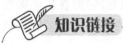知识链接

Th家族新成员——Th17

近年的研究认为,Th0在不同细胞因子的诱导下分化为Th1、Th2、Tr和Th17四大亚群。在TGF-β单独作用下分化为Tr,在TGF-β和IL-6共同作用下分化为Th17。Tr的主要功能是通过抑制性调节CD4$^+$ T细胞和CD8$^+$ T细胞的活化与增殖,达到免疫的负调节作用。Th17细胞是一类产生促炎因子(IL-17)的细胞亚群,还能分泌IL-22、IL-26和肿瘤坏死因子等,这些炎性因子介导炎症反应、自身免疫性疾病、肿瘤和移植排斥等的发生和发展。Th1和Th2细胞产生的细胞因子IFN-γ和IL-4对抗原特异性的Th17细胞有抑制作用。

免疫应答过程中,Th1和Th2细胞相互调控,Th1和Th2对Th17的调控,以及Tr细胞对Th1和Th2的调控等,使免疫效应和免疫抑制处于一种精细而复杂的平衡状态。

(二) B细胞

B细胞在骨髓中分化成熟,故称为骨髓依赖淋巴细胞,成熟B细胞定居于外周淋巴器官,主要功能是产生特异性抗体,介导体液免疫。

1. B细胞表面分子及其功能

(1) B细胞抗原受体(BCR)　B细胞抗原受体是镶嵌于细胞膜脂质分子中的免疫球蛋白,故称为膜表面免疫球蛋白,是B细胞特异识别和结合抗原的结构,其免疫球蛋白类型是单体IgM和IgD。

(2) 协同刺激分子　①CD40:表达于成熟B细胞,CD40与CD40 L的结合促进B细胞的活化。②CD80和CD86:两者即B7,它们在活化的B细胞内表达增强,其配体是CD28。

(3) 丝裂原的膜结合分子　B细胞表面有脂多糖受体、葡萄球菌A蛋白受体和与T细胞共有的美洲商陆受体,可直接诱导静息B细胞活化、增殖与分化。

(4) 其他表面分子　B细胞表面也有MHC抗原分子,还有CD20、CD22、CD32等分子,在B细胞发育分化、活化、增殖及调节中起重要作用。

2. B细胞亚群及其功能

根据B细胞表面CD5的表达与否,可把B细胞分成B1细胞和B2细胞两个亚群。B1细胞表面表达CD5,由于发育在先,故称为B1细胞。它主要存在于腹膜腔、胸膜腔和肠道

固有层。B1 细胞参与固有免疫,只对 TI-Ag 发生免疫应答,产生低亲和力的抗体,无免疫记忆。B2 细胞即为通常所指的 B 细胞,参与适应性免疫,对 TD-Ag 发生免疫应答,产生高亲和力的抗体,有免疫记忆,还具有提呈抗原及免疫调节作用。

(三)自然杀伤性淋巴细胞

自然杀伤性淋巴细胞是一群不具有 T 细胞和 B 细胞表面标志和特征的淋巴细胞。它们主要来源于淋巴干细胞,在骨髓内发育成熟,包括自然杀伤细胞和淋巴因子活化的杀伤细胞。

1. 自然杀伤细胞(NK)

NK 细胞来源于骨髓淋巴样干细胞,主要分布于外周血液和脾中,占外周血液中淋巴细胞总数的 5%～10%;NK 细胞不表达特异性抗原识别受体,不同于 T 细胞、B 细胞。

NK 细胞的主要活性是细胞杀伤作用,有两种机制:①直接接触杀伤,NK 细胞与靶细胞密切接触,通过分泌穿孔素和颗粒酶直接杀伤靶细胞或通过 Fas/FasL 途径诱导靶细胞凋亡,它们无需抗原预先致敏就可直接杀伤某些肿瘤和被病毒感染的靶细胞;②NK 细胞也可通过表面免疫球蛋白 IgG Fc 受体介导,杀伤与 IgG 抗体特异性结合的肿瘤/病毒感染的靶细胞。此种以 IgG 抗体作为中间桥梁定向介导 NK 细胞对靶细胞的杀伤作用,称为抗体依赖性细胞介导的细胞毒作用(ADCC)。此外,NK 细胞活化后,还可通过分泌 IFN-γ、IL-2 和 TNF 等细胞因子发挥免疫调节作用。

2. 淋巴因子活化的杀伤性淋巴细胞(LAK)

LAK 细胞是在 IL-2 诱导下才能发挥杀伤作用的淋巴细胞。LAK 细胞具有广泛的抗肿瘤作用,某些对细胞毒性 T 淋巴细胞(CTL)和 NK 细胞不敏感的肿瘤细胞是其杀伤对象。

二、单核-巨噬细胞

单核-巨噬细胞包括血液中单核细胞及组织中的巨噬细胞。单核细胞来源于髓系干细胞,发育成熟后进入血液,单核细胞从血管移出分布到全身各组织中,发育为巨噬细胞。

1. 单核-巨噬细胞的表面分子

单核-巨噬细胞的表面分子种类很多,多为非特异性,有 IgG Fc 受体、补体受体(C3b、C4bR)、MHC 分子及多种细胞因子受体等。

2. 单核-巨噬细胞的主要免疫功能

(1)吞噬杀伤作用 单核-巨噬细胞能非特异性地吞噬和杀灭病原微生物及衰老、损伤和癌变的细胞。因其细胞表面具有补体受体和 IgG Fc 受体,故在有补体或特异性 IgG 抗体参与下,通过调节作用可增强吞噬杀伤作用,但在一定条件下也参与组织损伤。

(2)提呈抗原、启动免疫应答作用 单核-巨噬细胞是重要的抗原提呈细胞。TD-Ag被单核-巨噬细胞摄取、加工、处理后,以抗原肽-MHC 分子复合物形式,提呈给具有相应抗原识别受体的 T 细胞,启动特异性免疫应答。

(3)免疫调节作用 单核-巨噬细胞能合成和分泌多种细胞因子,如 IL-1、IL-6、IL-8、IL-12、IFN、TNF、前列腺素、白三烯、补体成分等,发挥其重要的免疫调节功能。

三、抗原呈递细胞

抗原呈递细胞(APC)是指能摄取、加工、处理抗原,并将抗原信息提呈给抗原特异性淋巴细胞的一类免疫细胞。抗原呈递细胞主要包括单核-巨噬细胞、树突状细胞(包括并指状树突细胞、朗格汉斯细胞等)、B细胞等。

四、其他免疫细胞

除淋巴细胞、单核-巨噬细胞外,血液中的中性粒细胞、嗜酸性粒细胞和嗜碱性粒细胞、红细胞、血小板及组织中的肥大细胞等也参与免疫应答,在免疫应答中发挥不同的作用。

第三节　细胞因子

细胞因子(CK)是机体多种细胞分泌的小分子蛋白质,通过结合细胞表面的相应受体发挥生物学作用。

一、细胞因子的命名和分类

根据细胞因子结构和功能的不同分为白细胞介素、干扰素、肿瘤坏死因子、集落刺激因子、趋化性细胞因子和生长因子六类。

1. 白细胞介素

白细胞介素(IL)是一组由淋巴细胞、单核-巨噬细胞和其他非免疫细胞产生的介导白细胞和其他细胞间相互作用的细胞因子。目前已发现了35种白细胞介素,分别被命名为IL-1～IL-35。

2. 干扰素

干扰素(IFN)是最早发现的细胞因子,因其具有干扰病毒感染和复制的能力,故称为干扰素。干扰素分为α、β和γ三种类型。IFN-α和IFN-β主要由浆细胞样树突状细胞及病毒感染的细胞产生,合称为Ⅰ型干扰素。IFN-γ主要由活化T细胞和NK细胞产生,也称为Ⅱ型干扰素。

3. 肿瘤坏死因子

肿瘤坏死因子(TNF)是一种能使肿瘤发生出血坏死的物质。单核-巨噬细胞分泌TNF-α;活化的T细胞、NK细胞分泌TNF-β。

4. 集落刺激因子

集落刺激因子(CSF)能够刺激多功能造血干细胞和不同发育分化阶段的造血干细胞增殖分化。目前发现的集落刺激因子有粒细胞-巨噬细胞集落刺激因子(GM-CSF)、粒细胞集落刺激因子(G-CSF)。此外,红细胞生成素(EPO)、干细胞生长因子(SCF)、血小板生成素(TPO)和IL-11也是重要的造血刺激因子。

5. 趋化性细胞因子

趋化性细胞因子(CF)是一个蛋白质家族,由分子质量为8～10 kDa的多肽组成。趋化性细胞因子的主要功能是招募血液中的单核细胞、中性粒细胞、淋巴细胞等进入感染发生的部位。

6. 生长因子

生长因子(GF)是具有刺激细胞生长作用的细胞因子,包括转化生长因子-β(TGF-β)、表皮细胞生长因子(EGF)、血管内皮细胞生长因子(VEGF)、成纤维细胞生长因子(FGF)、神经生长因子(NGF)、血小板衍生的生长因子(PDGF)等。有些生长因子在一定条件下也可表现对免疫应答的抑制活性,如 TGF-β 可抑制多种免疫细胞的增殖、分化及效应。

二、细胞因子的共同特性

1. 理化特性

多数细胞因子是分子质量较小的分泌型糖蛋白,以单体形式存在,少数细胞因子如 IL-10、IL-12、M-CSF 等以双体形式存在,TNF 可形成三聚体。

2. 细胞因子的分泌特性

细胞因子通常以旁分泌、自分泌方式作用于邻近细胞或产生细胞因子的自身细胞。多数细胞因子只在产生的局部发挥作用,也有少数细胞因子以内分泌的方式针对远距离细胞发挥作用。

3. 细胞因子的作用特性

细胞因子对靶细胞作用无抗原特异性,也不受 MHC 限制,以非特异方式发挥作用。但细胞因子必须以较高的亲和力和其受体结合才能产生明显的生物学效应。细胞因子具有多效性、重叠性、拮抗性和协同性等作用特点。众多细胞因子在机体内存在,相互促进或相互抑制,形成十分复杂的细胞因子调节网络。

4. 细胞因子的主要生物学作用

(1)抗细菌感染的作用 细菌可刺激感染部位的巨噬细胞释放 IL-1、TNFα、IL-6、IL-8 和 IL-12,这些细胞因子转而启动对细菌的攻击。

(2)抗病毒作用 IFN-α 和 IFN-β 通过作用于病毒感染细胞和其邻近的未感染细胞产生抗病毒蛋白酶而进入抗病毒状态;同时刺激病毒感染的细胞表达 MHC I 类分子,使其更容易被 CTL 识别并杀伤;IFN-α 和 IFN-β 还可激活 NK 细胞,使其在病毒感染早期有效地杀伤病毒感染细胞。

(3)介导和调节免疫应答 在免疫应答过程中,免疫细胞的激活、生长、分化和发挥效应都受到细胞因子的精细调节作用。

(4)刺激造血细胞增殖分化 在免疫应答和炎症反应过程中,白细胞、红细胞和血小板不断被消耗,因此机体需要不断地从骨髓造血干细胞中补充这些血细胞。由骨髓基质细胞和 T 细胞等产生刺激造血的细胞因子在血细胞的生成方面起重要作用,其中起主要作用的是各类集落刺激因子。它们通过促进造血功能,参与调节机体的生理或病理过程。

(5)促进血管的生成 包括 IL-8 在内的多种趋化性细胞因子和成纤维细胞生长因子可促进血管的新生,对组织的损伤修复有重要的病理生理意义。

三、重要细胞因子的主要来源和主要生物学功能

重要细胞因子的主要来源和主要生物学功能见表 2-1。

表 2-1 重要细胞因子的主要来源和主要生物学功能

细胞因子名称	主 要 来 源	主要生物学功能
IL-1	单核-巨噬细胞等	促进造血干细胞、T 细胞、B 细胞增殖分化;刺激下丘脑体温调节中枢,引起发热;刺激肝细胞产生 C 反应蛋白,介导炎症反应

细胞因子名称	主要来源	主要生物学功能
IL-2	T 细胞(Th1)	刺激 T 细胞和 B 细胞增殖分化,产生细胞因子;增强 CTL 细胞、NK 细胞和单核-巨噬细胞的杀伤活性
IL-3	T 细胞	促进多能造血干细胞、肥大细胞增殖分化
IL-4	T 细胞(Th2)	促进 T 细胞和 B 细胞增殖分化,增强巨噬细胞提呈抗原及细胞毒作用
IL-8	单核-巨噬细胞	T 细胞定向趋化;促进中性粒细胞释放生物活性介质
IL-10	Th2 细胞、B 细胞	抑制 Th1 细胞合成分泌 IFN-γ,降低细胞免疫单核细胞反应;抑制 T 细胞产生 IL-2,阻止 B 细胞合成抗体;抑制单核-巨噬细胞提呈抗原的能力
IFN-α/β	白细胞,成纤维细胞	抗病毒,抗肿瘤(强),免疫调节(弱)
IFN-γ	NK 细胞、T 细胞等	抗病毒,抗肿瘤(弱),免疫调节(强)
TNF-α	单核-巨噬细胞等	促进脂肪、蛋白质消耗分解等致恶病质作用
TNF-β	T 细胞	杀伤、抑制肿瘤;促进局部炎症反应发生;刺激下丘脑致热

小　结

　　免疫系统是机体执行免疫功能的物质基础,由免疫器官、免疫细胞及免疫分子组成。免疫器官可分为中枢免疫器官和外周免疫器官。中枢免疫器官由骨髓及胸腺组成,是免疫细胞发生、分化、发育和成熟的场所。骨髓既是各种血细胞和免疫细胞的来源地,也是 B 细胞发育、分化、成熟的场所;胸腺是 T 细胞发育、分化、成熟的场所。外周免疫器官包括淋巴结、脾和黏膜相关淋巴组织,是成熟 T 细胞、B 细胞等免疫细胞定居的场所,也是产生免疫应答的部位。

　　免疫细胞是免疫系统的功能单元,泛指所有参与免疫应答或与免疫应答有关的细胞,包括造血干细胞、淋巴细胞、抗原提呈细胞及粒细胞、红细胞、肥大细胞等。

　　在免疫应答过程中起核心作用的是 T 细胞和 B 细胞,它们能特异性地识别抗原,并能活化、增殖、分化,因此称 T 细胞和 B 细胞为免疫活性细胞或抗原特异性淋巴细胞。T 细胞、B 细胞表面具有多种表面分子,按功能的不同分为不同的亚群。T 细胞介导细胞免疫,B 细胞介导体液免疫。

　　免疫分子是介导免疫应答发生和发展重要的物质基础,包括抗体、补体、细胞因子等。细胞因子是机体多种细胞分泌的小分子蛋白质,通过结合细胞表面的相应受体发挥生物学作用。

复习思考题

一、名词解释

　　1. T 细胞抗原受体(TCR)

2. B细胞抗原受体(BCR)

3. 细胞因子(CK)

4. 白细胞介素(IL)

5. 集落刺激因子(CSF)

6. 肿瘤坏死因子(TNF)

7. 免疫细胞

二、单项选择题

1. 主要由单核-巨噬细胞产生的细胞因子是(　　)。

A. IL-1　　　　B. IL-2　　　　C. IFN-γ　　　　D. TNF-β　　　　E. IL-4

2. 最先发现的细胞因子是(　　)。

A. IL-1　　　　B. IFN　　　　C. IL-10　　　　D. IL-2　　　　E. TNF

3. 具有细胞毒效应的细胞因子是(　　)。

A. IL-4　　　　B. TNF　　　　C. IL-2　　　　D. IL-5　　　　E. CSF

4. 刺激造血干细胞增殖分化的细胞因子是(　　)。

A. CSF　　　　B. IFN　　　　C. TNF　　　　D. IL-8　　　　E. IL-2

5. 介导炎症作用的细胞因子是(　　)。

A. IL-1　　　　B. IL-2　　　　C. IL-3　　　　D. IL-13　　　　E. IL-10

6. 具有趋化作用的细胞因子是(　　)。

A. IL-2　　　　B. IL-4　　　　C. IFN　　　　D. M-CSF　　　　E. IL-8

7. 与发热和恶病质形成有关的细胞因子是(　　)。

A. IL-1　　　　B. IL-8　　　　C. IFN-α　　　　D. TNF-α　　　　E. IL-2

8. 关于细胞因子的叙述,正确的是(　　)。

A. 一种细胞因子有多种生物学活性

B. 细胞因子均由一条肽链组成

C. 细胞因子间无相互作用

D. 细胞因子的作用受MHC限制

E. 细胞因子的作用具有高度特异性

9. 由Th2细胞不能分泌的细胞因子是(　　)。

A. IL-4　　　　B. IL-5　　　　C. IFN-γ　　　　D. IL-6　　　　E. IL-10

10. 产生IFN-γ的主要细胞是(　　)。

A. LAK细胞　　　　　　B. 巨噬细胞　　　　　　C. NK细胞

D. 成纤维细胞　　　　　E. B细胞

11. 多能造血干细胞上具有鉴别意义的标志为(　　)。

A. CD28分子　　　　　　B. CD3分子　　　　　　C. CD16分子

D. CD34分子　　　　　　E. CD2分子

12. B细胞表面不表达的分子是(　　)。

A. CD19分子　　　　　　B. CD20分子　　　　　　C. CD40分子

D. CD80分子　　　　　　E. CD28分子

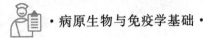

13．T细胞表面不表达的分子是（　　）。

A．CD2分子　　　　　　　　B．CD3分子　　　　　　　　C．CD80分子

D．CD28分子　　　　　　　E．TCR分子

单项选择题答案：1．A　2．B　3．B　4．A　5．A　6．E　7．D　8．A　9．C　10．C

11．D　12．C　13．C

▓ 吾尔尼沙·玉松 ▓

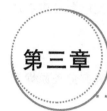

第三章　抗　　原

第一节　抗原的概念与特性

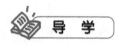导 学

　　本章主要介绍抗原的概念与特性，抗原的免疫原性与特异性，医学上重要的抗原物质。在学习本章内容时，要重点掌握抗原、完全抗原、半抗原、抗原决定簇的概念及医学上重要的抗原物质，熟悉决定抗原的免疫原性的因素及共同抗原与交叉反应。

一、抗原的概念

　　抗原（antigen，Ag）是指一类能刺激机体免疫系统，使之产生特异性免疫应答，并能与相应免疫应答产物（抗体或效应淋巴细胞）在体内外发生特异性结合的物质。

二、抗原的特性

　　抗原分子通常具备两种基本特性，即免疫原性和抗原性。

（一）免疫原性

　　免疫原性（immunogenicity）是指抗原分子能够刺激机体产生免疫应答（产生特异性抗体及效应淋巴细胞）的性质（图 3-1）。

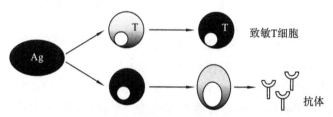

图 3-1　抗原的免疫原性

（二）抗原性

抗原性(antigenicity)又称免疫反应性,是指抗原分子能与其所诱导产生的免疫应答产物(抗体或效应淋巴细胞)发生特异性结合的性质。

（三）完全抗原与半抗原

(1) 完全抗原(complete antigen)　又称免疫原(immunogen),指同时具有免疫原性和抗原性的物质,如各种微生物和异种蛋白等。

(2) 半抗原(hapten)　又称不完全抗原(incomplete antigen),无免疫原性,只有抗原性的物质,包括有机小分子如青霉素、多糖、类脂等。半抗原可与抗体或致敏淋巴细胞特异性结合,但不能单独诱导免疫应答。

(3) 载体(carrier)　赋予半抗原以免疫原性的物质,如蛋白质等。由半抗原与载体所形成的复合物,可诱导机体产生针对半抗原的特异性抗体。

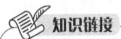 **知识链接**

佐　剂

佐剂是非特异性免疫增强剂,当与抗原一起注射或预先注入机体时,可增强机体对抗原的免疫应答或改变免疫应答类型。佐剂有很多种,其中弗氏完全佐剂和弗氏不完全佐剂是目前动物试验中最常用的佐剂。佐剂增强免疫应答是通过改变抗原的物理形状,延长抗原在机体内的保留时间,从而刺激单核吞噬细胞对抗原的递呈能力,刺激淋巴细胞分化,进而增加免疫应答能力而实现的。

第二节　抗原的免疫原性与特异性

一、决定抗原免疫原性的因素

（一）机体因素

(1) 异物性　抗原免疫原性的本质是异物性,异物性是指抗原与自身正常组织成分的差异性。一般而言,抗原与机体之间的亲缘关系越远,组织结构差异越大,其免疫原性越强;反之亦然。如马血清对人的免疫原性较猴血清对人的免疫原性强。异物性物质通常分为异种物质、同种异体物质和自身物质三类。

(2) 遗传因素　机体对抗原的应答受免疫应答基因(主要是 MHC)控制。因个体间遗传基因不同,故同一抗原进入不同机体产生免疫应答的强度亦可不同。

(3) 年龄、性别、健康状况　实验证明,一般情况下青壮年动物比幼年和老年动物免疫应答强;雌性动物(怀孕动物除外)比雄性动物抗体产生量高,此外,患有某些感染性疾病或使用免疫抑制剂能影响机体对抗原的免疫应答。

（二）抗原因素

(1) 化学组成　通常情况下蛋白质是良好的抗原,糖蛋白、脂蛋白以及多糖、脂多糖均具有免疫原性,核酸分子多无免疫原性,若与蛋白质结合成核蛋白,则具有免疫原性。

（2）分子大小 一般认为具有免疫原性的物质的分子质量常在 10 kDa 以上,分子质量低于 4 kDa 的无机物一般不具备免疫原性。因为抗原的分子簇越大,含有抗原决定基越多,对免疫细胞的刺激能力越强。

（3）化学结构 抗原分子必须有较复杂的分子结构,结构越复杂,免疫性越强。如:卵白蛋白含有芳香族氨基酸,呈环状结构,故它具有很强的免疫原性;相反,构成明胶的氨基酸为直链结构,缺少环状结构,它的免疫原性就极弱。

（4）分子构象 抗原分子中具有免疫原性的化学基团应易于被免疫细胞抗原识别受体所结合,即在分子构象上具有易接近性,才能刺激免疫细胞产生应答。

（5）物理状态 通常聚合状态的蛋白质比单体蛋白质免疫原性强,颗粒性抗原（细胞类）较可溶性抗原（血清蛋白、外毒素等）免疫原性强。因此,通常将免疫原性弱的物质吸附在某些大颗粒表面,以增强其免疫原性。

（6）免疫方法 抗原给予的剂量、途径、次数均可影响机体对抗原的应答。一般抗原剂量以中等为宜,太低或太高剂量容易诱导免疫耐受。免疫途径以皮内最佳,其次是皮下,腹腔和静脉效果较差,口服易诱导耐受。此外,免疫次数不宜太多,每两次免疫之间的间隔时间亦要适当。

二、抗原的特异性

（一）特异性

抗原的特异性表现在免疫原性和抗原性两个方面。前者是指某一特定抗原只能激发机体相对应的淋巴细胞产生针对该抗原的特异性抗体或效应淋巴细胞;后者是指某一特定抗原只能与其相对应的抗体或效应淋巴细胞发生特异性结合反应。

决定抗原特异性的物质基础是存在于抗原上的抗原决定簇。

（二）抗原决定簇

抗原决定簇（antigenic determinant）是存在于抗原分子表面决定抗原特异性的特殊化学基团,又称表位（epitope）。抗原分子的决定簇大小不同,可由数个氨基酸或糖基组成,最小的抗原只含有 4～6 个氨基酸残基或糖基。不同氨基酸残基排列不同,有的呈线性或连续性排列,有的为折叠状肽链。其中有很多决定簇被掩盖在内部,称为隐性决定簇（无功能决定簇）。只有存在于抗原表面的决定簇才能被免疫细胞识别,启动免疫应答或与抗体结合,这种决定簇称为功能性决定簇,所以抗原的表位是与抗体或效应淋巴细胞特异性结合的部位。

（三）共同抗原与交叉反应

天然抗原（如细菌、病毒等）分子结构复杂,具有多种抗原决定簇。不同的抗原物质具有不同的抗原决定簇,并各自具有特异性。但也存在某一抗原决定簇同时出现在不同抗原物质上,这种决定簇称为共同抗原决定簇。带有共同抗原决定簇的不同抗原互称为共同抗原。

由共同抗原刺激机体产生的抗体分子可以和不同生物间相同或相似的抗原决定簇结合,这种抗原抗体反应称为交叉反应（图 3-2）。

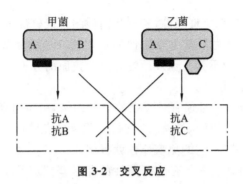

图 3-2 交叉反应

第三节　医学上重要的抗原

一、异种抗原

与宿主不是同一种属的抗原物质称为异种抗原。通常情况下,异种抗原的免疫原性比较强,容易引起较强的免疫应答。与医学有关的异种抗原主要有以下几类。

(一)病原微生物

各种病原微生物,如细菌、病毒和其他微生物都是良好的抗原。这些微生物的个体结构虽然简单,但抗原结构却很复杂,是多种抗原的复合体。它们在引起宿主感染的同时,也会诱导宿主产生特异性免疫应答和抗感染能力。因此可用免疫学方法对传染病进行诊断和防治。

(二)细菌外毒素和类毒素

细菌外毒素和类毒素都是很好的抗原。外毒素是细菌在生长过程中分泌到菌体外的毒性物质。其毒性极强,对组织细胞有高度选择性,可引起特殊的临床表现。外毒素为蛋白质,有很强的免疫原性,能刺激机体产生相应抗体,如破伤风外毒素、白喉外毒素。外毒素经甲醛处理,失去毒性保留免疫原性,即成类毒素。类毒素可刺激机体产生抗毒素,用于人工自动免疫,常用的类毒素有白喉类毒素和破伤风类毒素。

(三)异种动物血清

用微生物或其代谢产物对动物进行人工自动免疫后,得到含有相应抗体的血清即为动物免疫血清。临床上用来治疗破伤风和白喉的破伤风抗毒素、白喉抗毒素均属此类。这些抗毒素是用类毒素免疫马制备的。马的免疫血清对人具有二重性:一方面,它含有特异性抗体(抗毒素),可以中和相应的毒素,起到防治作用;另一方面,马血清对人而言是异种蛋白,具有免疫原性,可引起血清病或过敏性休克。

(四)其他与医学有关的异种蛋白

青霉素、磺胺等药物,花粉、鱼、虾、蛋、奶等食物,以及化妆品、化工原料等完全抗原和半抗原,有时可引起超敏反应。

二、异嗜性抗原

存在于人、动物、植物及微生物等不同物种间的共同抗原,称为异嗜性抗原。目前已发现多种异嗜性抗原,如大肠杆菌 O86 与人 B 血型物质、肺炎球菌 14 型与人 A 血型物质、大肠杆菌 O14 型脂多糖与人结肠黏膜、溶血性链球菌抗原与肾小球基底膜及心脏组织、立克次体与变形杆菌。

异嗜性抗原的医学意义:它是引起免疫病理损伤的物质基础;借助于异嗜性抗原可辅助临床诊断。

三、同种异型抗原

在同一种属不同个体之间,相同组织器官或细胞表面的不同抗原成分为同种异型抗原。人类重要的同种异型抗原主要包括血型抗原和主要组织相容性抗原。

(一)ABO 血型抗原

根据红细胞膜上所含 A、B 血型抗原的不同,可将人的血型分为 A、B、AB、O 四型(表 3-1)。每个人血清中未含有与自己血型抗原相应的抗体。

表 3-1　ABO 血型系统中的抗原与抗体

血　型	血　型　抗　原	血　型　抗　体
A	A	抗 B
B	B	抗 A
AB	A、B	—
O	—	抗 A、抗 B

(二)Rh 血型抗原

有些人的红细胞与恒河猴(macaque rhesus)的红细胞有共同抗原,故称此抗原为 Rh 抗原。红细胞表面有 Rh 抗原者称为 Rh 阳性,缺乏 Rh 抗原者称为 Rh 阴性。根据有关资料介绍,Rh 阳性血型在中国汉族及大多数民族人约占 99.7%,个别少数民族约为 90%。在中国,Rh 阴性血型只占 0.3%～0.4%。人体血清中不存在抗 Rh 抗原的天然抗体,只有在免疫情况下 Rh 抗体才能产生。例如,Rh 阴性女性在妊娠时,如果母子血型不符,可引起新生儿溶血症。

(三)组织相容性抗原

(1)组织相容性抗原　组织相容性抗原又称人类白细胞抗原(HLA),存在于所有的有核细胞表面并且代表个体特异性的引起抑制排斥反应的同种异型抗原,以淋巴细胞表面密度最高,也称为移植抗原。组织相容性抗原是目前所知人体最复杂的多态系统,在众多的组织相容性抗原系统中(MHS),能引起强烈而迅速排斥反应的抗原,称为主要组织相容性抗原(MHA)。编码 MHS 的基因在同一染色体上呈一组紧密连锁的基因群,将这一连锁群统称为主要组织相容性抗原复合体(MHC)。

(2)人类白细胞抗原的意义　HLA 是诱导移植排斥反应的主要抗原。同种异体器官移植存活率的高低主要取决于供体与受体 HLA 相容的程度。一般除单卵双生外,很难找到同型的 HLA 抗原,通常移植物存活率由高到低的顺序是,同卵双胞胎＞同胞＞亲属＞无亲缘关系者。在进行异体组织器官移植时,除单卵双生外,无关个体间 HLA 抗原型别完全相同的可能性很小。由于 HLA 复合体的高度多态性对于每个个体的 HLA 复合体可视为个体特异性的终生遗传标记。在无血缘关系的人群中，HLA 的基因型和表现型完全相同的概率极低。因而，HLA 基因型或表现型的检测，已成为法医学上的个体识别（如犯罪血渍鉴定，死亡者的"验明正身"）和亲子鉴定的重要手段。

四、肿瘤抗原

肿瘤抗原（tumor antigen）是指细胞癌变过程中出现的新抗原或过度表达抗原物质的总称。根据肿瘤抗原特异性概括为肿瘤特异性抗原和肿瘤相关抗原两大类。医学上通过检查肿瘤抗原可以辅助诊断肿瘤。

（1）肿瘤特异性抗原（tumor specific antigen，TSA）　肿瘤特异性抗原是指只存在于肿瘤细胞表面而不存在于相应组织正常细胞表面的新抗原。目前只有少数肿瘤，如人黑色素瘤、结肠癌等肿瘤细胞表面证明有肿瘤特异性抗原存在。

（2）肿瘤相关抗原（tumor associated antigen，TAA）　肿瘤相关抗原是指非肿瘤细胞所特有，正常细胞上也可存在的抗原，只是在细胞癌变时其含量明显增加。此类抗原只表现出量的变化而无严格的肿瘤特异性，如在原发性肝癌血清中甲胎蛋白（AFP）含量增加。

五、自身抗原

自身物质对机体本身不显示免疫原性，但在下列情况下可成为自身抗原，能刺激自身的免疫系统发生免疫应答。

（一）修饰的自身抗原

由于微生物感染、外伤、药物、电离辐射等作用，使正常组织细胞发生构象改变，形成新的抗原决定簇。自身成分合成上的缺陷或溶酶体酶异常所产生的破坏作用，暴露出新的抗原决定簇，成为"异己"物质，显示出免疫原性刺激自身免疫系统，发生免疫应答。

（二）隐蔽的自身抗原

隐蔽的自身抗原是指正常情况下与免疫系统相对隔绝的组织成分，如脑、晶状体蛋白、葡萄膜色素蛋白、精子、甲状腺球蛋白等，在胚胎期没有与免疫系统接触，不能建立先天性自身免疫耐受。因此，一旦由于外伤、手术或感染等原因使这些物质进入血流与免疫系统接触，它们就会被机体视为异物，引起自身免疫应答。如：甲状腺球蛋白抗原释放，引起变态反应性甲状腺炎（即桥本氏甲状腺炎）；晶状体蛋白和眼葡萄膜色素蛋白，可引起晶状体过敏性眼内炎和交感性眼炎；精子抗原可引起男性不育等。

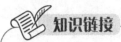 **知识链接**

超 抗 原

超抗原（superantigen，SAg）是 1989 年由瑞典著名科学家 White 教授提出的一个新的免疫学名词，其含义、功效和作用机制完全不同于现今所用的普通抗原。

超抗原是一类来源非常复杂的蛋白质，其在免疫应答中只需要极微量的这种抗原，就可以利用一种非常独特的机制刺激 T 细胞、B 细胞、NK 细胞和 LAK 细胞等免疫细胞大量增殖，产生大量白介素、干扰素、肿瘤坏死因子、集落刺激因子等细胞因子，并引发超抗原依赖细胞介导的细胞毒作用(SDCC)和其他免疫效应,从而迅速杀死侵入人体的病毒和体内变异的细胞,维持人体免疫平衡。其功效强大,广泛应用于防治各类由免疫系统功能下降所引起的老年性慢性疾病及免疫功能严重缺陷患者,如心脑血管疾病、糖尿病、肝炎、胃肠道疾病、肿瘤等,具有见效时间快、安全无毒副作用、可从根本上预防和治疗上述疾病的特点。

复习思考题

单项选择题

1. 免疫原性是指( )。

A. 抗原分子能与应答产物发生特异性反应的特性

B. 抗原分子不能与应答产物发生特异性反应的特性

C. 抗原分子能诱导免疫应答的特性

D. 抗原分子不能诱导免疫应答的特性

E. 抗原与载体结合后诱导免疫应答的特性

2. 抗原的免疫反应性是指( )。

A. 抗原与载体发生特异性反应的特性

B. 抗原与表位发生特异性反应的特性

C. 抗原与相应的应答产物发生特异性反应的特性

D. 抗原对机体的反应性

E. 抗原引起自身反应淋巴细胞活化的特性

3. 必须与蛋白质载体结合才具有免疫原性的是( )。

A. 半抗原   B. 免疫佐剂   C. 变应原

D. 耐受原   E. 超抗原

4. 半抗原( )。

A. 既有免疫原性,又有抗原性(即免疫反应性)   B. 具有抗原性,而无免疫原性

C. 具有免疫原性,而无抗原性   D. 既无免疫原性,也无抗原性

E. 既有抗原性,又有免疫反应性

5. 将外毒素转变为类毒素( )。

A. 可增强毒素的免疫原性   B. 可降低毒素的免疫原性

C. 可增强毒素的毒性   D. 可脱去毒素的毒性

E. 可改变毒素的特异性

6. 与载体偶联才具有免疫原性的物质称为( )。

A. 变应原   B. 完全抗原   C. 半抗原

D. 佐剂   E. 载体

7. 能刺激机体发生免疫应答的物质是( )。

A. 抗原   B. 抗体   C. 半抗原   D. 补体   E. 载体

8. 决定免疫原性因素不应包括（　　）。

A. 特异性　　　　　　　　B. 异物性　　　　　　　　C. 分子质量大

D. 一定的化学组成和结构　　E. 宿主遗传性

9. 下列哪种物质免疫原性最强？（　　）

A. 多糖　　　B. 类脂　　　C. 蛋白质　　　D. 小分子肽　　　E. 核酸

10. 抗原的特异性取决于（　　）。

A. 抗原表位的数量　　　　　　　　　B. 抗原分子质量的大小

C. 抗原决定簇的性质,结构及空间构型　　　D. 抗原结构的复杂性

E. 抗原的化学组成

11. 抗原与抗体结合发生交叉反应是因为（　　）。

A. 抗原和抗体性状相似　　　B. 不同抗原具有相同或相似的抗原决定簇

C. 抗原的分子质量较大　　　D. 抗原和抗体的大小相近

E. 抗体为多聚体

12. 宿主遗传性对免疫原性的影响取决于下列哪种因素？（　　）

A. 宿主的年龄　　　　　　　B. 抗原的性质　　　　　　　C. 抗原的剂量

D. 抗原的进入途径　　　　　E. 免疫的次数

13. 一般而言,分子质量大的物质其免疫原性强是因为（　　）。

A. 对中枢免疫器官刺激强

B. 化学结构不稳定,易被巨噬细胞吞噬

C. 分子质量越大,其表面抗原决定簇越多

D. 易被机体破坏,而被循环抗体结合

E. 带负电荷多,免疫原性强

14. 异物是指（　　）。

A. 异种物质　　　　　　　　B. 同种异体物质

C. 结构发生改变的自身物质　　D. 胚胎期未曾与机体免疫细胞接触过的物质

E. 以上均是

15. 在抗原分子中的能够决定抗原特异性的特殊化学基因称为（　　）。

A. 抗原决定簇（表位）　　　C. 抗原结合价　　　　　　　B. 异嗜性抗原

D. 类毒素　　　　　　　　　E. 完全抗原

16. 凡具有强免疫原性的物质,它的分子质量（　　）。

A. ≥10 kDa　　　　　　　B. <10 kDa　　　　　　　C. <4 kDa

D. ≈100 kDa　　　　　　　E. ≈10 kDa

17. 异嗜性抗原是指（　　）。

A. 不是种属特异性抗原　　　B. 可引起交叉反应的发生

C. 是一种共同抗原　　　　　D. 溶血性链球菌感染后的肾小球肾炎与此抗原有关

E. 以上均对

18. 兄弟姐妹间进行器官移植引起排斥反应的物质是（　　）。

A. 异种抗原　　　　　　　　B. 同种异型抗原　　　　　　C. 自身抗原

D. 异嗜性抗原　　　　　　　E. 超抗原

19. 肿瘤相关性抗原是（　　）。

A. 为某一肿瘤细胞所特有的抗原

B. 肿瘤细胞不表达的抗原

C. 正常组织细胞不表达的抗原

D. 肿瘤细胞大量表达正常细胞也可少量表达的抗原

E. 肿瘤细胞与正常细胞都可大量表达的抗原

20. 对人体而言，ABO 血型抗原是（　　）。

A. 同种异型抗原　　　　　　B. 自身抗原　　　　　　C. 异嗜性抗原

D. 共同抗原　　　　　　　　E. 隐蔽的自身抗原

21. 异嗜性抗原的本质是（　　）。

A. 异种抗原　　　　　　　　B. 共同抗原　　　　　　C. 改变的自身抗原

D. 同种异型抗原　　　　　　E. 自身抗原

22. 人类中能引起强而迅速的，针对同种异体移植物排斥反应的抗原是（　　）。

A. 组织相容性抗原　　　　　B. 移植抗原　　　　　　C. 白细胞抗原

D. 主要组织相容性抗原　　　E. 主要组织相容性复合体

23. 对人体具有抗原和抗体二重性的物质是（　　）。

A. 人抗白喉外毒素血清　　　　　　　　B. 干扰素

C. 具有免疫活性的淋巴细胞　　　　　　D. 细菌外毒素

E. 马抗破伤风血清

24. 下列哪一组是人类的同种异型抗原？（　　）

A. 破伤风毒素、ABO 血型物质、白喉类毒素

B. HLA 抗原、ABO 血型物质、白喉类毒素

C. 破伤风毒素、HLA 抗原、人丙种球蛋白

D. HLA 抗原、人丙种球蛋白、ABO 血型物质

E. 破伤风毒素、ABO 血型物质、HLA 抗原

单项选择题答案：1. C　2. C　3. A　4. A　5. D　6. C　7. A　8. A　9. C　10. C　11. B　12. A　13. C　14. E　15. A　16. B　17. E　18. B　19. E　20. A　21. B　22. D　23. E　24. D

王 珊

第四章 免疫球蛋白

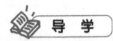

本章主要介绍免疫球蛋白的概念、结构与功能、五类免疫球蛋白的特性及其主要生物学功能。在学习本章内容时，要重点掌握免疫球蛋白的生物学功能、五类免疫球蛋白的特性与功能。了解免疫球蛋白的水解片段与功能。

第一节 概　　述

一、抗体

抗体(antibody,Ab)是 B 细胞特异性识别抗原后，活化增殖分化为浆细胞所合成并分泌的，能与相应抗原(决定簇)特异性结合的具有免疫功能的球蛋白。抗体主要存在于血液、淋巴液、组织液及外分泌液等体液中，是介导体液免疫应答的重要效应分子。具有抗体活性的球蛋白绝大多数属于 γ 球蛋白，少数为 α 球蛋白和 β 球蛋白，而 γ 球蛋白也并非都具有抗体活性。

二、免疫球蛋白

免疫球蛋白(immunoglobulin,Ig)是指具有抗体活性或化学结构与抗体相似的球蛋白。前者是指存在于体液中的抗体和存在于 B 细胞膜上的抗原识别受体(BCR)。因此，抗体是免疫球蛋白(而免疫球蛋白不一定都是抗体)。抗体是生物学上的概念，而免疫球蛋白则是反映分子结构和化学本质的名称。

第二节　免疫球蛋白的结构与功能

Ig 具有一般蛋白质的通性，对各种理化因素敏感，不耐热，在 60～70℃ 时即可被破坏，可被多种蛋白水解酶裂解。

一、免疫球蛋白的结构

1. 免疫球蛋白的基本结构　免疫球蛋白分子的基本结构又称为免疫球蛋白单体，是由两条相同的重链和两条相同的轻链以二硫键连接而成的四肽链结构(图 4-1)。免疫球蛋白重链(heavy chain,H 链)分子质量较大,含有 450～550 个氨基酸残基;免疫球蛋白轻链(light chain,L 链)分子质量较小,含有 211～217 个氨基酸残基。重链与重链、重链与轻链之间通过二硫键连接。

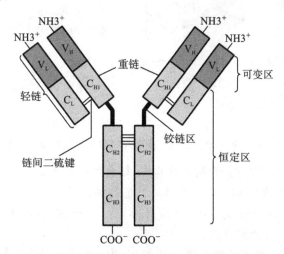

图 4-1　免疫球蛋白的基本结构和功能区示意图

根据重链的结构和恒定区氨基酸组成与排列顺序(免疫原性)的不同,将其分为 μ、γ、α、δ、ε 链,由它们构成的免疫球蛋白分别称为 IgM、IgG、IgA、IgD、IgE 五类。同一类免疫球蛋白根据铰链区氨基酸的组成和重链二硫键数目和位置的差别,又可分为不同的亚类,如 IgG 可分为 IgG1～IgG4;IgA 可分为 IgA1 和 IgA2;IgM、IgD 和 IgE 尚未发现亚类。

根据轻链的结构和恒定区氨基酸组成与排列顺序(免疫原性)的不同,将轻链分为 κ(kappa)链和 λ(lambda)链,由此将免疫球蛋白分为两个型(κ 型和 λ 型),即一个天然免疫球蛋白分子上的两条轻链总是相同的,两条重链总是同类。

2. 恒定区与可变区

(1)可变区　免疫球蛋白近 N 端在轻链的 1/2 及重链的 1/4(或 1/5)区域内,氨基酸组成和排列顺序随抗体特异性不同而有所变化,称为可变区(variable region,V 区)。重链和轻链的可变区分别称为 VH 和 VL,在可变区各有 3 个区域的氨基酸组成和排列顺序高度可变,这些区域称为高变区(hypervariable region,HVR)。高变区是免疫球蛋白与抗原(决定簇)特异性识别与结合的部位。这些高变区的空间结构与抗原决定簇互补,因此又称为互补决定区(complementarity determining region,CDR)(图 4-2)。

(2) 恒定区　免疫球蛋白近 C 端在轻链的 1/2 和重链的 3/4(或 4/5)区域内,氨基酸组成和排列顺序相对稳定,称为恒定区(constant region,C 区)。重链和轻链的恒定区分别称为 CH 和 CL。同一种属个体,针对不同抗原的同一类别免疫球蛋白,其可变区不同但恒定区相同。

3. 免疫球蛋白的功能区　免疫球蛋白分子的每条肽链依靠链内二硫键连接,可折叠成几个具有特定功能的球形结构,称为功能区。各类免疫球蛋白轻链有 VL 和 CL 两个功能区;IgG、IgA 和 IgD 重链有 VH、CH1、CH2 和 CH3 四个功能区;IgM 和 IgE 重链有五个功能区,多一个 CH4 功能区。各功能区的作用如下。

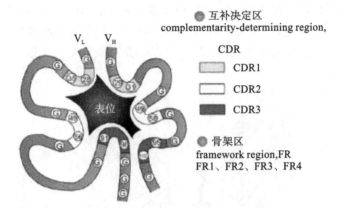

图 4-2　免疫球蛋白的高变区与抗原决定簇结合示意图

（1）VH 和 VL 是免疫球蛋白特异性识别、结合抗原的部位。

（2）CH1、CL 具有免疫球蛋白同种异型的遗传标记。

（3）IgG 的 CH2 和 IgM 的 CH3 具有补体 C1q 结合位点，可激活补体系统。母体中 IgG 的 CH2 与 IgG 通过胎盘有关。

（4）IgG 通过 CH3 可与巨噬细胞、NK 细胞、中性粒细胞等表面的 IgG Fc 受体（FcγR）结合，增强对靶细胞的吞噬和杀伤作用，该作用称为抗体的调理作用和抗体依赖性细胞介导的细胞毒作用（ADCC）。IgE 通过 CH4 可与肥大细胞和嗜碱性粒细胞表面的 FcεR 结合，介导 I 型超敏反应。

4. 免疫球蛋白的其他结构

（1）铰链区（hinge region，HR）位于 CH1 与 CH2 之间，富含脯氨酸，具有极大的弹性和伸展性，有利于抗体与不同距离的抗原决定簇结合。此外，当抗体与抗原结合时，抗体分子的构型从"T"形变为"Y"形，暴露出补体结合位点，有利于激活补体系统。

（2）连接链（joining chain，J 链）是由浆细胞合成，富含半胱氨酸的多肽链。J 链的主要功能是将单体免疫球蛋白分子连接成多聚体并使之稳定。5 个单体 IgM 由二硫键和 J 链连接为五聚体（图 4-3），2 个单体 IgA 由 J 链连接成二聚体。

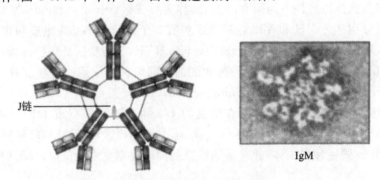

图 4-3　IgM 五聚体结构示意图

（3）分泌片（secretory piece，SP）是分泌型 IgA（sIgA）上的一个辅助成分（图 4-4）。它以非共价键形式与 IgA 二聚体结合，使其成为分泌型 IgA 并一起分泌到黏膜表面。SP 能够保护 sIgA 的铰链区免受蛋白水解酶的降解，并介导 sIgA 从黏膜下转运到黏膜表面，发

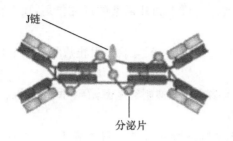
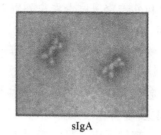

sIgA

图 4-4 sIgA 分子结构示意图

挥黏膜免疫效应。

5. 免疫球蛋白的水解片段

在特定的条件下,免疫球蛋白分子经蛋白酶水解后可以得到不同的裂解片段(图 4-5)。木瓜蛋白酶和胃蛋白酶是两种常用的蛋白酶。

(1)木瓜蛋白酶可将 IgG 分子从铰链区重链间的二硫键近 N 端侧切断,获得两个相同的抗原结合片段(fragment antigen binding,Fab)和一个可结晶片段(fragment crystallizable,Fc)。每个抗原结合片段只能结合一个抗原决定簇,不能形成凝集或沉淀反应。Fc 段含 CH2 和 CH3 两个功能区,具有激活补体、结合细胞、通过胎盘以及与细菌蛋白结合等作用。

(2)胃蛋白酶可将 IgG 分子从铰链区重链间的二硫键近 C 端侧切断,得到一个 F(ab')₂和若干无生物活性的小分子多肽碎片(pFc')。F(ab')₂由两个 Fab 及铰链区组成,可同时结合两个抗原决定簇,故能形成凝集或沉淀反应。F(ab')₂既保持了结合抗原的活性,又减少或避免了 Fc 段免疫原性可能引起的副作用,具有良好的实际应用价值。

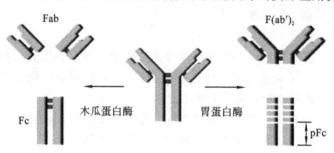

图 4-5 免疫球蛋白(IgG)水解片段示意图

二、免疫球蛋白的生物学功能

免疫球蛋白主要生物学功能包括如下几点。

1. 特异性识别、结合抗原

抗体的主要生物学功能是特异性识别、结合抗原。与相应抗原发生特异性结合的部位在 V 区,尤其是高变区(HVR)的空间构型决定着免疫球蛋白的特异性。免疫球蛋白结合抗原决定簇的数目称为抗原结合价。单体 Ig(如 IgG)可结合 2 个抗原决定簇,为二价;二聚体(如 sIgA)为四价;五聚体(如 IgM)理论上是十价,但由于立体构型的空间位阻,一般只能结合 5 个抗原决定簇,所以为五价。

抗原抗体特异性结合后,可发挥如下作用。

（1）中和外毒素　抗毒素与外毒素结合后可中和外毒素的毒性作用,IgG 和 IgA 均具有中和作用。

（2）抗病毒　抗病毒抗体与病毒特异性结合后,可有效地阻止病毒吸附和阻止细胞侵入。

（3）抑制细菌黏附　sIgA 与相应细菌结合,可抑制细菌黏附到呼吸道、胃肠道、泌尿生殖道等黏膜上,发挥黏膜局部抗感染作用。

（4）介导超敏反应　异常情况下,抗原抗体特异性结合可诱导Ⅰ型、Ⅱ型和Ⅲ型超敏反应,导致免疫病理损伤。

（5）介导免疫应答　IgM 和 IgD 是构成 BCR 的主要成分,能特异性识别、结合相应的抗原,介导机体免疫应答。

2. 激活补体

IgM、IgG（IgG1、IgG2 和 IgG3）等与抗原结合后形成的抗原-抗体复合物可通过经典途径激活补体系统,产生多种生物学效应。

3. 结合细胞

（1）调理作用　抗体（IgG、IgM）与细菌等颗粒性抗原结合后,可促进中性粒细胞、巨噬细胞等对颗粒性抗原的吞噬作用。

（2）ADCC 效应　抗体 IgG 与相应靶细胞（如病毒感染的细胞、肿瘤细胞）结合后,可通过 ADCC 效应介导 NK 细胞、巨噬细胞等直接杀伤靶细胞。其中,NK 细胞是介导 ADCC 的主要细胞。

（3）介导Ⅰ型超敏反应　IgE 为亲细胞抗体。IgE 与肥大细胞和嗜碱性粒细胞表面的 IgE FcR 结合,可引起Ⅰ型超敏反应。

4. 穿过胎盘和黏膜

IgG 能借助 Fc 段选择性地与胎盘屏障母体一侧的滋养层细胞表面的相应受体结合并转移到滋养层细胞内,主动进入胎儿血液循环,在新生儿抗感染免疫中具有重要意义。在人类中 IgG 是唯一能够通过胎盘的免疫球蛋白。

此外,sIgA 可经呼吸道、消化道黏膜上皮细胞到达黏膜表面,是黏膜免疫的主要因素。IgG 穿过胎盘及 sIgA 经初乳传递给婴儿是构成机体自然被动免疫的重要因素。

第三节　五类免疫球蛋白的特性与功能

一、IgG

IgG 主要由脾、淋巴结中的浆细胞产生,以单体形式存在。出生后 3 个月开始合成,3～5 岁接近成人水平,占血清免疫球蛋白总量的 75%～80%,是血清免疫球蛋白的主要成分。IgG 可分为四个亚型:IgG1、IgG2、IgG3 和 IgG4。IgG 分布广,几乎分布全身各组织和体液（包括脑脊液）。IgG 在体内的半衰期较长,为 20～23 d,是再次免疫应答的主要抗体,通常为高亲和力抗体。IgG 是唯一能通过胎盘的抗体,在新生儿抗感染免疫中发挥重要作用。IgG 是抗感染的主要抗体,抗菌抗体、抗病毒抗体及抗毒素多为 IgG。

此外,IgG 还参与Ⅱ、Ⅲ型超敏反应。

二、IgM

IgM 主要由脾、淋巴结中的浆细胞产生,为五聚体,是五类免疫球蛋白中分子质量最大的免疫球蛋白,又称为巨球蛋白。IgM 一般不能通过血管壁,主要分布在血液中,占血清免疫球蛋白总量的 5%～10%。IgM 拥有较多的抗原结合价,因此具有强大的抗感染作用。IgM 激活补体、凝集作用比 IgG 强。单体 IgM 以膜结合型(mIgM)表达于 B 细胞表面,作为 B 细胞识别抗原的特异性受体。

IgM 是个体发育过程中最早产生的抗体,始于胚胎发育晚期。新生儿脐带血 IgM 升高,提示胎儿发生了宫内感染。出生后,机体受感染引起的免疫应答中,IgM 产生最早。IgM 半衰期短,为 5～10 d,可作为感染的早期诊断依据。IgM 在感染早期发挥重要的作用,可有效地防止菌血症、败血症等的发生。人体缺乏 IgM 时可引起致死性败血症。

此外,人类的天然血型抗体也是 IgM,可造成因血型不符引起的输血反应。IgM 还参与某些自身免疫病及 Ⅱ、Ⅲ 型超敏反应。

三、IgA

IgA 在出生后 4～6 个月才能合成,有血清型 IgA 和分泌型 IgA(sIgA)两种存在形式。

血清型 IgA 为单体,主要存在于血清中,占血清免疫球蛋白总量的 10%～15%,半衰期为 6 d。血清型 IgA 具有中和毒素、调理吞噬等生物学作用。

sIgA 为二聚体,广泛分布于呼吸道、消化道、泌尿生殖道等黏膜表面,以及泪液、唾液、初乳等外分泌液中,是黏膜局部抗感染的重要防御因素。新生儿因 sIgA 合成不足,易患呼吸道、消化道感染。初乳中 sIgA 含量较高,婴儿可通过母乳喂养获得 sIgA,其在婴儿呼吸道和消化道的抗感染中具有重要作用。

四、IgD

IgD 为单体结构,在正常人血清中含量很低,约占血清免疫球蛋白总量的 0.2%,半衰期为 3 d。

目前,血清中 IgD 的生物学功能尚不清楚。B 细胞膜表面的 IgD(mIgD)可作为 B 细胞分化发育成熟的重要标志,也是 B 细胞识别抗原的特异性受体(BCR)。未成熟 B 细胞仅表达 mIgM,成熟 B 细胞可同时表达 mIgM 和 mIgD。

五、IgE

IgE 为单体结构,在正常人血清中含量最少,仅占血清免疫球蛋白总量的 0.002%,含量较稳定,但在某些过敏性疾病或寄生虫感染患者的血清中,IgE 的含量明显升高。IgE 半衰期较短,为 2～3 d。IgE 为亲细胞抗体,其 Fc 段容易与肥大细胞、嗜碱性粒细胞表面的 Fc 受体结合,引起 Ⅰ 型超敏反应。

IgE 主要由鼻咽、扁桃体、支气管、胃肠道等处黏膜固有层的浆细胞产生,这些器官也是变应原侵入和 Ⅰ 型超敏反应的好发部位。

此外,IgE 具有抗寄生虫感染的作用,可介导 ADCC 效应杀死虫体。

五类免疫球蛋白的主要理化性质和生物学功能见表 4-1。

表 4-1　五类免疫球蛋白主要理化性质和生物学功能

理化性质及主要生物学功能	IgG	IgM	IgA	IgD	IgE
分子质量/kDa	150	950	160	184	190
主要存在形式	单体	五聚体	单体/二聚体	单体	单体
血清中检出时间	生后3个月	胚胎后期	生后4～6个月	较晚	较晚
占血清免疫球蛋白的比例	75%～80%	5%～10%	10%～15%	0.2%	0.002%
半衰期/d	20～23	5～10	6	3	2～3
通过胎盘	+	－	－	－	－
结合嗜碱性粒细胞/肥大细胞	－	－	－	－	+
结合吞噬细胞/调理作用	+	－	+	－	－
介导 ADCC	+	－	－	－	－
抗菌、抗病毒活性	+	+	+	－	－
黏膜局部免疫	－	－	+	－	－
介导 I 型超敏反应	－	－	－	－	+

第四节　人工制备的抗体

根据抗体制备原理和方法的不同,目前人工制备的抗体可分为三类,即多克隆抗体、单克隆抗体和基因工程抗体。

(1) 多克隆抗体　绝大多数的天然抗原具有多种抗原决定簇,可刺激机体产生针对多种抗原决定簇的不同抗体,分泌到血清或体液中,这种含多种抗体的混合物,称为多克隆抗体。

(2) 单克隆抗体　单克隆抗体(monoclonal antibody,McAb)是指由同一个 B 细胞克隆产生的,只针对一个抗原决定簇的抗体。1975 年,Koehler 和 Milstein 采用细胞融合技术将小鼠免疫脾细胞与小鼠骨髓瘤细胞融合,形成杂交瘤细胞。这种杂交瘤细胞既保存了骨髓瘤细胞无限增殖的特性,又具有免疫 B 细胞合成、分泌特异性抗体的能力。最后运用有限稀释法等技术可从杂交瘤细胞中挑选出能稳定分泌抗体的单个细胞,进而得到均一性的单克隆抗体。单克隆抗体特异性强、效价高、高度均一,现已广泛应用于生命科学的各个领域。用单克隆抗体可检测各种抗原(肿瘤表面抗原、受体、激素及细胞因子等);单克隆抗体可与抗癌药物、毒素或核素偶联,制备成导向药物用于肿瘤治疗,称为生物导弹疗法;在抑制器官移植排斥反应和治疗自身免疫病中,单克隆抗体也得到了广泛应用。

(3) 基因工程抗体　利用基因重组技术制备的抗体称为基因工程抗体(gene engineering antibody,GEAb),也称第三代人工抗体。其原理是由 B 细胞获得编码抗体的基因,或以聚合酶链反应(PCR)体外扩增抗体基因片段,经 DNA 重组后,转化受体细胞,使其表达特定抗体。目前已成功表达的基因工程抗体有嵌合抗体、重构建抗体、单链抗体等,其中嵌合抗体研究较多。另外,重组噬菌体抗体是近些年来以噬菌体展示技术制备的基因工程抗体。将抗体 VH、VL 基因经 PCR 扩增后与噬菌体衣壳编码基因连接,重组后可在噬菌体表面表达抗体融合蛋白,经固相抗原吸附技术筛选出表达特异抗体的噬菌体,用以大量制备抗体。

小 结

抗体(Ab)是 B 细胞受到抗原刺激,增殖分化为浆细胞后合成并分泌的,能够与相应抗原特异性识别、结合的免疫球蛋白。具有抗体活性或化学结构与抗体相似的球蛋白统称为免疫球蛋白(Ig)。

免疫球蛋白的基本结构是由两条重链和两条轻链通过二硫键连接而成的对称结构。免疫球蛋白分为可变区、恒定区和铰链区,它们共同发挥免疫学效应。可变区为抗原结合部位,可特异性结合抗原。铰链区可使免疫球蛋白的构象发生改变,有利于激活补体。恒定区具有激活补体、结合 Fc 受体和穿过胎盘与黏膜等生物学功能。根据免疫球蛋白重链恒定区免疫原性的不同,可将免疫球蛋白分为 IgM、IgG、IgA、IgD 和 IgE 五类。

五类免疫球蛋白的含量、分子结构、分布以及功能等方面都各有特性,它们发挥着不同的免疫学效应。IgG 含量最高,分布广泛,是唯一可以通过胎盘的免疫球蛋白,也是机体抗感染免疫的主要抗体。IgM 是产生最早的免疫球蛋白,在早期抗感染免疫中发挥重要作用。IgA 有血清型和分泌型,sIgA 是机体黏膜抗感染免疫的重要因素。血清型 IgD 确切的免疫学功能目前尚不清楚。IgE 可介导 I 型超敏反应,并在抗寄生虫感染免疫中起重要作用。

复习思考题

单项选择题

1. IgG 分子可与抗原结合的部位是( )。
A. VL 和 VH   B. CH1 区   C. CH2 区
D. CH3 区   E. 铰链区

2. IgG 分子 Fab 段的功能是( )。
A. 与抗原特异性结合   B. 激活补体   C. 吸附细胞
D. 与穿过胎盘有关   E. 穿过黏膜

3. 机体抗感染的主要抗体是( )。
A. IgM   B. IgA   C. IgG   D. IgE   E. IgD

4. 能通过胎盘发生自然被动免疫的抗体是( )。
A. IgG   B. sIgA   C. IgM   D. IgE   E. IgD

5. 可用于传染病早期诊断的抗体是( )。
A. IgG   B. IgA   C. IgM   D. IgE   E. IgD

6. 婴儿对某些传染病有一定抵抗力,主要是通过胎盘从母体获得( )。
A. IgA   B. sIgA   C. IgE   D. IgD   E. IgM

7. 婴幼儿易患呼吸道及胃肠道感染是因为缺乏( )。

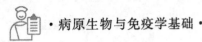

A. 免疫细胞   B. IgG   C. sIgA

D. 补体   E. IgM

8. 新生儿可从母体获得、但 6 个月后逐渐消失的抗体是（　　）。

A. 免疫细胞   B. 补体   C. IgG

D. IgM   E. IgA

单项选择题答案：1. A　2. A　3. C　4. A　5. C　6. D　7. C　8. E

■ 郑源强　石艳春 ■

第五章 补体系统

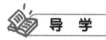

　　本章主要介绍补体系统的概念、组成、命名、理化性质、激活途径和主要的生物学作用。在学习本章内容时，要重点掌握补体系统的概念和主要生物学作用。

第一节　补体的概念和组成

一、补体的概念

　　补体(complement,C)是存在于人和脊椎动物血清、组织液以及细胞膜表面的一组与免疫有关、经活化后具有酶活性的蛋白质。因这种蛋白质可辅助特异性抗体介导溶菌或溶细胞的作用，是抗体发挥溶菌或溶细胞作用的必要补充条件，因而得名为补体。体内多种组织细胞能合成补体成分，其中肝细胞、巨噬细胞是产生补体的主要细胞。

二、补体系统的组成和性质

1. 补体系统的组成

　　补体不是单一的成分，而是由 30 多种可溶性蛋白质与膜结合蛋白组成的，故称为补体系统。按补体系统生物学功能的不同可将其分为以下三类。

　　(1) 补体固有成分　包括 C1(含三个亚单位 C1q、C1r、C1s)、C2、C3、C4、C5、C6、C7、C8、C9、B 因子、D 因子和 P 因子，甘露聚糖结合凝集素(MBL)途径及相关的丝氨酸蛋白酶等。

　　(2) 补体调节蛋白　包括 C1 抑制物、I 因子(C3b 灭活因子)、H 因子(C3b 灭活促进因子)、C4 结合蛋白、S 蛋白(攻膜复合物抑制物)、衰变加速因子(DAF)、膜辅助蛋白(MCP)、同源限制因子(HRF)以及膜反应溶解抑制因子(MIRL)等。

　　(3) 补体受体(CR)　包括 CR1～CR5、C3aR、C4aR、C5aR 等。

2. 补体系统的命名

　　将参与经典激活途径和末端途径的补体成分以符号"C"表示，按被发现的先后顺序命名为 C1、C2、…、C9，其中 C1 又含有 3 个亚单位，分别称为 C1q、C1r、C1s。补体系统其他成分以英文大写字母表示，如 B 因子、D 因子、H 因子等；补体调节蛋白多以功能进行命名，如

C1 抑制物、C4 结合蛋白、衰变加速因子等。补体成分被激活时,则在数字或代号上方加一短线表示,如 $\overline{C1}$、$\overline{C4b2b}$ 等;其裂解片段则另加英文小写字母表示,如 C3a、C3b 等,通常 a 为小片段,b 为大片段。灭活的补体片段在其符号前加 i 表示,如 iC3b 等。

3. 补体系统的理化性质

补体的大多数组分为糖蛋白,且多为 β 球蛋白。血清中以 C3 含量为最高,C2 含量最低。补体性质很不稳定,易受各种理化因素影响,于 56 ℃加热 30 min 即可灭活。补体在室温下也易失活,0～10 ℃时补体活性仅能保持 3～4 d,－20 ℃以下可长期保存。因此,临床上检查补体活性时,应采用新鲜血清并尽快检测。

第二节　补体系统的激活

在正常生理情况下,血浆中的补体成分多以活性前体状态存在,无生物学功能。只有在某些激活剂刺激时,补体系统各成分才能依次被激活,并表现出各种生物学作用。补体系统激活主要有三条途经,即经典途经、旁路途经和 MBL 途经。

一、补体激活的经典途径

经典途经的激活物是 IgG 或 IgM 类抗体与抗原结合形成的免疫复合物(immune complex,IC),激活顺序依次为 C1、C4、C2、C3、C5～C9,激活过程可分为识别、活化和攻膜三个阶段。

1. 识别阶段

IgG(IgG1～IgG3)或 IgM 抗体与抗原结合后,其构象发生改变,使补体结合点暴露出来,C1 与之结合并被激活。

C1 是经典激活途径的起始成分。C1 是由 1 分子 C1q、2 分子 C1r 和 2 分子 C1s 组成的复合物。C1q 由 6 个相同的亚单位组成,每个亚单位的肽链羧基端均为球形结构,是 C1q 与抗原抗体复合物中 Ig 结合的部位(图 5-1)。

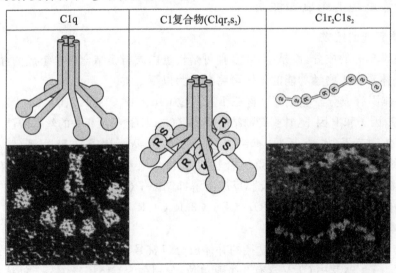

图 5-1　C1 分子结构示意图

当 C1q 分子中两个或两个以上的球形结构与 IC 中的 IgM 分子或 IgG 分子的补体结合点结合后,其构象发生改变,C1q 活化,裂解 C1r,C1r 裂解形成小片段 C$\overline{1r}$,C1s 裂解生成的小片段 C$\overline{1s}$即为 C$\overline{1}$ 酯酶。

2. 活化阶段

活化阶段是指 C3 转化酶(C$\overline{4b2b}$)与 C5 转化酶(C$\overline{4b2b3b}$)形成的过程。

C4 和 C2 均为 C$\overline{1s}$的底物,C$\overline{1s}$将 C4 裂解成两个片段 C4a 和 C4b,C4b 与靶细胞膜或 IC 结合。C2 附着于结合有 C4b 的细胞表面,继而被 C$\overline{1s}$裂解为 C2a 和 C2b。C2b 与胞膜上的 C4b 结合成 C$\overline{4b2b}$,即 C3 转化酶,此酶将 C3 水解为 C3a 和 C3b。C3b 与胞膜上的 C$\overline{4b2b}$结合为 C$\overline{4b2b3b}$,即 C5 转化酶。在此阶段,补体裂解生成的 C4a、C2a、C3a 游离于血清等体液中,发挥相应的生物学作用。

3. 膜攻击阶段

膜攻击阶段是指形成攻膜复合体(membrane attack complex,MAC),最终导致靶细胞溶解的阶段。

C5 转化酶裂解 C5 生成 C5a 和 C5b,其中 C5b 可吸附于靶细胞表面,并依次与 C6、C7 结合为 C5b67。C5b67 虽无酶活性,但其能插入浆膜脂质双层中,与 C8 结合,形成 C5b678。C5b678 可与多个 C9 分子结合,形成 C$\overline{5b6789n}$,即 MAC。MAC 在靶细胞膜上形成管状跨膜孔道,胞外水分子大量进入,导致细胞膨胀、溶解(图 5-2)。

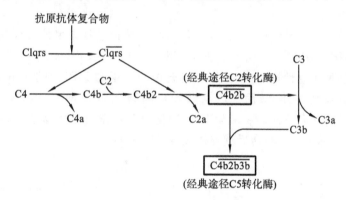

图 5-2　补体经典激活途径示意图

二、补体激活的其他途径

1. 旁路途径

旁路途径又称替代途径,是越过 C1、C4、C2 三种成分,直接激活 C3 继而完成 C5 至 C9 各成分激活的过程(图 5-3)。旁路途径在感染早期最先发挥作用,不依赖特异性抗体。其主要激活物是某些细菌或真菌的细胞壁成分,如脂多糖、肽聚糖、磷壁酸、葡聚糖等。

体液中少数 C3 在生理情况下可自发裂解产生少量 C3b。C3b 可与 B 因子结合为 C3bB。D 因子裂解 C3bB 中的 B 因子形成 C$\overline{3bBb}$(旁路途径的 C3 转化酶)和 Ba。C$\overline{3bBb}$极不稳定,在无激活物存在时,可迅速被灭活,致使 C3b 和 C$\overline{3bBb}$保持在极低水平,不能激活后续成分。但这种 C3 自发裂解及低浓度 C$\overline{3bBb}$的形成为旁路途径的激活奠定了基础。

当旁路途径激活物出现时,即为 C3b 和 C$\overline{3bBb}$提供了接触表面,可使 C$\overline{3bBb}$受到保

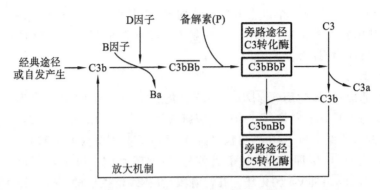

图 5-3　补体激活旁路途径示意图

护而不被降解，与激活物结合的 C$\overline{3bBb}$ 也可与液相中的 P 因子结合为 C$\overline{3bBbp}$，从而形成更为稳定、活性更强的 C3 转化酶。C$\overline{3bBb}$ 裂解 C3 生成大量 C3b，后者与 C$\overline{3bBb}$ 结合形成 C$\overline{3bBb3b}$ 或 C$\overline{3bnBb}$，即 C5 转化酶。一旦 C5 转化酶形成，其后续激活过程及效应与经典途径完全相同，即进入膜攻击阶段，形成 MAC，导致靶细胞溶解。

　　在旁路途径激活过程中，C3 转化酶裂解 C3 产生大量的 C3b，结合在激活物表面的 C3b 又可与 B 因子结合，形成更多的 C3 转化酶 C$\overline{3bBb}$，进一步扩大激活作用，形成了依赖于 C3b 的正反馈环路。

2. MBL 途径

　　MBL 途径激活过程与经典途径基本相似，其激活物是甘露聚糖结合凝集素（mannan-binding lectin，MBL）和 C 反应蛋白。正常情况下，液相中 MBL 水平极低，但在病原微生物感染早期，机体发生急性期反应时，肝细胞合成与分泌的 MBL 增加。MBL 可与某些细菌表面的甘露糖残基结合，继而与丝氨酸蛋白酶结合形成 MBL 相关的丝氨酸蛋白酶（MBL-associated serine protease，MASP）。活化的 MASP 能以类似于 C$\overline{1s}$ 的方式裂解 C4 和 C2 形成 C3 转化酶，进而激活后续补体成分（图 5-4）。

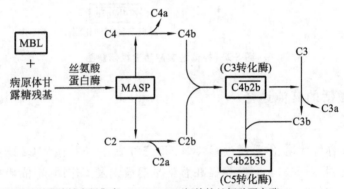

MBL甘露聚糖结合凝集素　MASP MBL相关的丝氨酸蛋白酶

图 5-4　补体 MBL 激活途径示意图

　　旁路途径和 MBL 途径不需要特异性抗体的参与，在感染早期即可发挥抗感染作用。机体产生相应抗体后，经典途径是抗感染的重要途径。补体三条激活途径在生理情况下密切相关，都以 C3 活化为中心，形成相同的 MAC 并产生类似的生物学效应。补体三条激活途径的全过程见图 5-5，补体三条激活途径比较见表 5-1。

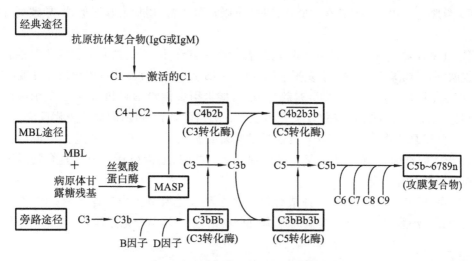

图 5-5 补体三条激活途径全过程示意图

表 5-1 补体三条激活途径的比较

比较项目	经典途径	旁路途径	MBL 途径
激活物质	免疫复合物	细菌或真菌细胞壁组分、凝聚 IgG 或 IgA 等	细菌表面甘露糖残基
参与补体成分	C1~C9	C3、C5~C9、B 因子、D 因子、P 因子等	C2~C9、MBL、丝氨酸蛋白酶
激活顺序	C1→C4→C2→C3→C5~C9	C3→C5~C9	C4→C2→C3→C5~C9
C3 转化酶	C$\overline{4b2b}$	C$\overline{3bBb}$	C$\overline{4b2b}$
C5 转化酶	C$\overline{4b2b3b}$	C$\overline{3bBb3b}$、C$\overline{3bnBb}$	C$\overline{4b2b3b}$
作用	参与特异性体液免疫效应	参与非特异性免疫,早期抗感染作用	参与非特异性免疫,早期抗感染作用

三、补体的主要生物学作用

补体激活后最终在靶细胞膜表面形成 MAC,介导溶细胞效应;同时补体的多种裂解片段,通过与细胞膜上的相应受体结合而介导多种生物学效应。

(1)裂解细胞作用　补体系统被激活后,可在靶细胞膜表面形成 MAC,使靶细胞膜形成小孔,导致细胞裂解,这是机体抵抗病原微生物感染的重要防御机制。在病理情况下,也可引起自身组织细胞的溶解,导致组织损伤和疾病。

(2)调理吞噬作用　补体裂解产物 C3b 或 C4b 与细菌或其他颗粒物质结合,可促进吞噬细胞进行吞噬,这就是补体的调理作用。C3b 分子的一端与靶细胞(或免疫复合物)结合,另一端与细胞表面有 C3b 受体的细胞(巨噬细胞等)结合,在靶细胞与吞噬细胞之间起桥梁作用,从而促进了吞噬细胞对靶细胞的吞噬作用。

(3)炎症介质作用　炎症介质是免疫防御反应的一种表现形式,多种补体活性片段都具有炎症介质的作用。

①　激肽样作用　C2a 具有激肽样作用,可以扩张血管,增加血管通透性,导致炎性充血水肿。

②　过敏毒素作用　C3a、C4a、C5a 均具有过敏毒素作用,可使肥大细胞或嗜碱性粒细胞释放组胺、白三烯等活性介质,引发平滑肌收缩、毛细血管扩张和腺体分泌增强等过敏反应。

③　趋化作用　C3a、C4a、C5a 是趋化因子,能吸引中性粒细胞和单核-巨噬细胞向炎症部位聚集,对入侵的病原体或免疫复合物进行吞噬清除,同时可引起局部炎症反应。

(4)　免疫复合物清除作用　可溶性的免疫复合物激活补体后,可通过 C3b 黏附到表面有 C3b 受体的红细胞、血小板或某些淋巴细胞上,并通过血液循环将免疫复合物运至肝脏和脾脏被吞噬细胞清除。

(5)　免疫调节作用　许多补体成分可在多个环节上调节免疫应答作用。C3、C3b、CR1 等对抗原提呈细胞(APC)处理提呈抗原、B 细胞的活化、增殖与分化等具有一定的调节作用。

小　结

补体系统是存在于人及脊椎动物血清与组织液中的一组与免疫有关,经活化后具有酶活性的蛋白质。补体成分性质不稳定,对热非常敏感。补体系统的激活途径主要有三条,即经典途经、旁路途经和 MBL 途经,这三条途径密切相关。补体的主要生物学作用包括裂解细胞、调理吞噬、炎症介质、免疫调节以及清除免疫复合物等。

复习思考题

单项选择题

1. 膜攻击复合体(MAC)是指(　　)。

A. C5b　　　　　B. C5b67　　　　C. C5b6789　　D. C5b678　　　E. C5b6

2. 补体经典途径的激活顺序是(　　)。

A. C142356789　　　　　　　B. C124356789　　　　　　　C. C132456789

D. C123456789　　　　　　　E. C143256789

3. 存在于正常人血清中激活后具有酶活性的蛋白质是(　　)。

A. 抗体　　　B. 补体　　　C. 抗毒素　　　D. 干扰素　　　E. 细胞因子

4. 由免疫复合物激活的补体途径是(　　)。

A. 经典途经　　　　　　　B. MBL 途经　　　　　　　C. 旁路途经

D. MBL 途径和旁路途经　　E. 经典途径和旁路途经

5. 以下不是补体生物学作用的是(　　)。

A. 溶菌作用　　　　　　　B. 调理作用　　　　　　　C. 炎症介质作用

D. 免疫复合物清除作用　　E. 穿过黏膜

单项选择题答案:1. C　2. A　3. B　4. A　5. E

郑源强　石艳春

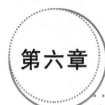

第六章　免疫应答

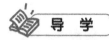　导　学

　　本章主要介绍体液免疫应答与细胞免疫应答的基本过程及其生物学作用。学习本章内容时,重点掌握体液免疫应答的基本过程、生物学意义及其生物学效应。了解免疫耐受及其诱导方法和医学意义。

第一节　免疫应答的概念和基本过程

一、免疫应答的概念

　　免疫应答(immune response)是指机体针对抗原刺激的应答过程,即免疫细胞识别、摄取、处理抗原,继而活化、增殖、分化及产生免疫效应的全过程。根据免疫应答识别的特点、效应机制及免疫应答的获得形式,可将免疫应答分为固有免疫应答和适应性免疫应答。

　　(1)固有免疫应答(innate immune response)　由参与固有免疫的细胞和分子介导的主要针对病原相关分子模式的应答类型,具体内容详见“抗感染免疫”部分。

　　(2)适应性免疫应答(adaptive immune response)　又称为获得性免疫应答(acquired immune response)或特异性免疫应答,由抗原刺激机体产生,其表现为免疫活性细胞对抗原的特异性免疫应答和免疫记忆。根据参与的细胞类型和效应机制的不同,适应性免疫应答可分为B细胞介导的体液免疫应答和T细胞介导的细胞免疫应答。根据免疫活性细胞对抗原刺激的反应状态和最终效应,可分为正免疫应答和负免疫应答。负免疫应答是指在某些特定条件下,免疫系统接受某一抗原刺激后形成的特异性免疫无应答状态,即免疫耐受。

二、适应性免疫应答的基本过程

　　适应性免疫应答的过程非常复杂,可分为以下三个阶段。

　　(1)感应阶段(识别阶段)　感应阶段是指抗原提呈细胞(APC)摄取、加工处理与提呈抗原和T细胞、B细胞通过TCR、BCR特异性识别抗原肽阶段。

　　(2)反应阶段(活化、增殖和分化阶段)　反应阶段是指T细胞、B细胞特异性识别、接受抗原刺激后活化、增殖、分化的阶段。B细胞活化、增殖、分化为浆细胞并产生抗体；T细胞活化、增殖、分化成效应性T细胞。其中部分细胞分化成为长寿的记忆细胞(Tm、Bm)，这些记忆细胞可游出淋巴组织再循环。当再次遇到相同抗原时，这些长寿的记忆细胞可迅速增殖分化为效应细胞，发挥免疫应答效应。

（3）效应阶段　效应阶段是指免疫应答产生的效应产物(抗体、细胞因子和效应T细胞)发挥免疫效应，清除非己抗原或诱导免疫耐受，维持机体平衡或诱发免疫相关性疾病的阶段。效应阶段包括：①B细胞分化为浆细胞分泌抗体发挥体液免疫应答效应；②效应Tc细胞的细胞毒作用以及效应Th1细胞释放细胞因子发挥细胞免疫应答效应。

三、抗原的加工处理和提呈

（1）外源性抗原加工处理和提呈途径，简称外源性途径，又称为溶酶体途径。外源性抗原被APC加工处理，最终以抗原肽-MHCⅡ类分子复合物的形式表达于APC表面，供CD4$^+$ T细胞识别。

（2）内源性抗原加工处理和提呈途径，简称内源性途径，又称为MHCⅠ类途径。内源性抗原被APC加工处理，最终以抗原肽-MHCⅠ类分子复合物的形式表达于APC表面，供CD8$^+$ T细胞识别。

四、适应性免疫应答的特点

（1）排异性　通常情况下，T细胞、B细胞对自身正常组织细胞形成天然免疫耐受，对非己抗原性异物产生免疫反应。

（2）特异性　机体免疫系统受到抗原刺激后，一般只产生针对该抗原的特异性免疫应答，相应的免疫应答产物(抗体和效应T细胞)只能对该种抗原和表达此抗原的靶细胞产生作用。

（3）记忆性　在抗原特异性T细胞或B细胞活化、增殖、分化阶段，有一部分T细胞或B细胞停止分化，成为长寿的免疫记忆细胞，当机体再次接触相同抗原时，免疫记忆细胞可迅速增殖、分化，产生免疫应答。

（4）MHC限制性　抗原的加工、处理、提呈及TCR对抗原的识别均需要自身MHC分子参与。

第二节　体液免疫应答

B细胞接受抗原刺激后活化、增殖分化为浆细胞，合成分泌抗体介导的特异性免疫应答称为体液免疫应答。TD-Ag和TI-Ag均可诱导体液免疫应答。

一、B细胞对TD-Ag的免疫应答

（1）感应阶段　抗原初次进入机体一般由树突状细胞(DC)摄取、加工处理后提呈给CD4$^+$ Th细胞。抗原再次进入机体时则主要由单核-巨噬细胞或B细胞提呈给CD4$^+$ Th细胞。B细胞可通过BCR直接识别抗原决定簇，获取抗原信息。

（2）反应阶段　B细胞在CD4$^+$ Th细胞辅助下，通过双信号模式(图6-1)，增殖分化为

浆细胞,并在不同细胞因子的作用下,产生不同类型的抗体。其中有一部分 B 细胞成为记忆细胞(Bm)。当相同抗原再次刺激时,Bm 可迅速增殖分化为浆细胞。

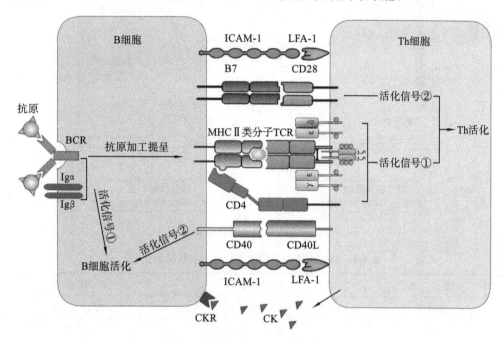

图 6-1　B 细胞与 Th 细胞相互作用示意图

（3）效应阶段　效应阶段是抗体发挥生物学效应的阶段。浆细胞合成分泌抗体后,与相应抗原结合发挥多种免疫效应,最终清除抗原异物。

二、B 细胞对 TI-Ag 的免疫应答

TI-Ag 诱导 B 细胞产生的体液免疫应答的主要特点包括:①不需要 APC 的提呈;②不需要 Th 细胞的辅助;③不产生记忆细胞,无再次应答效应;④只产生 IgM 类别的抗体。

三、抗体产生的一般规律及意义

由于体液免疫的主要效应物质是抗体,因此认识和了解抗体产生的规律尤为重要。抗体产生的过程遵循初次应答和再次应答的规律(图 6-2)。

初次应答是指机体首次遇到抗原发生的免疫应答。再次应答是指初次应答后,机体再次接触相同抗原所产生的加速和增强的免疫应答。初次应答与再次应答的反应特点和规律不同,两者间的主要区别见表 6-1。

抗体产生的一般规律具有重要意义,已广泛应用于许多疾病的预防和辅助诊断。①在疫苗接种和免疫血清的制备中,可通过再次或多次加强免疫,诱导高效价、高亲和力的抗体,增强疫苗的免疫效果。②在某些感染性疾病的免疫学诊断中,血液中 IgM 抗体升高可作为早期感染或胎儿宫内感染的诊断依据之一。③检测血清抗体含量变化有助于了解病程与疾病的转归;若以 IgG 类抗体或总抗体作为诊断指标,应当进行一段时间的动态观察,抗体效价增高 4 倍以上时具有诊断意义。

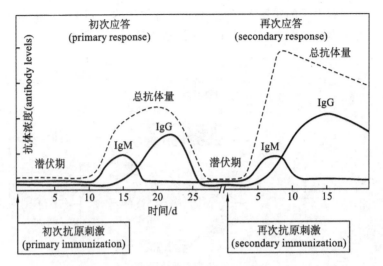

图6-2　抗体产生规律示意图

表6-1　初次应答与再次应答抗体产生规律的比较

特　点	初 次 应 答	再 次 应 答
潜伏期	长,1~2 w	短,2~3 d
抗体类别	以 IgM 为主	以 IgG 为主
抗体滴度	低	高
抗体亲和力	低	高
抗体维持时间	短	长

四、体液免疫应答的生物学效应

体液免疫应答的主要效应分子为特异性抗体,可以发挥多种生物学效应。

（1）中和作用　抗体可通过结合抗原直接中和外毒素或病毒,具有重要的抗感染作用。

（2）激活补体　抗体与抗原结合成抗原-抗体复合物通过经典途径激活补体系统,发挥溶解靶细胞作用。

（3）调理作用　增强吞噬细胞的吞噬与杀伤功能。

（4）参与 ADCC 效应　增强 NK 细胞、M_ϕ 等细胞对病毒感染细胞和肿瘤细胞等靶细胞的杀伤作用。

（5）参与超敏反应　IgE、IgM、IgG、IgA 等抗体可参与Ⅰ、Ⅱ、Ⅲ型超敏反应,引起机体病理性损伤。

（6）参与黏膜抗感染免疫　sIgA 可在黏膜局部阻止抗原入侵宿主细胞。

第三节　细胞免疫应答

细胞免疫应答是指 T 细胞特异性识别抗原后活化、增殖分化为效应 T 细胞(效应 Th1 细胞和效应 Tc 细胞),继而发生一系列特异性免疫效应的过程。诱导细胞免疫应答的抗原主要是 TD-Ag。参与细胞免疫应答过程的淋巴细胞有抗原提呈细胞、CD4$^+$ Th1 细胞和 CD8$^+$ Tc 细胞。

一、效应 T 细胞的生物学效应

(1) CD8$^+$ Tc 细胞主要通过释放毒性颗粒(穿孔素、颗粒酶)使靶细胞溶解破坏或通过死亡受体途径(Fas-FasL 途径、TNF-α 与 TNF-α 受体途径)介导靶细胞凋亡。一个 Tc 细胞可在几个小时之内杀伤数十个靶细胞,而自身不受损伤可循环利用。

(2) CD4$^+$ Th1 细胞主要通过分泌 IL-2、IFN-γ、TNF-β 等细胞因子,激活巨噬细胞、单核细胞等发挥细胞免疫效应。

二、细胞免疫应答的生物学效应

(1) 抗感染作用 抗感染作用主要针对胞内寄生的病原体感染,包括某些胞内寄生细菌(如结核杆菌、布氏菌、伤寒杆菌、麻风杆菌等)、病毒、真菌及寄生虫等感染。

(2) 抗肿瘤作用 细胞免疫可发挥杀瘤效应,其机制如下:①Tc 细胞的特异性杀伤效应可直接杀伤带有相应抗原的肿瘤细胞;②巨噬细胞及 NK 细胞的非特异性杀瘤作用;③肿瘤坏死因子(TNF)、干扰素(IFN)等细胞因子具有直接或间接的细胞毒作用。

(3) 免疫病理性损伤 Th1 细胞可介导迟发型超敏反应、移植排斥以及某些自身免疫病的发生和发展,造成病理性损伤。

第四节 免 疫 耐 受

一、概念

免疫耐受(immunological tolerance)是指机体免疫系统接受某种抗原物质作用后产生的特异性免疫无应答或低应答状态。免疫耐受是一种特殊形式的免疫应答,能够诱导免疫耐受的抗原称为耐受原(tolerogen)。免疫耐受具有特异性免疫应答的共性,即需要由耐受原诱导,具有特异性和记忆性。正常的免疫耐受对维持机体的自身稳定具有重要意义。

免疫耐受与免疫抑制不同,前者是指机体能够对除耐受原以外的其他抗原产生正常的免疫应答,而后者是指机体对任何抗原都不反应或反应减弱的非特异性免疫无应答或免疫应答减弱状态。免疫抑制往往与遗传因素、应用免疫抑制剂、放射线等因素有关。

二、分类

根据免疫耐受的形成特点,可分为天然免疫耐受和获得性免疫耐受。

目前,有关免疫耐受产生的机制尚不完全清楚,可能与抗原的性质、刺激的剂量和次数、免疫途径等抗原因素以及机体的免疫机能状态等宿主因素有关。如:非聚合状态的小分子抗原容易形成免疫耐受;大剂量抗原容易诱导免疫耐受;抗原经静脉途径进入机体容易形成免疫耐受;胚胎期因免疫系统发育不够成熟易产生免疫耐受;长期使用免疫抑制剂可使机体容易产生免疫耐受等。

三、免疫耐受的意义

免疫耐受与许多疾病的发生、发展和转归密切相关。通过干预、诱导或破坏免疫耐受，可以为某些疾病（如超敏反应、自身免疫及移植排斥等）的防治、诊断和预后判断提供新的线索。例如在器官移植中，若能够使受体的 T 细胞和 B 细胞对供体的组织器官的特异性抗原不发生应答，则可消除或减轻免疫排斥反应，延长移植物的存活时间。

小　结

免疫应答包括固有免疫应答和适应性免疫应答。适应性免疫应答的特点是后天获得的，具有排异性、特异性、记忆性和 MHC 限制性。适应性免疫应答可分为体液免疫应答和细胞免疫应答，其基本过程可分为感应阶段、反应阶段和效应阶段。抗原提呈途径是免疫应答过程中的一个关键步骤，外源性抗原主要通过 MHCⅡ类分子途径提呈，而内源性抗原主要通过 MHCⅠ类分子途径提呈。体液免疫应答主要由 B 细胞接受抗原刺激后分化为浆细胞产生抗体发挥作用。抗体在初次应答和再次应答的产生规律上存在明显差异。再次应答时，机体在较短的潜伏期即可产生高滴度、高亲和力的以 IgG 为主的抗体，且持续时间更长。细胞免疫应答的主要效应是对细胞内寄生病原体感染、肿瘤细胞等发挥作用。

免疫耐受是指在某些特殊情况下，机体免疫系统产生的对某些抗原的特异性免疫无应答状态，它与免疫抑制不同。免疫耐受在临床实践中具有重要意义。

复习思考题

单项选择题

1. 下列有关免疫应答的主要特点，描述错误的是（　　　）。

A. 排异性　　　　　　　　　B. 特异性　　　　　　　　　C. 记忆性

D. 放大性　　　　　　　　　E. 免疫耐受性

2. 免疫应答的过程中不包括（　　　）。

A. 巨噬细胞对抗原的处理提呈

B. T 细胞在胸腺内分化成熟

C. T 细胞及 B 细胞的活化增殖和分化

D. 效应细胞和效应分子的产生及作用

E. T 细胞及 B 细胞对抗原的特异性识别

3. 关于初次应答的特点，以下描述错误的是（　　　）。

A. 需要的潜伏期长　　　　　　　　　　B. 抗体浓度低，亲和力低

C. 首先出现 IgG，稍后出现 IgM　　　　D. 抗体维持时间短

E. 有记忆细胞形成

4. 机体接受抗原刺激易发生免疫耐受的时期是（　　　）。

A. 胚胎期　　　　　　　　　B. 新生儿期　　　　　　　　　C. 幼儿期

D. 青年期　　　　　　　　　E. 老年期

5. 免疫耐受性是指（   ）。

A. 先天性免疫缺陷

B. 因抗原刺激而造成的特异性免疫无反应性

C. 因感染而造成的后天获得性免疫缺陷

D. 应用免疫抑制剂造成对抗原无反应性

E. 机体因外周免疫器官造成的免疫缺陷

单项选择题答案：1. D　2. B　3. C　4. A　5. B

■ 石艳春　郑源强 ■

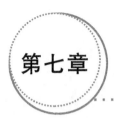

第七章 抗感染免疫

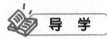

导 学

本章主要介绍固有免疫应答的概念、组成及其在抗感染免疫中的作用。学习本章内容时,要重点掌握机体固有免疫的组成及其抗感染作用。

抗感染免疫是机体抵御病原生物感染的防御功能,包括固有免疫和适应性免疫两大类,两者相互配合,共同发挥机体抗感染免疫作用,维持机体生理功能的稳定。

第一节 固 有 免 疫

固有免疫又称非特异性免疫,是人类在长期种系发育与进化过程中逐渐形成的防御病原生物感染的功能,又称先天性免疫。其特点:一是与生俱来,人人都有,可以遗传;二是作用无特异性,对各种病原生物都有一定的防御功能;三是其功能相对稳定,但有种属和个体差异。机体的固有免疫由屏障结构、吞噬细胞及固有免疫分子三部分组成。

一、屏障结构

(1)皮肤黏膜屏障 覆盖于体表的皮肤及与外界相通的腔道黏膜共同构成机体皮肤黏膜屏障,具有机械屏障作用。健康完整的皮肤是机体抵御病原体入侵的第一道防线。皮肤黏膜屏障功能包括如下几点。①物理屏障作用:黏膜上皮细胞的快速更新、呼吸道黏膜上皮细胞纤毛的定向摆动及黏膜表面分泌液的冲刷作用,都有助于清除黏膜局部的病原体。②化学屏障作用:皮肤和黏膜分泌物中含有多种杀菌、抑菌物质,如汗腺分泌的乳酸、皮脂腺分泌的脂肪酸具有抑菌作用;呼吸道、消化道分泌液中含有多种抗菌物质;胃酸可杀死大多数细菌,是抗消化道感染的天然屏障;成年女性阴道中的乳酸可阻碍酵母菌、厌氧菌和革兰氏阴性菌生长。③生物学屏障作用:存在于皮肤和黏膜上的正常菌群具有重要作用。

(2)血-脑屏障 血-脑屏障是由软脑膜、脉络丛的毛细血管壁和包在血管壁外的星形胶质细胞所构成的胶质膜组成。其结构致密,能有效地阻挡血液中病原微生物及其他大分子物质进入脑组织及脑室,对中枢神经系统具有保护作用。婴幼儿血-脑屏障尚未发育完善,故容易发生脑膜炎、脑炎等中枢神经系统感染。

(3)血-胎屏障 血-胎屏障由母体子宫内膜的基蜕膜和胎儿的绒毛膜滋养层细胞共同构成,可防止母体内病原微生物及其有毒物质进入胎儿体内造成感染,保护胎儿在子宫内的正常发育。妊娠早期(前三个月)此屏障尚不完善,此时孕妇若感染某些病毒(巨细胞病毒、风疹病毒等)容易导致胎儿畸形、流产甚至死胎等。

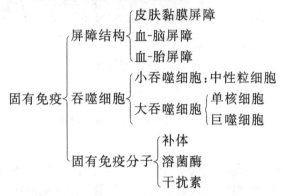

二、吞噬细胞

病原生物突破皮肤黏膜屏障侵入机体内部时,机体的吞噬细胞即可吞噬并杀伤进入体内的病原生物,从而起到抗感染作用。

1. 吞噬细胞的种类

人体内吞噬细胞有两类:一是小吞噬细胞,它是外周血中的中性粒细胞;二是大吞噬细胞,即单核-巨噬细胞,包括血液中的单核细胞和组织器官中的巨噬细胞。

2. 吞噬过程

上述两类吞噬细胞的吞噬作用基本相似,吞噬细胞的杀菌过程可分为以下三个阶段。

(1)吞噬细胞与病原体接触 这种接触可以是两者偶然相遇,也可以通过趋化作用使吞噬细胞向感染部位移行聚集。

(2)吞入病原体 它有两种方式:一是吞噬作用,对于较大的颗粒性病原体如细菌等,由吞噬细胞伸出伪足将细菌包绕并摄入细胞内,形成吞噬体;另一种是吞饮作用,对于较小的颗粒性病原体如病毒等,由细胞膜内陷直接将其吞入细胞中,形成吞噬体。

(3)杀死、破坏病原体 吞噬体形成后,它与细胞中的溶酶体融合形成吞噬溶酶体。溶酶体内的溶酶体酶(含有多种水解酶)和其他杀菌物质即可发挥杀灭、溶解及消化病原体的作用,并将不能消化的残渣排出吞噬细胞外(图7-1)。

3. 吞噬作用的结果

由于病原体种类、毒力以及机体免疫状态等不同,吞噬作用的结果也不尽相同。

(1)完全吞噬 许多病原体被吞噬后,可完全被杀死、消化,称为完全吞噬,如化脓性球菌被吞噬后的结果属于此类。

(2)不完全吞噬 某些细胞内的寄生菌(如结核分枝杆菌、布氏菌、伤寒沙门菌等)被吞噬后,在机体未产生特异性细胞免疫的情况下,病原菌不但不被杀死,反而在吞噬细胞内生长繁殖,并损伤、破坏吞噬细胞,甚至导致吞噬细胞死亡;未被破坏或杀伤的吞噬细胞可成为病原菌的保护体,使病原菌逃避药物及血液中抗菌物质对它的杀伤作用;病原菌还借助吞噬细胞经血液、淋巴液扩散到其他部位,导致感染的扩散或蔓延,甚至造成严重的感染

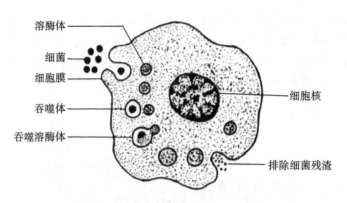

图 7-1　吞噬细胞吞噬过程示意图

而死亡。

（3）造成组织损伤　在吞噬、杀伤和消化病原体的过程中,可向胞外释放多种溶酶体酶,该酶容易破坏邻近组织细胞,造成组织损伤。如链球菌感染损伤肾小球基底膜,引起急性肾小球肾炎等。

（4）提呈抗原　吞噬细胞吞入病原生物后,通过溶酶体酶的消化降解,将病原生物等外源性抗原分解为易被免疫活性细胞识别的小分子抗原肽,并表达于吞噬细胞膜上,诱发特异性免疫应答。

三、固有免疫分子

正常人体血液、淋巴液等体液中存在多种抗感染物质,如补体、溶菌酶、干扰素、乙型溶素等,其中最重要的是补体。因其在机体内具有非特异性免疫效应,故称为机体的固有免疫分子。

（1）补体　补体是参与固有免疫应答中最重要的一类免疫效应分子,其生物学作用在补体系统章节已述,在此不再赘述。

（2）溶菌酶　溶菌酶是一种不耐热的低分子碱性蛋白质,广泛分布于各种体液和外分泌液中。溶菌酶可作用于革兰氏阳性菌细胞壁的肽聚糖,导致细菌溶解;革兰氏阴性菌对溶菌酶不敏感。

（3）干扰素(IFN)　干扰素是由病毒感染的细胞或效应 T 细胞等产生的一类糖蛋白,具有广泛的抗病毒、抗肿瘤和免疫调节等作用。干扰素在病毒感染早期即可产生,可保护易感细胞、抑制病毒复制、限制病毒扩散。此外,干扰素还有激活 NK 细胞、Tc 细胞和单核-巨噬细胞等作用。

（4）乙型溶素　乙型溶素是一种对热较稳定的碱性多肽,在血浆凝固时由血小板释放。乙型溶素可作用于革兰氏阳性菌细胞膜产生非酶性破坏作用,使细胞溶解;革兰氏阴性菌对乙型溶素不敏感。

第二节　适应性免疫

适应性免疫又称特异性免疫,是指个体在生活过程中,接触病原体及其代谢产物等抗原性异物所产生的一系列免疫防御功能。其特点如下。①后天获得:由于它能后天获得,所以又称后天性免疫或获得性免疫,即只在出生后经抗原刺激后产生。②有明显的特异性:只对相应的病原生物感染有防御作用。特异性抗感染免疫由体液免疫和细胞免疫两部分组成:前者主要抗细胞外感染;后者主要抗细胞内感染。其抗感染作用特点在免疫应答章节已详述,在此不再赘述。

小 结

抗感染免疫是指机体抵御病原生物感染的防御功能,包括固有免疫(非特异性免疫)和适应性免疫(特异性免疫)两大类。固有免疫是机体防御病原体入侵的第一道防线,具有非特异性抗感染作用,同时也参与适应性免疫应答。固有免疫由屏障结构、吞噬细胞、固有免疫分子三部分组成。适应性免疫包括体液免疫和细胞免疫,分别在抵抗细胞外细菌感染和抵抗细胞内细菌感染中发挥核心作用。

复习思考题

单项选择题

1. 中性粒细胞增多常见于( )。

A. 过敏性疾病 B. 寄生虫病 C. 急性感染

D. 抗肿瘤药物应用后 E. 脾功能亢进

2. 特异性免疫的特点不包括( )。

A. 有特异性 B. 后天获得 C. 并非人人都有

D. 能遗传 E. 免疫力可增加

3. 有关非特异性免疫的组成,描述错误的是( )。

A. 屏障结构 B. 抗体 C. 吞噬细胞

D. 补体 E. 溶菌酶

单项选择题答案:1. C 2. C 3. B

■ 石艳春 郑源强 ■

第八章 临床免疫学

导　学

　　本章主要介绍了Ⅰ型超敏反应的发生机制、特点、常见疾病及防治原则。简要介绍了Ⅱ、Ⅲ、Ⅳ型超敏反应的发生机制及常见疾病,自身免疫疾病、肿瘤、免疫缺陷病以及移植排斥等临床常见免疫性疾病的特征性表现、检测及其防治原则。学习本章时,要重点掌握Ⅰ型超敏反应的发生机制、防治原则以及各型超敏反应的常见疾病,掌握类风湿关节炎、系统性红斑狼疮的特征性表现及其检测。

第一节　超　敏　反　应

　　超敏反应(hypersensitivity)又称变态反应(allergy),是指机体受抗原持续刺激或相同抗原再次刺激引起的一种以生理功能紊乱或组织损伤为主的病理性免疫应答。引起超敏反应的抗原称为变应原。

　　根据超敏反应发生的机制和临床特点,可分为Ⅰ型、Ⅱ型、Ⅲ型和Ⅳ型超敏反应。Ⅰ～Ⅲ型由抗体介导,可经血清被动转移;Ⅳ型由 T 细胞介导,可经细胞被动转移。

一、Ⅰ型超敏反应

　　Ⅰ型超敏反应又称速发型超敏反应或过敏反应,临床上最为常见,主要由特异性 IgE 抗体介导产生,可发生于局部,也可发生于全身。变应原刺激机体产生 IgE 类抗体,IgE Fc 段与肥大细胞和嗜碱性粒细胞表面 FcεR 结合;相同变应原再次刺激机体,可与效应细胞表面 IgE 特异性结合,触发效应细胞脱颗粒并释放组胺等活性介质,介导血管扩张、平滑肌收缩、腺体分泌增加等病理反应。

　　(一)参与Ⅰ型超敏反应的主要物质及其作用

　　(1)变应原　能诱导Ⅰ型超敏反应的抗原称为过敏原(anaphylactogen)。引起Ⅰ型超敏反应的常见变应原来源见表 8-1。

表 8-1 常见变应原的来源

种 类	常见变应原
吸入性变应原的来源	植物花粉、动物皮毛、螨类的碎片或排泄物、昆虫的毒液及酶类、真菌孢子和菌丝、化学物质、粉尘、生活用品的纤维等
可产生变应原的食物	鸡蛋,牛奶,肉,鱼、虾等海产品,真菌类食物及食物添加剂(染料、香料等),防腐剂、调味剂和保鲜剂等
可产生变应原的药物	青霉素、磺胺、普鲁卡因、阿司匹林、抗毒素、有机碘等

(2)参与细胞　参与Ⅰ型超敏反应的细胞主要是肥大细胞、嗜碱性粒细胞和嗜酸性粒细胞。肥大细胞和嗜碱性粒细胞通过细胞表面的 Fc 受体与 IgE 结合。相应的抗原与结合在细胞表面的 IgE 特异性结合可导致细胞脱颗粒,释放组胺、白三烯、前列腺素等生物活性介质,引起Ⅰ型超敏反应。嗜酸性粒细胞通过释放组胺酶、芳基硫酸酯酶、磷脂酶等而灭活生物活性介质,在Ⅰ型超敏反应中起负调节作用。

(3)亲细胞抗体 IgE　亲细胞抗体 IgE 又称变应素(allergin),是引起Ⅰ型超敏反应的关键物质。IgE 为亲细胞抗体,能与肥大细胞和嗜碱性粒细胞表面高亲和力 IgE Fc 受体(FcεRⅠ)结合,使这些细胞致敏。当相同变应原再次进入机体与致敏细胞上的 IgE 特异性结合,导致这两类细胞释放生物活性物质时,可引发Ⅰ型超敏反应(图 8-1)。

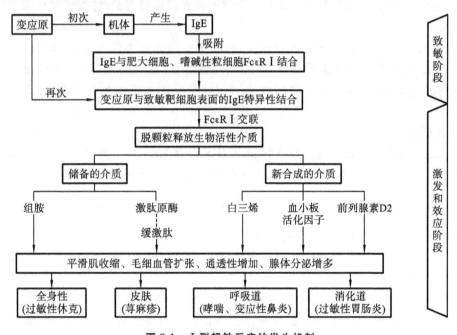

图 8-1 Ⅰ型超敏反应的发生机制

由于生物活性介质的作用有快有慢,因此Ⅰ型超敏反应又可分为速发相和迟发相两种。速发相的特点为反应发生快,一般在接触变应原后数秒至数十分钟内发生,可持续数小时,主要由组胺介导;迟发相的特点为反应发生慢而持久,一般在接触变应原后 6~12 h 发生,可持续 24 h,主要由白三烯、血小板活化因子等介导。

（二）特点

（1）由 IgE 介导，肥大细胞和嗜碱性粒细胞等效应细胞以释放生物活性介质的方式参与。

（2）发生快，消退也快。症状可出现在局部，也可发生在全身。

（3）以生理功能紊乱为主，一般不发生严重的组织细胞损伤。

（4）具有明显个体差异和遗传倾向。

（三）临床常见疾病

1. 过敏性休克

过敏性休克为一种严重的全身过敏反应，可在接触变应原数分钟内发生，常见于再次注射药物或抗毒素血清。患者可出现胸闷、气急、呼吸困难、面色苍白、出冷汗、手足发凉、脉搏细速、血压下降、意识障碍或昏迷等临床症状，严重者可致死亡。

（1）药物过敏性休克，以青霉素过敏性休克最为常见。青霉素分子质量较小，通常无免疫原性，但其降解产物（青霉噻唑酸或青霉烯酸等）与组织蛋白结合为青霉噻唑蛋白或青霉烯酸蛋白（完全抗原），可刺激机体产生 IgE 而致敏。若再次接触青霉素，即可发生过敏性休克。青霉素制剂中的大分子杂质也可能成为变应原，青霉素在弱碱性环境中，易形成青霉烯酸，因此使用青霉素应现配现用。少数情况下，初次注射青霉素也可以发生过敏性休克，其原因可能是：吸入空气中的青霉素降解产物或青霉菌孢子；曾使用过青霉素污染的注射器或其他医疗器材。

（2）血清过敏性休克又称血清过敏症，临床上应用动物免疫血清（如破伤风抗毒素、白喉抗毒素）进行治疗或紧急预防时，可引发过敏性休克。这可能与患者曾经注射过相同的动物血清制剂，机体已处于致敏状态有关。严重的血清过敏性休克患者可导致死亡。

2. 皮肤过敏反应

皮肤过敏反应主要表现为皮肤荨麻疹、湿疹和血管性水肿等，多由药物、食物或吸入性变应原（如羽毛、花粉、油漆）诱发，也可由某些肠道寄生虫感染或物理性因素（如寒冷）引发。

3. 消化道过敏反应

过敏体质者食用某些动物蛋白（如鱼、虾、蛋、奶等）或服用某些药物后，可发生消化道过敏反应，出现恶心、呕吐、腹痛、腹泻等症状，严重者可出现过敏性休克。

4. 呼吸道过敏反应

最常见的呼吸道过敏反应是支气管哮喘和过敏性鼻炎，少数人可因吸入花粉、细菌、动物皮毛和尘螨等抗原物质引发。支气管哮喘患者表现为支气管平滑肌痉挛、黏液分泌增多、气道过敏性炎症。其急性发作属速发相反应，48 h 后进入迟发相，患者可出现典型的气道炎症表现。

（四）防治原则

1. 检出过敏原，避免与之接触

（1）询问过敏史　通过询问过敏史寻找可疑的变应原，明确变应原后应避免与之接触。

(2)检出变应原 临床上常用皮肤试验检测变应原。皮肤试验是将容易引起过敏反应的药物、生物制品或其他可疑变应原经稀释后(青霉素 200～500 U/mL、抗毒素血清 1:100、花粉 1:10000、尘螨 1:100000),取 0.1 mL 在受试者前臂内侧做皮内注射,15～20 min 后观察结果。如注射部位局部出现红晕、水肿,直径大于 1 cm,或虽无水肿,但注射处有痒感或全身有不适者,为阳性反应。青霉素皮试阳性者应忌用青霉素,抗毒素血清皮试阳性者可进行脱敏注射法。初次使用青霉素未发生过敏反应者,在间断不超过 3 d 内再次使用同一批号的青霉素注射时,可免做皮肤试验;超过 3 d 者或使用不同批号的青霉素时,必须再次进行皮肤试验。目前,医院为保险起见,一般超过 24 h 必须重新做皮肤试验。

2. 脱敏疗法

(1)异种免疫血清脱敏注射法 对抗毒素皮试阳性者,可通过小剂量、短间隔(20～30 min)多次注射进行脱敏治疗。

(2)特异性变应原脱敏疗法 某些患者的变应原虽已确定,但又难以避免与之接触,可考虑应用低剂量变应原,反复多次皮下注射进行脱敏。

3. 药物治疗

(1)抑制生物活性介质合成和释放的药物:①肾上腺素、异丙基肾上腺素、前列腺素 E 以及甲基黄嘌呤和氨茶碱等药物均可抑制生物活性介质的释放;②阿司匹林可抑制前列腺素 D2 合成;③色甘酸二钠可阻止致敏靶细胞脱颗粒释放生物活性介质。

(2)生物活性介质拮抗药物:①扑尔敏、苯海拉明、赛庚啶、异丙嗪等药物具有竞争组胺受体而抗组胺作用;②阿司匹林可拮抗缓激肽;③多根皮苷酊磷酸盐可拮抗白三烯。

(3)改善效应器官反应性的药物:①肾上腺素、麻黄碱等可解除支气管平滑肌痉挛,减少腺体分泌,升高血压,因此在抢救过敏性休克患者时为首选药物;②葡萄糖酸钙、氯化钙、维生素 C 等可缓解平滑肌痉挛,还能减轻皮肤与黏膜的炎症反应。

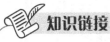 **知识链接**

免疫新疗法治疗Ⅰ型超敏反应

根据Ⅰ型超敏反应的发生机制和细胞因子对 IgE 产生的调节作用,目前已广泛应用免疫新方法对Ⅰ型超敏反应进行治疗,常用方法包括如下几种:①IL-12 与变应原共同使用,可使 Th2 型免疫应答向 Th1 型转变,减少 IgE 的产生;②使用重组 IL-4 受体,能与 IL-4 结合并阻断其生物学效应,减少 IgE 的产生;③应用人源化抗 IgE 单克隆抗体,可与 IgE 结合,治疗持续性哮喘;④将变应原的编码基因与合适的载体重组制成 DNA 疫苗进行接种,诱导 Th1 型免疫应答。

二、Ⅱ型超敏反应

Ⅱ型超敏反应是由 IgG、IgM 类抗体与靶细胞表面相应的抗原结合后,在补体、吞噬细胞、NK 细胞等参与下,引起以细胞溶解或组织损伤为主的病理性免疫反应,因此Ⅱ型超敏反应又称为细胞溶解型超敏反应或细胞毒型超敏反应。

（一）参与Ⅱ型超敏反应的主要物质及其作用

1. 靶细胞及其表面抗原

（1）靶细胞　人体正常组织细胞、改变的自身组织细胞以及结合外来抗原或半抗原的自身组织细胞，均可成为Ⅱ型超敏反应中被杀伤的靶细胞。

（2）靶细胞表面的抗原　①同种异型抗原，如ABO血型抗原、人类白细胞抗原、Rh抗原等；②修饰的自身抗原，如感染、药物和理化因素等所致的自身抗原；③异嗜性抗原，如链球菌与人体肾脏、心肌等组织之间存在的交叉抗原；④吸附于组织细胞表面的外来抗原或半抗原。

2. 抗体

参与Ⅱ型超敏反应的抗体主要是IgG和IgM。

3. 补体和效应细胞

参与Ⅱ型超敏反应的效应物质除了抗体和补体外，吞噬细胞和NK细胞两类效应细胞也发挥重要作用。靶细胞表面的抗原与相应的IgG或IgM类抗体结合后，通过三条途径破坏靶细胞：①激活补体，溶解靶细胞；②激活吞噬细胞，吞噬靶细胞；③激活NK细胞，杀伤靶细胞（图8-2）。

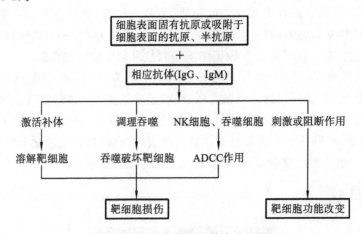

图8-2　Ⅱ型超敏反应的发生机制

（二）特点

Ⅱ型超敏反应具有如下特点。

（1）参与反应的抗体主要为IgG或IgM。

（2）靶细胞主要是血细胞或某些自身组织细胞。

（3）补体、巨噬细胞和NK细胞参与反应，破坏靶细胞。

（三）临床常见疾病

（1）输血反应　输血反应多发生于ABO血型不符的输血。如将A型供血者的血液误输给B型受血者，后者可出现溶血、血红蛋白尿等现象。误输少量的异型血即可引发严重的溶血反应，严重者可导致死亡。输血反应也可见于反复输入异型人类白细胞抗原（HLA）者血细胞引起的非溶血性输血反应。

（2）新生儿溶血症　新生儿溶血症多见于母亲为Rh⁻而胎儿为Rh⁺的情况。①第一胎分娩过程中,胎儿 Rh^+ 红细胞可进入母体并刺激母体产生抗 Rh 抗体;②若母体第二次妊娠而胎儿仍为 Rh^+,则母体内 IgG 类抗 Rh 抗体可通过胎盘进入胎儿体内,导致胎儿红细胞溶解。为预防 Rh 抗原所致新生儿溶血症,可于初产后 72 h 内给母体注射抗 Rh 抗体,及时清除进入母体内的 Rh^+ 红细胞。

(3)药物过敏性血细胞减少症 药物过敏性血细胞减少症常因使用某些药物而导致。青霉素、磺胺、氨基比林、奎尼丁、非那西丁、氯丙嗪等药物可发生药物过敏性溶血性贫血、粒细胞减少症和血小板减少性紫癜。

(4)自身免疫性溶血性贫血 自身免疫性溶血性贫血可能与遗传因素、病毒感染、药物或酶类等因素有关,上述物质作用于红细胞,使其免疫原性发生变化,产生自身免疫应答,导致溶血性贫血。

(5)抗基膜型肾小球肾炎和风湿性心肌炎 A 群链球菌与人类肾小球基膜有共同抗原,A 群链球菌感染所诱生的抗体可与肾小球基膜发生交叉反应,导致肾小球病变,发生抗基膜型肾小球肾炎。A 群链球菌蛋白质抗原与心肌细胞有共同抗原,链球菌抗体可与心肌细胞发生交叉反应,引起风湿性心肌炎。

(6)肺-肾综合征 肺-肾综合征又称 Goodpasture 综合征,因病毒(如 A2 型流感病毒)感染或吸入有机溶剂造成肺组织损伤,诱导产生自身抗体。该抗体能与肺泡壁基膜和肾小球基膜发生反应,在患者的血清中可检出抗基膜抗体。

三、Ⅲ型超敏反应

Ⅲ型超敏反应是由中等大小可溶性免疫复合物沉积于毛细血管基膜而引起的以充血、水肿、局部坏死和中性粒细胞浸润为主要特征的血管炎症性损伤,故Ⅲ型超敏反应又称为免疫复合物型或血管炎型超敏反应。

(一)参与Ⅲ型超敏反应的主要物质及其作用

1. 抗原

可溶性抗原与相应抗体形成中等大小可溶性免疫复合物。

2. 抗体

参与抗体主要是 IgG 和 IgM 类,也可以是 IgA。

3. 补体与效应细胞

补体系统、中性粒细胞、肥大细胞、嗜碱性粒细胞、血小板等效应物质均参与Ⅲ型超敏反应。中等大小可溶性免疫复合物沉积于局部或全身多处毛细血管基底膜后,通过激活补体以及在一些效应细胞(如血小板、肥大细胞、嗜碱性粒细胞、中性粒细胞等)参与作用下,引起以充血、水肿、局部坏死和中性粒细胞浸润为主要特征的炎症反应和组织损伤(图 8-3)。

(二)特点

Ⅲ型超敏反应具有如下特点。

(1)介导的抗体主要为 IgG 和 IgM 类抗体。

(2)中等大小可溶性免疫复合物的形成与沉积是引起Ⅲ型超敏反应的关键。

(3)主要损伤机制是中性粒细胞浸润,机体释放溶酶体酶。

(4)补体系统、中性粒细胞、嗜碱性粒细胞、血小板等参与超敏反应,导致血管炎和组织损伤。

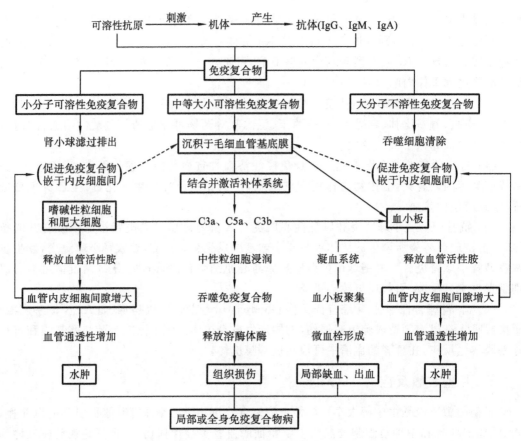

图 8-3　Ⅲ型超敏反应的发生机制

（三）临床常见疾病

1. 局部免疫复合物病

（1）Arthus 反应　又称实验性局部过敏反应，是指给家兔皮下多次注射马血清后，局部可出现剧烈炎症反应。其原理为多次注射异种蛋白刺激机体产生大量抗体，局部注射的抗原与过量相应抗体结合形成免疫复合物，沉积于局部血管基膜，导致病理性损伤。

（2）类 Arthus 反应　胰岛素依赖性糖尿病患者反复注射胰岛素后，可出现局部水肿、充血、出血和坏死等反应。另外，注射狂犬病疫苗也可出现类似的反应。

2. 全身免疫复合物病

（1）血清病　初次大剂量注射抗毒素血清（马血清）1～2 周后，患者出现发热、皮疹、淋巴结肿大、关节肿痛和一过性蛋白尿等症状，称为血清病。长期、大剂量使用青霉素、磺胺等药物时也可出现类似症状。

（2）急性免疫复合物型肾小球肾炎　急性免疫复合物型肾小球肾炎约占急性肾小球肾炎的 80%，常见于 A 群链球菌等感染 2～3 周后。此外，葡萄球菌、肺炎链球菌、乙型肝炎病毒（简称乙肝病毒）和疟原虫感染也可引起类似疾病。

（3）类风湿关节炎（rheumatoid arthritis，RA）　发病机制目前尚不清楚，可能与病毒或支原体持续感染有关。一般认为，感染的病原体及其代谢产物可使患者体内 IgG 分子发生变性而成为自身抗原，从而刺激机体产生抗变性 IgG 的自身抗体（以 IgM 为主），临床上称为类风湿因子(RF)。自身抗体与变性 IgG 结合形成中等大小可溶性免疫复合物,反复沉积于小关节滑膜,可引起类风湿关节炎。

(4) 系统性红斑狼疮(systemic lupus erythematosus,SLE) 病因尚不明确,患者体内常出现多种抗 DNA 抗体,该抗体与循环中的 DNA 抗原结合形成可溶性免疫复合物,它们反复沉积在肾小球、关节、皮肤和其他多种器官的毛细血管基底膜而引起肾小球肾炎、皮肤红斑、关节炎和多部位的脉管炎等多器官病变。

四、Ⅳ型超敏反应

Ⅳ型超敏反应是由效应 T 细胞介导的以单核细胞浸润和组织损伤为主要特征的炎症反应。与Ⅰ、Ⅱ、Ⅲ型超敏反应相比,Ⅳ型超敏反应发生较慢,通常再次接触相同抗原后24~72 h 发生,故Ⅳ型超敏反应又称为迟发型超敏反应(delayed type hypersensitivity,DTH)或细胞介导型超敏反应。

(一) 参与Ⅳ型超敏反应的主要物质及其作用

1. 抗原

参与Ⅳ型超敏反应的抗原包括细胞内寄生的病原体(细菌、病毒、真菌和寄生虫等)、化学物质、细胞抗原(如肿瘤细胞),这些抗原可刺激机体 T 细胞活化、增殖分化为效应 T 细胞,使机体处于致敏状态。

2. 参与细胞

参与Ⅳ型超敏反应的细胞主要是效应 T 细胞,包括 $CD4^+$ Th1 细胞和 $CD8^+$ Tc 细胞。因此,Ⅳ型超敏反应与细胞免疫有着共同的物质基础,均由 T 细胞介导。但免疫应答结果不同,前者主要通过合成、分泌细胞因子以及通过脱颗粒或 Fas-FasL 途径,扩大炎症或导致靶细胞溶解和凋亡,造成组织损伤(图 8-4);后者则以抗细胞内感染为主。

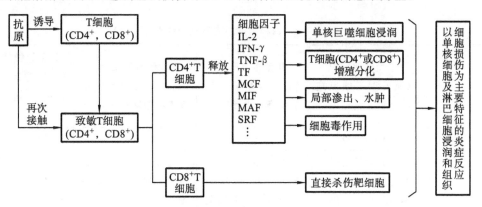

图 8-4 Ⅳ型超敏反应的发生机制

(二) 特点

Ⅳ型超敏反应具有如下特点
(1) 由效应 T 细胞介导,无抗体、补体参与。
(2) 反应发生慢(24~72 h),消失也慢。
(3) 出现以单核细胞浸润和组织损伤为主要特征的炎症反应。
(4) 大多无个体差异。

（三）临床常见疾病

（1）传染性迟发型超敏反应　胞内感染病原体感染机体后产生的细胞免疫应答可诱发迟发型超敏反应，导致组织炎症性损伤。例如肺结核患者对结核分枝杆菌产生迟发型超敏反应，可出现肺空洞、干酪样坏死。此外，单纯疱疹的皮损主要是由于 Tc 细胞广泛损伤病毒感染细胞而引起迟发型超敏反应所致。

（2）接触性皮炎　致敏机体再次经皮肤接触相同抗原后发生的以皮肤损伤为主要特征的湿疹样皮肤病，为一种皮肤局部Ⅳ型超敏反应。过敏体质者与油漆、染料、化妆品、农药、塑料、某些化学药物等小分子化学物质接触后，这些物质（半抗原）能与机体表皮细胞内角蛋白结合形成完全抗原而刺激机体产生针对这些半抗原的特异性效应 T 细胞。当再次接触这些变应原时，皮肤局部将会出现Ⅳ型超敏反应。患者皮肤局部出现红肿、硬结、水疱，严重时可发生剥脱性皮炎，慢性症状患者常表现为丘疹和鳞屑。

（3）移植排斥反应　进行同种异体组织器官移植时，如果供者与受者之间人类白细胞抗原（HLA）的抗原型别不同，也容易发生移植排斥反应，导致移植物坏死、脱落，多见于移植后 2～3 周。

（4）迟发型超敏反应参与的其他疾病　超敏反应性脑脊髓炎、甲状腺炎、多发性神经炎等疾病的发生、发展与迟发型超敏反应有关。

临床上见到的超敏反应性疾病往往不是单一型，常为混合型。有的超敏反应可由多种免疫损伤机制诱发，如：肾小球肾炎可由Ⅲ型和Ⅱ型超敏反应引起；系统性红斑狼疮的发生与Ⅱ型、Ⅲ型和Ⅳ型超敏反应均有关，表现为以某一型损伤机制为主的混合型超敏反应；有的同一种变应原可引起不同类型的超敏反应，例如青霉素除诱发Ⅰ型超敏反应出现过敏性休克外，还可通过Ⅱ型、Ⅲ型、Ⅳ型超敏反应机制诱发不同病症。四种类型超敏反应的特点见表 8-2。

表 8-2　四种类型超敏反应的特点

项　　目	Ⅰ型超敏反应（速发型超敏反应或过敏反应）	Ⅱ型超敏反应（细胞毒型或细胞溶解型超敏反应）	Ⅲ型超敏反应（免疫复合物型或血管炎型超敏反应）	Ⅳ型超敏反应（迟发型或细胞介导型超敏反应）
免疫应答类型	体液免疫	体液免疫	体液免疫	细胞免疫
主要特点	①介导的抗体主要为IgE；②肥大细胞、嗜碱性粒细胞和嗜酸性粒细胞参与反应；③引起生理功能紊乱，一般不造成严重的细胞组织损伤；④发生快；⑤具有明显的个体差异和遗传倾向	①介导的抗体主要为IgG和IgM；②补体、巨噬细胞和NK细胞参与靶细胞免疫损伤作用；③靶细胞主要是血细胞或某些自身组织细胞	①介导的抗体为IgG、IgM、IgA；②中等大小可溶性免疫复合物的形成与沉积是关键；③以中性粒细胞浸润、释放溶酶体酶为主要损伤机制；④补体、中性粒细胞、嗜碱性粒细胞、血小板等参与，导致血管炎和组织损伤	①由效应T细胞介导，无抗体、补体参与；②反应发生慢（24～72 h），消失也慢；③出现以单核细胞浸润和组织损伤为主的炎症反应；④大多无个体差异

续表

项 目	Ⅰ型超敏反应（速发型超敏反应或过敏反应）	Ⅱ型超敏反应（细胞毒型或细胞溶解型超敏反应）	Ⅲ型超敏反应（免疫复合物型或血管炎型超敏反应）	Ⅳ型超敏反应（迟发型或细胞介导型超敏反应）
临床常见疾病	①过敏性休克；②呼吸道过敏反应；③消化道过敏反应；④皮肤过敏反应	①输血反应；②药物过敏性血细胞减少症；③新生儿溶血症；④自身免疫性溶血性贫血	①急性免疫复合物性肾小球肾炎；②血清病；③系统性红斑狼疮；④类风湿关节炎；⑤局部免疫复合物病	①传染性迟发型超敏反应；②接触性皮炎；③移植排斥反应

第二节 其他临床相关免疫

一、自身免疫与自身免疫病

（一）自身免疫的概念和特点

自身免疫（autoimmunity）是指机体免疫系统对自身成分发生免疫应答，产生自身抗体和（或）自身效应 T 细胞的现象。自身免疫反应存在于所有的个体，一般不引起机体的病理性损伤，在保持机体生理环境的稳定中发挥重要作用。

自身免疫病（autoimmune disease，AID）是指机体免疫系统对自身成分发生应答，导致机体出现病理改变和相应临床症状的疾病。

自身免疫病的主要特征：①患者血清中可检出高滴度的自身抗体和（或）自身效应 T 细胞。②患者组织器官的病理特征为免疫炎症，损伤的范围与自身抗体或自身效应 T 细胞所针对的抗原分布相对应。③在实验动物中可复制出相似的疾病模型。以上特征，也是确定自身免疫病的三个基本条件。

此外，自身免疫病往往还具有以下特点：①多数病因不明，常呈自发性或特发性；②病程一般较长，多呈反复发作和慢性迁延的过程；③有遗传倾向，HLA 基因在某些自身免疫病中有明确的作用；④发病倾向为女性多于男性，老年多于青少年；⑤多数患者血清中可查到抗核抗体；⑥常伴发免疫缺陷病或恶性肿瘤。

（二）自身免疫病的发病机制与相关致病因素

自身免疫病实际上是由自身抗体、自身效应 T 细胞或二者共同引起的针对自身抗原的超敏反应性疾病。自身免疫病发生的相关致病因素主要包括以下几点。

（1）隐蔽性抗原释放 在外伤、感染等情况下，隐蔽抗原（如脑、眼晶体、精子等）可释放入血或进入淋巴系统，诱导相应的自身免疫应答，导致自身免疫病。例如眼外伤引起晶状体释放，可导致健侧眼球发生交感性眼炎。

（2）自身组织改变 一些理化因素（如 X 线或某些药物）可直接引起自身抗原改变，诱导自身应答，导致自身免疫病。例如自身免疫性溶血性贫血和特发性血小板减少性过敏性紫癜等。

（3）共同抗原 某些外源性抗原（如微生物）与人体组织具有类似的抗原结构，这些外源性抗原诱发的免疫应答可以针对相应的抗原发生交叉反应。例如 A 群链球菌感染导致的心肌炎或肾小球肾炎。

（4）遗传因素 遗传因素对自身免疫病的发生也起一定的作用。

（5）免疫调节机制紊乱 当免疫调节作用失控或抑制细胞缺陷时，可使禁忌克隆的细胞复活，重新获得对自身抗原的应答能力，导致自身免疫病的发生。因此在免疫缺陷病或恶性肿瘤时易伴发自身免疫病。

（三）临床常见的自身免疫病

根据病变组织涉及的范围可将自身免疫病分为器官特异性自身免疫病和全身性自身免疫病两大类。

（1）器官特异性自身免疫病 器官特异性自身免疫病的病变部位一般局限于某一特定的器官。典型的器官特异性自身免疫病有桥本甲状腺炎、毒性弥漫性甲状腺肿（Graves 病）、风湿热和胰岛素依赖型糖尿病（IDDM）等。

（2）全身性自身免疫病 全身性自身免疫病又称为系统性自身免疫病，由针对多种器官和组织的靶抗原引起的自身免疫病，病变可见于多种器官和组织。如系统性红斑狼疮、类风湿关节炎等，因前面章节已述，不再赘述。

人类常见的自身免疫病见表 8-3。

表 8-3　人类常见的自身免疫病

疾　　病	自　身　抗　原	主　要　症　状	发病范围
自身抗体诱发的疾病			
自身免疫性溶血性贫血	血型抗原与药物	贫血	器官特异性
自身免疫性血小板减少性紫癜	血小板整合素	异常出血	器官特异性
肺出血肾炎综合征	基底膜Ⅳ型胶原	肾小球肾炎、肺出血	器官特异性
弥漫性甲状腺肿	甲状腺刺激素受体	甲状腺功能亢进	器官特异性
桥本甲状腺炎	甲状腺球蛋白、过氧化酶	甲状腺功能低下	器官特异性
重症肌无力	乙酰胆碱受体	进行性肌无力	器官特异性
风湿热	与链球菌胞壁抗原交叉的心脏、关节组织成分	关节炎、心肌炎、心瓣膜瘢痕	器官特异性
不孕症	精子	不孕	器官特异性
免疫复合物诱发的疾病			
强直性脊柱炎	免疫复合物	脊柱骨损坏	系统性
类风湿关节炎	由类风湿因子形成	关节炎	系统性
系统性红斑狼疮	由抗核抗体形成	肾小球肾炎、血管炎、红斑	系统性

续表

疾 病	自身抗原	主要症状	发病范围
自身效应 T 细胞诱发的疾病			
多发性硬化症	髓磷脂碱性蛋白	神经系统症状	系统性
桥本甲状腺炎	甲状腺炎抗原	甲状腺功能低下	器官特异性
胰岛素依赖型糖尿病	胰岛 β 细胞	高血糖	器官特异性
类风湿关节炎	关节滑膜抗原	关节炎症和损伤	系统性

（四）自身免疫病的治疗原则

目前,自身免疫病的治疗仍以免疫抑制、抗炎与缓解症状为主。

（1）预防和控制微生物感染 控制微生物的持续性感染可减少某些自身免疫病的发生。

（2）应用免疫抑制剂 免疫抑制剂是治疗自身免疫病的有效药物,如:环孢素 A 和 FK-506;糖皮质激素可减轻自身免疫病的症状。

（3）应用细胞因子及其受体的抗体或阻断剂 TNF-α 单克隆抗体可用于治疗类风湿关节炎。

二、移植免疫

在医学上应用自体或异体的正常细胞、组织、器官置换病变的,或功能缺损的细胞、组织、器官,以维持和重建机体生理功能的方法称为细胞移植、组织移植或器官移植。根据移植物的来源及其遗传背景不同,可分为自体移植、同系移植、同种异体移植、异种移植。

（一）移植排斥反应

同种不同个体间移植后,因供、受者之间的组织相容性抗原不同而导致的排斥反应,称为同种异体移植排斥反应。移植排斥反应发生与否及其强弱,取决于供、受者之间组织相容性抗原的差异程度、受者的免疫功能状态、移植物种类以及所采取的防治措施等因素。

移植排斥反应包括宿主抗移植物反应和移植物抗宿主反应两大类;前者见于一般器官移植;后者主要发生于骨髓移植或其他免疫细胞移植。

（二）引起移植排斥反应的原因

引起同种异体移植排斥反应的抗原称为移植抗原或组织相容性抗原,存在于机体细胞的表面。主要的移植抗原包括以下几点。

（1）主要组织相容性抗原 同种异体移植时,引起移植排斥反应最强的移植抗原属于人类白细胞抗原(HLA)。HLA-Ⅰ、HLA-Ⅱ类分子是触发移植排斥反应的首要抗原,尤其是 HLA-DR 抗原。

（2）次要组织相容性抗原 在供受者 HLA 完全配型的情况下,次要组织相容性抗原可引起轻度、缓慢的移植排斥反应。

（3）其他参与排斥反应的抗原 人类 ABO 血型抗原、组织特异性抗原等也在排斥反应中发挥作用。

（三）移植排斥反应的防治原则

（1）供体的选择与移植物预处理　器官移植的成败主要取决于供、受者之间的组织相容性。此外,在器官移植时,尽可能清除移植物中的过路细胞,有助于减轻或防止排斥反应的发生。

（2）对受者的处理　除了进行必要的组织配型或交叉配型外,于移植前对受者应用一定剂量的免疫抑制剂,包括化学类免疫抑制剂、生物类免疫抑制剂和中草药类免疫抑制剂,可有效地提高器官移植的成功率。

（3）移植后的免疫监测　移植后对受者进行免疫监测,有助于早期诊断和监测排斥危象的出现,以便及时采取措施,防止排斥反应的发生和发展。

三、其他临床免疫现象

（一）肿瘤免疫

肿瘤是一群失去正常生长调控机制、发生恶性转化的异常增生的自身细胞,是危害人类生命与健康的主要疾病之一。肿瘤免疫包括固有免疫和适应性免疫应答。

1. 肿瘤抗原

肿瘤抗原是指细胞在癌变过程中所出现的新抗原物质的总称。肿瘤抗原在肿瘤发生、发展及诱导机体抗瘤免疫中起重要作用,也可以作为肿瘤免疫诊断和免疫治疗的靶分子。根据肿瘤抗原的特异性可分为肿瘤相关抗原和肿瘤特异性抗原两大类。至今已被确定的肿瘤抗原主要是肿瘤相关抗原。

（1）肿瘤相关抗原(tumor associated antigen,TAA)　无严格的肿瘤特异性,即并非肿瘤细胞所特有、正常细胞也可以表达的抗原,但它在细胞发生癌变时会出现量的改变(如某些糖蛋白、胚胎性抗原等)。常见的肿瘤相关抗原包括甲胎蛋白(AFP)、癌胚抗原(CEA)、CA19-9、CA-125等。

（2）肿瘤特异性抗原(tumor specific antigen,TSA)　仅表达于某种肿瘤组织而不存在于正常组织或其他肿瘤细胞的抗原。例如,黑色素瘤基因编码的产物就是TSA,可用于肿瘤疫苗的研制。

2. 机体抗肿瘤的免疫效应机制

机体对肿瘤的免疫应答机制包括体液免疫和细胞免疫。抗肿瘤免疫一般以细胞免疫为主,参与的免疫细胞包括巨噬细胞、T细胞、B细胞和NK细胞等。

3. 肿瘤的免疫逃逸机制

尽管机体具有抗肿瘤的免疫机制,但是,某些肿瘤仍然能够逃避机体免疫系统的攻击,在宿主体内生长、发展甚至转移,这就是肿瘤免疫逃逸。肿瘤细胞的免疫逃逸主要涉及肿瘤和机体两个方面的因素。

（1）肿瘤方面因素　①肿瘤抗原决定簇减少或丢失,从而降低了免疫原性;②肿瘤细胞MHC I 分子减少或缺乏;③缺乏B7等共刺激信号;④肿瘤的生长超过机体抗肿瘤免疫效应;⑤肿瘤细胞分泌免疫抑制因子。

（2）机体相关因素　①机体免疫功能低下或处于免疫耐受状态;②抗体与肿瘤细胞结合阻碍了Tc识别和杀伤肿瘤细胞。

4. 肿瘤的免疫治疗

肿瘤的免疫治疗主要是激发和增强机体的免疫功能,以达到控制和杀灭肿瘤细胞的目的。目前应用的方法包括非特异性免疫刺激剂和细胞因子治疗以及特异性主动免疫疗法。

(1)非特异性疗法,常用的刺激剂包括卡介苗(BCG)、短小棒状杆菌、内毒素、脂质 A、胸腺肽等。常用的细胞因子包括 IL-2、IFN-γ、GM-CSF、IL-4、IL-6、IL-12、TNF-α,其中以 IL-2 和 IFN-γ 最为常用。

(2)特异性主动免疫疗法,包括肿瘤疫苗治疗、过继性免疫细胞治疗、单克隆抗体治疗等。

5. 肿瘤的免疫诊断

目前肿瘤的免疫诊断主要包括如下三种:①检测肿瘤标志物;②检查特异性抗体;③检查细胞免疫功能状态。

(二)免疫缺陷病

免疫缺陷病(immunodeficiency disease,IDD)是由免疫系统先天发育不全或后天损害而使免疫细胞的发育、增殖分化和代谢异常,导致机体免疫功能降低或出现缺陷所表现出的临床综合征。根据发病原因不同,可分为原发性免疫缺陷病(primary immunodeficiency disease,PIDD)和继发性免疫缺陷病(secondary immunodeficiency disease,SIDD)两大类。

(1)原发性免疫缺陷病 由于免疫系统遗传基因异常或先天免疫系统发育障碍导致免疫功能不全引起的疾病,包括 B 细胞缺陷病(如 X-性联无丙种球蛋白血症、X-性联高 IgM 综合征)、T 细胞缺陷病(如 Digeorge 综合征)、联合免疫缺陷病(如重症联合免疫缺陷病(SCID)、Wiskott-Aldrich 综合征(WAS))、补体缺陷病(如阵发性夜间血红蛋白尿、遗传性血管神经性水肿)和吞噬细胞缺陷病(如慢性肉芽肿)。

(2)继发性免疫缺陷病 又称为获得性免疫缺陷病(acquired immunodeficiency disease,AIDD),是指出生后由于后天因素造成的,继发于某些疾病或使用药物后产生的免疫缺陷性疾病。继发性免疫缺陷病的常见原因包括感染、恶性肿瘤、医源性免疫缺陷等。

获得性免疫缺陷综合征(acquired immunodeficiency syndrome,AIDS)又称艾滋病,是继发性免疫缺陷病的典型代表。艾滋病是由人类免疫缺陷病毒(human immunodeficiency virus,HIV)感染引起的免疫缺陷病。患者以 CD4$^+$T 细胞减少为主要特征,同时伴有反复机会感染、恶性肿瘤以及中枢神经系统退行性病变。

小 结

超敏反应是指机体受抗原持续刺激或同一抗原再次刺激引起的一种以生理功能紊乱或组织损伤为主的病理性免疫应答。Ⅰ型超敏反应主要由 IgE 抗体介导,以肥大细胞、嗜碱性粒细胞通过释放生物活性介质引起机体生理功能紊乱,一般不造成组织损伤。Ⅱ型超敏反应主要由 IgG、IgM 介导,在补体、吞噬细胞、NK 细胞参与下引起靶细胞溶解破坏。Ⅲ型超敏反应由中等大小免疫复合物沉积于血管基膜引起血管炎等组织损伤。Ⅳ型超敏反应由效应 T 细胞介导,是以单核细胞浸润和组织损伤为主的炎症反应。各型超敏反应的发生机制不同,临床表现也各异,各有其典型的疾病。Ⅰ型超敏反应最为常见,反应发生快,严重时可导致死亡。临床上应根据超敏反应的类型及其发生机制,采取切实有效的防治措施。临床上遇到的超敏反应性疾病的发生机制往往比较复杂,常出现混合型,在临床实践中应当根据实际情况进行综合分析与判断。

　　自身免疫是机体免疫系统对自身组织成分产生的免疫应答。临床上常见的疾病包括类风湿关节炎、系统性红斑狼疮等。目前的治疗原则主要以免疫抑制、抗炎与缓解症状为主。移植可分为自体移植、同系移植、同种异体移植和异种移植四类。参与同种异体移植排斥反应的抗原包括主要组织相容性抗原、次要组织相容性抗原、ABO 血型抗原及组织特异性抗原等。器官移植的成败主要取决于供受者之间的组织相容性,可以通过组织配型、移植物预处理、受体移植前应用免疫抑制剂等措施提高移植成功率。根据肿瘤的抗原特异性,可将肿瘤抗原分为肿瘤相关性抗原和肿瘤特异性抗原。抗肿瘤免疫效应一般以细胞免疫为主。肿瘤细胞的免疫逃逸涉及肿瘤细胞和机体两个方面。免疫缺陷病由免疫系统先天发育不全或后天损害引起,包括原发性免疫缺陷病和继发性免疫缺陷病两大类。免疫缺陷病的临床表现复杂多样,其主要临床特征包括易发生反复感染、恶性肿瘤的发病率高、临床症状多变且累及多个器官系统。免疫缺陷病的治疗原则:减少并及时控制感染;通过过继免疫细胞或移植免疫器官进行治疗。

复习思考题

单项选择题

1. 青霉素过敏试验皮内注射(　　)。

A. 0.1 mL,15 U　　　　　　　B. 0.1 mL,50 U　　　　　　　C. 0.1 mL,250 U

D. 0.1 mL,0.25 mg　　　　　　E. 0.1 mL,0.075 mg

2. 如再次使用同批号青霉素注射时,免做过敏试验的间断时间不超过(　　)。

A. 1 d　　　　B. 3 d　　　　C. 5 d　　　　D. 7 d　　　　E. 14 d

3. 慢性肾小球肾炎的主要致病因素是(　　)。

A. 链球菌直接感染　　　　　　　　　B. 病毒直接感染

C. 感染后引起的免疫反应　　　　　　D. 感染后毒素作用

E. 尿毒物质等代谢产物潴留

4. 输血反应中最严重的一种反应是(　　)。

A. 过敏反应　　　　　　　B. 发热反应　　　　　　　C. 溶血反应

D. 大量输血后反应　　　　E. 病毒性肝炎

5. 患者,25 岁,患化脓性扁桃体炎,遵医嘱行青霉素过敏试验。3 min 后患者出现濒危感,伴烦躁不安、出冷汗、血压下降,判断患者出现(　　)。

A. 青霉素毒性反应　　　　B. 呼吸道过敏反应　　　　C. 消化道过敏反应

D. 过敏性休克　　　　　　E. 血清病型反应

6. 青霉素过敏试验 1 min 后,患者注射部位出现皮肤发红、面色苍白,考虑患者不可能出现的是(　　)。

A. 晕针　　　　　　　　　B. 血清病型反应　　　　　　　C. 呼吸道过敏反应

D. 过敏性休克　　　　　　E. 皮肤过敏反应

7. 青霉素过敏试验液使用时现配的目的是(　　)。

A. 防止失效　　　　　　　B. 防止污染　　　　　　　C. 防止效价降低

D. 防止挥发　　　　　　　　　　E. 减少青霉噻唑蛋白的产生

8. 以下哪种疾病是自身免疫所致?(　　)

A. 痛风　　　　　　　　　B. 骨关节病　　　　　　　　C. 肢端肥大症

D. 类风湿关节炎　　　　　E. 大骨节病

9. 几乎所有系统性红斑狼疮患者都有损伤的脏器,它是(　　)。

A. 关节　　　　B. 肾脏　　　　C. 皮肤　　　　D. 心脏　　　　E. 肺

10. 系统性红斑狼疮患者的典型皮肤损害为(　　)。

A. 环形红斑　　　　　　　B. 结节性红斑　　　　　　　C. 多形性红斑

D. 面部蝶形红斑　　　　　E. 网状青斑

11. 用小猪皮给烧伤患者植皮属于(　　)。

A. 自体移植　　　　　　　B. 同质移植　　　　　　　　C. 同质异体移植

D. 异种移植　　　　　　　E. 同种异体移植

12. 不会发生排斥反应的移植是(　　)。

A. 心脏移植　　　　　　　B. 断指再植　　　　　　　　C. 同种异体肾移植

D. 异体肝移植　　　　　　E. 库存骨移植

13. 患者头皮移植于烧伤创面属于(　　)。

A. 异种移植　　　　　　　B. 同质移植　　　　　　　　C. 同种异体移植

D. 自体移植　　　　　　　E. 断肢再植

14. 同父异母兄弟间移植属于(　　)。

A. 自体移植　　　　　　　B. 同质移植　　　　　　　　C. 异种异体移植

D. 同种异体移植　　　　　E. 断肢再植

单项选择题答案:1. B　2. B　3. C　4. C　5. D　6. C　7. E　8. D　9. B　10. D
11. D　12. B　13. D　14. D

■ 石艳春　郑源强 ■

第九章 免疫学应用

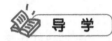

随着现代免疫学理论研究的深入及免疫学与分子生物学、生物化学等相关学科的相互渗透与新技术的不断发展,免疫学在医学实践中的应用已由过去主要对传染病进行防治、诊断扩展到对其他多种疾病如超敏反应性疾病、自身免疫性疾病和肿瘤等进行防治、诊断和检测。

第一节　免疫学检测

免疫学检测是应用免疫学理论设计的一系列测定抗原、抗体、免疫细胞及其分泌的细胞因子的实验方法。

一、抗原或抗体的检测

抗原或抗体检测的基本原理是抗原与相应抗体相遇可发生特异性结合,呈现某种反应现象,如凝集或沉淀,据此可用已知抗原(或抗体)检测未知抗体(或抗原)。试验所采用的抗体常存在于血清中,因此又称它为血清学反应。以下为常见的抗原抗体检测类型。

(一)凝集反应

凝集反应是指颗粒性抗原(细菌、细胞等)与相应的抗体结合而在一定条件下形成肉眼可见的凝集小块的现象(图 9-1)。

(1)直接凝集反应　直接凝集反应是指颗粒性抗原与相应抗体直接结合所呈现的凝集现象,主要有玻片法、试管法及微量凝集法。玻片法为定性试验,方法简便、快速,常用已知抗体检测未知抗原,可应用于菌种鉴定、分型及人红细胞 ABO 血型测定等;试管法通常为半定量试验,常用已知抗原检测待检血清中有无相应抗体及其相对含量,以辅助临床诊断和病情分析;微量凝集法这里不做介绍。

(2)间接凝集反应　可溶性抗原或抗体吸附于与免疫无关的微球载体上,形成致敏载体(免疫微球),与相应的抗体或抗原在电解质存在的条件下进行反应,产生凝集,称为间接凝集或被动凝集。根据应用的载体种类不同,分别称为间接血凝、间接乳胶凝集等。

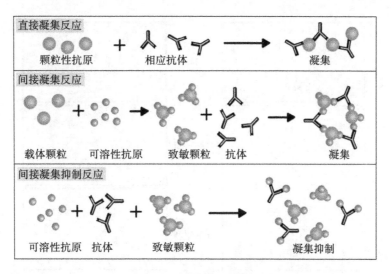

图 9-1 凝集反应示意图

（3）间接凝集抑制试验 将可溶性抗原与相应抗体预先混合并充分作用后，再加入抗原致敏的载体，此时因抗体已被可溶性抗原结合，从而阻断了抗体与致敏载体上的抗原结合而不再出现凝集的现象，称为间接凝集抑制试验。临床上常用的免疫妊娠试验即属此类。

（二）沉淀反应

可溶性抗原与相应抗体在比例合适的条件下出现肉眼可见的沉淀现象称为沉淀反应。

1. 单向琼脂扩散

将特异性抗体与熔化的琼脂混合均匀，使抗体均匀分布于琼脂，然后浇制成琼脂板，再按一定要求打孔并加入抗原，使抗原向孔周自由扩散，与板中的抗体形成沉淀圈（图 9-2）。

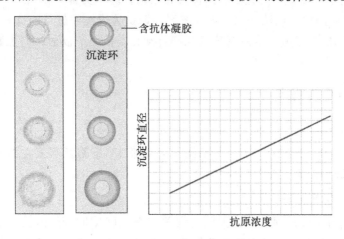

图 9-2 单向琼脂扩散示意图

2. 双向琼脂扩散

先制备琼脂板，再按要求打孔并分别加入抗原和抗体，使两者同时在琼脂板上扩散，若两者对应且比例适合，则在抗原和抗体两孔之间形成白色沉淀线。一对相应的抗原-抗体只形成一条沉淀线，因此可根据沉淀线的数目推断待测样品中有多少种抗原成分（图 9-3）。

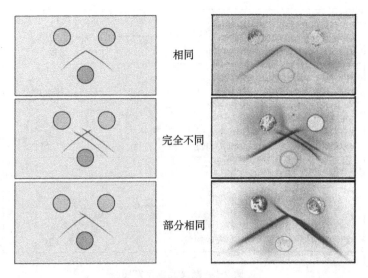

相同

完全不同

部分相同

图 9-3　双向琼脂扩散示意图

3. 免疫标记技术

为提高抗原和抗体检测的敏感性,将已知抗体或抗原标记上易显示的物质,通过检测标记物,反映有无抗原-抗体反应,从而间接地测出微量的抗原或抗体。常用的标记物有酶、荧光素、放射性同位素、胶体金及电子致密物质等。

（1）免疫酶技术　最早应用的免疫酶技术是免疫酶组织化学染色,即用标记的抗体与标本中的抗原发生特异性结合,当加入酶的底物时,在酶的作用下经一系列生化反应产生有色物质,借助光镜或相关仪器设备进行检测。

（2）免疫荧光技术　该法是以荧光素标记抗体或抗原,以检测标本中抗原或抗体的方法。免疫荧光技术包括直接荧光法和间接荧光法两种基本类型。

（3）放射免疫测定　该法是用放射性核素标记抗体或抗原进行的抗原-抗体反应,是最敏感的免疫标记技术,精确度高且易规格化和自动化。但由于放射性同位素有一定的危害性,使其临床应用受到一定限制。

二、免疫细胞的测定

（一）荧光抗体染色

荧光抗体染色应用范围广泛,可分别用于 B 细胞、T 细胞及其亚类细胞的计数及表面标记的测定,多选用间接荧光抗体染色。

（二）花环形成试验

花环形成试验是取外周血淋巴细胞与绵羊红细胞（SRBC）混合,在一定温度下作用一定时间,使 SRBC 与 T 细胞表面的 E 受体结合,形成以 T 细胞为中心的绕有 SRBC 的花环样细胞集团（图 9-4）,经制片染色后镜检计数计算花环形成率的方法。

（三）淋巴细胞增殖试验

T 细胞在体外受特异性抗原（旧结核菌素等）或有丝分裂原刺激后,可发生活化并增殖（图 9-5）。试验时取外周血或分离的淋巴细胞,加入有丝分裂原或特异性抗原,在培养液中

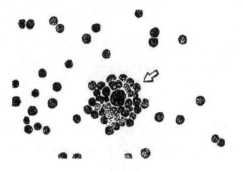

图 9-4　花环形成试验示意图

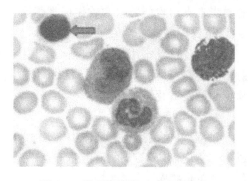

图 9-5　淋巴细胞增殖试验示意图

培养 72 h,经涂片染色后镜检计算转化百分率,正常人为 70％左右,增殖率低表明细胞免疫功能下降。

第二节　免疫学防治

人类在与传染病作斗争的长期实践中观察到:隐性感染或显性感染后,机体可获得对所感染的病原体的特异性免疫力,称为自然主动免疫;胎儿和新生儿经胎盘和乳汁获得母亲体内的抗体,称为自然被动免疫。受上述启发,人为地给机体输入抗原(如疫苗、类毒素等)或直接输入免疫效应分子(如免疫血清等),使机体获得某种特异性抗病能力的方法称为人工免疫,包括人工主动免疫和人工被动免疫。

一、人工主动免疫

人工主动免疫是指用人工接种的方法给机体输入抗原性物质,使机体产生特异性免疫应答,获取免疫力的方法。人工主动免疫的特点是免疫力出现缓慢,一般在免疫接种后 1～4周才能出现,但维持时间较长,可达半年到数年。因此,人工主动免疫主要用于传染病的特异性预防。

(一)人工主动免疫常用的生物制品

1. 疫苗

用病原体制成的用于预防某些传染病的抗原性生物制品称为疫苗。

(1)活疫苗　用人工定向诱导的方法或直接从自然界筛选出毒力减弱或基本无毒的微生物制成的预防制剂称为活疫苗或减毒活疫苗。常用的活疫苗有卡介苗(BCG)、脊髓灰质炎疫苗和麻疹疫苗等。活疫苗的优点是通常只需接种 1 次,用量小,免疫效果好,且维持时间长久,一般可达 3～5 年,缺点是不易保存,须存放在冰箱中,且有效期短。

(2)死疫苗　将病原体用理化方法灭活后制成的用于预防某些传染病的生物制剂称为死疫苗。常用的死疫苗有百日咳、伤寒、霍乱等。死疫苗不能在体内繁殖,故接种剂量大,次数多,引起的不良反应也较大。死疫苗的免疫效果较活疫苗差,且不持久,常需多次注射,以延长免疫力。死疫苗的优点是易于制备,较稳定,易保存。

2. 类毒素

细菌外毒素经甲醛处理后失去毒性但仍保留免疫原性的生物制剂称为类毒素。常用的类毒素有白喉类毒素和破伤风类毒素。

3. 自身疫苗

自身疫苗是指用从患者自身病灶中分离出来的病原体制成的疫苗。自身疫苗只会注射给患者自身,用以治疗反复发作而抗生素治疗无效的慢性感染性疾病,如金黄色葡萄球菌引起的慢性化脓性感染等。

4. 新型疫苗

(1)亚单位疫苗　病原体中能使机体产生免疫力的成分只占病原体的一小部分,其余成分无免疫效应,甚至能使机体产生不良反应。从病原体中提取免疫有效成分制成的疫苗称为亚单位疫苗。

(2)基因工程疫苗　用DNA重组技术将病原生物中诱导保护性免疫的抗原基因与载体重组后制备的疫苗称为基因工程疫苗。目前研制成功的基因工程疫苗有乙肝重组疫苗。

(二)计划免疫及注意事项

我国的计划免疫从实际出发,制定了合理的免疫程序,如儿童基础免疫程序(表9-1)和从事特殊职业、特殊地区人群的免疫程序等。严格按照程序实施接种,以充分发挥各类疫苗的效果,从而有效地控制相应传染病的流行。预防接种时必须严格按照说明书使用生物制品,并要认真检查其有无过期、破损和变质等情况。

表 9-1　我国推荐的儿童计划免疫程序

疫 苗 名 称	起始免疫时间	免疫次数	间 隔 时 间	加强时间
卡介苗	出生时	1	—	—
乙肝疫苗	出生时	3	出生时、1个月、6个月	—
脊髓灰质炎疫苗	2个月	3	30 d 以上	4 岁
百白破	3个月	3	30 d 以上	1.5～2 岁
白破二联	—	—	—	6～7 岁
麻疹疫苗	8个月	1	—	6～7 岁

1. 使用对象和时机

用于预防的疫苗可根据发病年龄、职业、工作性质、流行地区等选择受疾病威胁最大的易感人群作为主要接种对象。此外,流行性疾病的免疫接种应在流行季节前进行,而且要有计划地合理安排接种顺序和日程,以免发生不必要的反应和避免不同抗原间可能发生的干扰。

2. 接种剂量、次数和间隔时间

不同抗原制剂接种剂量有较大差别。在一定范围内免疫效果与接种剂量成正比,但接种剂量过大则会引起全身和局部的剧烈反应而影响健康。

3. 接种途径

不同生物制剂需采用不同的接种途径和方法,同一制剂可因接种途径不同而出现不同的免疫效果和不良反应。

4. 应用生物制品可能发生的异常反应和禁忌证

(1)异常反应　使用生物制品进行预防接种时常会出现局部、全身或轻或重的反应,其中多数为抗原引起的正常生理反应,如局部红肿、淋巴结肿大、短时间发热等,但有极少数为有害的异常反应。

（2）禁忌证　除上述几种情况不宜进行预防接种外，凡有高热、严重心血管疾病、肝病、肾病、活动性结核、活动性风湿病、急性传染病、甲状腺功能亢进、严重高血压病、糖尿病，孕妇和正在使用免疫抑制剂的人群，均不宜进行预防接种。

二、人工被动免疫

人工被动免疫是指用人工方法给机体直接输入抗体，使机体立即获得某种特异性免疫力的方法。这种免疫力是通过被动输入方式获得的，而不是由自身免疫系统产生的，所以其作用维持时间较短，通常只有 2～3 周。因此，人工被动免疫在临床上多用于治疗或紧急预防。

（一）人工被动免疫常用的生物制品

（1）抗毒素　用类毒素多次免疫马，然而取马的血清提取免疫球蛋白纯化、浓缩，即制成抗毒素。抗毒素主要用于治疗或紧急预防细菌外毒素所致的疾病，常用的有破伤风精制抗毒素、白喉精制抗毒素、肉毒抗毒素和气性坏疽多价抗毒素等。

（2）抗病毒血清　用病毒免疫动物，然后取该动物血清精制而成抗病毒血清。临床上有时应用抗病毒血清治疗腺病毒引起的小儿肺炎，用抗狂犬病病毒血清防止狂犬病。

（3）胎盘球蛋白和血浆丙种球蛋白　胎盘球蛋白是从健康产妇胎盘血中提取的球蛋白。纯化后可制成胎盘丙种球蛋白，主要含 IgG 类抗体。由正常成人血浆中提取的丙种球蛋白称为血浆丙种球蛋白，内含 IgG 和 IgM 类抗体。

（二）人工主动免疫与人工被动免疫的区别

人工主动免疫与人工被动免疫的区别见表 9-2。

表 9-2　人工主动免疫与人工被动免疫的区别

项　　目	人工主动免疫	人工被动免疫
输入物质	抗原	主要是抗体
免疫力产生时间	2～3 周	输入时立即生效
免疫力维持时间	数月至数年	2～3 周
主要用途	预防	治疗或紧急预防

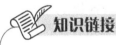
知识链接

子宫颈癌疫苗

子宫颈癌是女性常见的恶性肿瘤之一，发病率仅次于乳腺癌，位居第二位。全世界每年有 46 万新发病例，每年约有 25 万人死于子宫颈癌。

据资料显示，有 99% 的子宫颈癌是由人乳头瘤状病毒（HPV）引起的，每年全球因此病死亡的女性近 24 万人。由美国研制成功的一种专门针对人乳头状瘤病毒的疫苗——加德西（Gardasil）最近获得美国食品及药品管理局（FDA）的批准上市。这是世界上第一个，也是唯一一个获准上市的用来预防子宫颈癌和生殖器官癌前病变的癌症疫苗。该癌症疫苗的推出，将是人类首次真正尝试通过疫苗将一种癌症彻底消除的方法。该疫苗适用于 10～45 岁女性，于 6 个月内分 3 次肌内注射，此后人体内 HPV 抗体水平将比正常高出数百倍，并在至少 3 年半的时间内持续保持这种高水平状态。

三、免疫治疗

免疫治疗是指利用免疫学原理,人为地增强或抑制机体免疫功能以达到治疗疾病目的的治疗方法。免疫治疗分免疫调节治疗、免疫重建治疗、免疫替代治疗,可用于肿瘤、器官移植、免疫功能低下(或缺陷)和自身免疫性疾病的治疗。

小　结

免疫学检测是应用免疫学理论设计的一系列测定抗原、抗体、免疫细胞及其分泌的细胞因子的实验方法,包括抗原或抗体检测、免疫细胞检测两大类。人工主动免疫是用人工接种的方法给机体输入抗原性物质,使机体产生特异性免疫应答,获取免疫力的方法,其特点是免疫力出现缓慢,一般在免疫接种后 1～4 周才能出现,但维持时间较长,可达半年到数年,主要用于传染病的特异性预防。人工被动免疫是用人工方法给机体直接输入抗体,使机体立即获得某种特异性免疫力,其特点是维持时间较短,通常只有 2～3 周,在临床上多用于治疗或紧急预防。

复习思考题

一、名词解释

1. 人工主动免疫　2. 人工被动免疫　3. 疫苗

二、单项选择题

1. 接种类毒素可产生(　　)。

A. 人工自动免疫　　　　　　B. 人工被动免疫　　　　　　C. 自然自身免疫

D. 自然被动免疫　　　　　　E. 过继免疫

2. 能与绵羊红细胞形成花环的细胞是(　　)。

A. K 细胞　　B. NK 细胞　　C. T 细胞　　D. B 细胞　　E. 单核细胞

3. 下列哪一项不符合人工主动免疫的特点?(　　)

A. 输入的生物制品本质为抗原　　　　B. 产生免疫力的时间慢

C. 免疫力维持时间长　　　　　　　　D. 主要用于治疗或紧急预防

E. 主要用于预防

4. 不属于 1 岁以内婴儿计划免疫的是(　　)。

A. 脊髓灰质炎疫苗　　　　B. 肺炎链球菌疫苗　　　　　C. 麻疹疫苗

D. 百日咳疫苗　　　　　　E. 乙肝疫苗

5. 有关人工主动免疫特点的描述,不正确的是(　　)。

A. 给机体输入抗原性物质　　　　　B. 免疫接种后 1～4 周出现免疫力

C. 免疫力维持时间较短　　　　　　D. 使机体产生特异性体液免疫应答

E. 使机体产生特异性细胞免疫应答

6. 下列哪种情况是自然被动免疫?(　　)

A. 通过隐性感染获得的免疫　　　　B. 通过注射抗体获得的免疫

C. 通过注射类毒素获得的免疫　　　　D. 通过初乳、胎盘获得的免疫

E. 天然血型抗体的产生

7. 活疫苗的特点,不应包括(　　)。

A. 接种量小,但免疫效果好,维持时间长　　B. 易保存,免疫效果好

C. 接种次数少　　D. 接种后副反应少

E. 用弱毒株或无毒株制成

三、简答题

1. 什么是人工自动免疫和人工被动免疫,两者有何不同?

2. 举出几种常用的人工自动免疫和人工被动免疫生物制品的名称,并简述其用途。

单项选择题答案:1. A　2. C　3. D　4. B　5. C　6. D　7. B

郑　红

第二篇

医学微生物学

 YIXUE WEISHENGWU XUE

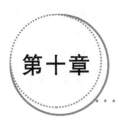

第十章　医学微生物学概述

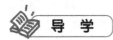

本章主要介绍微生物的概念及分类以及微生物与人类及自然界的关系,通过本章的学习,要求学生主要掌握微生物的概念与分类,熟悉微生物与人类的关系,了解医学微生物学。

在人类生息繁衍的自然界中,生活着种类繁多、性状各异的生物,如我们可以看到的众多动物、植物。除此之外,还有许许多多人肉眼看不到的微生物。目前已知的微生物有数十万种;科学家认为,现在已知的微生物种类只占地球上实际存在的10%以下。

第一节　微生物的概念及种类

一、微生物的概念

微生物(microorganism)是一群形体微小、结构简单、分布广泛、繁殖迅速、肉眼不能直接观察到、必须借助光学显微镜或电子显微镜放大几百、几千甚至几万倍才能观察到的微小生物的总称。

二、微生物的种类

依微生物形态结构及组成不同,可将其分为以下三大类。

(一)非细胞型微生物

非细胞型微生物是最小的一类微生物,它无典型的细胞结构,仅由一种核酸(DNA或RNA)和蛋白质组成,无产生能量的酶系统,必须寄生于活细胞。病毒就是此类微生物。

(二)原核细胞型微生物

原核细胞型微生物细胞的分化程度比较低,细胞内仅有原始核质,无核膜和核仁,缺乏完整的细胞器。此类微生物包括细菌、支原体、衣原体、立克次体、放线菌及螺旋体等。

（三）真核细胞型微生物

真核细胞型微生物细胞核的分化程度高,有核膜和核仁,胞质内有完整的细胞器,如内质网、核糖体、线粒体等。真菌就是此类微生物。

第二节　微生物与人类的关系

自然界中广泛存在着各种微生物,空气、水、土壤、各种物体的表面、动物及人体的体表及与外界相通的腔道(外耳道、消化道、呼吸道、泌尿生殖道等),都有种类不同的大量微生物存在。面对这一事实我们必须树立两个观念:第一,微生物的存在并不可怕,绝大多数微生物对人类是有益无害的;第二,医疗活动要树立无菌观念,必要时要采取无菌操作。

一、参与自然界的物质循环

自然界中,许多物质的循环要靠微生物的作用来进行。例如,土壤中的微生物能将动植物蛋白质转化为无机含氮化合物,以供植物生长发育的需要,而植物又被人类和动物所利用。此外,空气中的大量氮气,也只有依靠固氮菌等作用后才能被植物利用。可见,自然界中没有微生物,植物就不能进行新陈代谢,人和动物也将无法生存。

二、在工农业生产方面

在农业方面,我国广泛应用微生物制造菌肥和植物生长素等,还利用微生物灭虫这一自然现象同虫害作斗争;在工业方面,微生物应用于食品、酿造、制革、石油化工及工业污水处理等方面;在医药工业方面,利用微生物制造抗生素、维生素和辅酶等,近年来在基因工程技术中用微生物作为基因载体生产胰岛素、干扰素、生长激素等生物制品。

三、微生物的危害

尽管大多数微生物对人类是有益无害的,但仍然有一部分微生物能引起人类和动物、植物的疾病,这些具有致病性的微生物称为病原微生物。人类的许多传染病,如传染性很强的肺炎、菌痢、流感等,感染率较高的乙型肝炎病毒,危害性大、死亡率高的艾滋病以及非典型肺炎等,均由微生物感染引起。

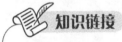 知识链接

你知道青霉素是如何被发现的吗?

青霉素的发现者是英国细菌学家弗莱明。1928年的一天,弗莱明在他的一间简陋的实验室里研究导致人体发热的葡萄球菌。由于盖子没有盖好,他发觉培养细菌用的琼脂上附了一层青霉菌,这是从楼上的一位研究青霉菌的学者的窗口飘落进来的。令弗莱明感到惊讶的是,在青霉菌的旁边,葡萄球菌忽然不见了。这个偶然的发现深深吸引了他,他设法培养这种青霉菌进行多次试验,证明这种青霉菌可以在几小时内将葡萄球菌全部杀死。弗莱明据此发明了葡萄球菌的克星——青霉素。

第三节 医学微生物学

医学微生物学是研究与医学有关的病原微生物的生物学特性、致病性与免疫性、微生物学检查方法及防治原则的一门学科。利用医学微生物学知识可控制和消灭感染性疾病和与之有关的免疫性疾病,达到保障和提高人类健康水平的目的。

知识链接

首次观察到微生物的是荷兰人列文虎克(Leeuwenhoek,1632—1723),他于1676年用自制的世界上第一台显微镜,观察到了雨水、牙垢、粪便中的微生物,并正确描述了他所看到的各种形态的细菌和原虫,为微生物的存在提供了有力的证据,从此揭开了微生物形态学的序幕。当后来人们使用效率更高的显微镜观察列文虎克所描述的"小动物",并知道它们可以引起人类疾病和产生许多有用的物质时,才真正意识到列文虎克对人类认识世界所做出的伟大贡献。

小 结

微生物是存在于自然界中的一类必须借助光学显微镜或电子显微镜放大才能观察到的微小生物。微生物在自然界分布极为广泛,与人类的关系非常密切。绝大多数微生物对人类是有益的,而且是人类生存所必需的。能引起人类、动物、植物疾病的微生物称为病原微生物,它们是医学微生物学研究的主要对象。

复习思考题

单项选择题

1. 不属于原核细胞型微生物的是(   )。

A. 细菌　　　　B. 病毒　　　　C. 支原体　　　　D. 立克次体　　　E. 衣原体

2. 属于非细胞型微生物的是(   )。

A. 细菌　　　　B. 病毒　　　　C. 支原体　　　　D. 真菌　　　　　E. 衣原体

3. 下列描述的微生物特征中,不是所有微生物共同特征的一条是(   )。

A. 个体微小　　　　　　　B. 分布广泛　　　　　　　C. 种类繁多

D. 可无致病性　　　　　　E. 只能在活细胞内生长繁殖

单项选择题答案:1. B　2. B　3. E

谢会平

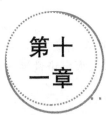

第十一章 细菌概述

细菌（bacterium）是具有细胞壁的一类单细胞原核细胞型微生物，有广义和狭义之分。广义的细菌泛指各类原核细胞型微生物，包括细菌、放线菌、支原体、衣原体、立克次体和螺旋体；狭义的细菌则专指其中数量最大、种类最多、具有典型代表性的细菌，也是本章讨论的主要对象。细菌形体微小，结构简单，无成形细胞核，也无核仁和核膜，除核蛋白体外，无其他细胞器，在适宜的条件下，有相对稳定的形态与结构。了解细菌的基本形态，对研究细菌的致病性、免疫性、鉴别细菌以及细菌性感染的诊断和防治等都具有重要的意义。

第一节 细菌的形态与结构

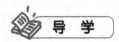 导 学

本节主要介绍细菌的大小与形态，细菌的结构及形态学检查方法。通过本节学习，要掌握细菌的大小与形态及细菌的特殊结构，熟悉细菌的基本结构，了解细菌的形态学检查方法。

一、细菌的大小与形态

（一）细菌的大小

细菌的形体微小，1万个球菌紧密排列，其长度只有 1 cm 左右，1 滴水可容纳 10 亿个球菌。细菌的大小通常以微米（μm；1 μm＝10^{-3} mm）为单位，肉眼的最小分辨率为 0.01 mm，所以观察细菌必须用光学显微镜放大几百倍甚至上千倍才能看到。多数球菌的直径约为 1 μm，中等大小的杆菌长 2～3 μm，宽 0.3～0.5 μm，不同种类的细菌大小不一，而且同一种细菌因菌龄与环境等因素的影响，其大小也有差异。

（二）细菌的基本形态

细菌按其外形可分为球菌、杆菌和螺形菌（图 11-1）。

1. 球菌

球菌（coccus）外形呈球形或近似球形（蚕豆形、矛头形、肾形等）。单个球菌的直径为 0.8～1.2 μm。根据繁殖时细菌细胞分裂方向和分裂后细菌粘连程度及排列方式的不同可分为如下几类。

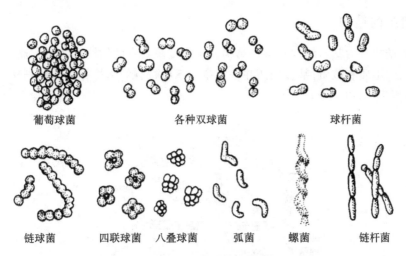

葡萄球菌　　　　　　各种双球菌　　　　　　球杆菌

链球菌　　　四联球菌　八叠球菌　　弧菌　　螺菌　　链杆菌

图 11-1　细菌的基本形态

（1）双球菌　沿一个平面分裂，分裂后呈双排列，如脑膜炎双球菌、肺炎链球菌等。

（2）链球菌　沿一个平面分裂，分裂后呈链状排列，如溶血性链球菌。

（3）葡萄球菌　沿多个平面作不规则分裂，分裂后呈葡萄串状排列，如金黄色葡萄球菌。

（4）四联球菌和八叠球菌　细菌在两个相互垂直的平面上分裂，分裂后的细菌排列在一起构成正方形者称为四联球菌；细菌在三个互相垂直的平面上分裂，八个球菌重叠构成立方体状者称为八叠球菌。

球菌是细菌中的一大类，对人类有致病性的病原性球菌主要引起化脓性炎症，又称为化脓性球菌。

2. 杆菌

杆菌（bacillus）呈直杆状、球杆状或梭杆状等。各种杆菌的大小、长短、弯度、粗细差异较大。大多数杆菌中等大小，长 2～5 μm，宽 0.3～1 μm。杆菌一般分散存在，无一定排列形式，偶有成对或链状排列。个别杆菌呈特殊的排列，如白喉杆菌呈八字状或栅栏状。

3. 螺形菌

螺形菌（spirilla bacterium）菌体弯曲，可分为如下两类。

（1）弧菌（vibrio）　菌体只有一个弯曲，呈弧状或逗点状，如霍乱弧菌。弧菌广泛分布于自然界，尤以水中为多，有一百多种。

（2）螺菌（spirillum）　菌体有数个弯曲，如鼠咬热螺菌。

细菌的形态可受各种理化因素的影响。一般来说，在生长条件适宜时培养 8～18 h 的细菌形态较为典型，而幼龄细菌形体较长。当细菌衰老或在陈旧培养物中，或环境中有不利于细菌生长的物质（如抗生素、抗体、药物或盐的含量过高等）时，细菌常常出现不规则的形态，如梨形、气球状、丝状等。这种由于环境条件改变而引起细菌形态的变化称为多形性。不过这种形态变化是暂时的，如果恢复细菌生长的适宜条件，其形态可恢复正常。故观察和研究细菌的大小和形态时，必须选用在适宜培养基中培养合适时间的细菌。

二、细菌的结构

细菌的结构分为基本结构和特殊结构。各种细菌共有的结构称为基本结构,包括细胞壁、细胞膜、细胞质和核质;某些细菌在一定条件下所特有的结构称为特殊结构,包括荚膜、鞭毛、菌毛和芽胞(图 11-2)。

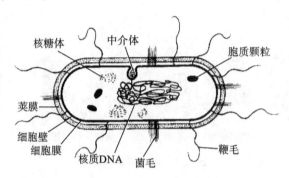

图 11-2　细菌的结构模式图

(一) 细菌的基本结构

1. 细胞壁

细胞壁是位于细菌细胞膜外的一层坚韧而有弹性的膜状结构,厚度为 15~20 nm。细菌细胞壁的化学组成比较复杂,用革兰氏染色法可将细菌分为革兰氏阳性(G^+)菌和革兰氏阴性(G^-)菌两大类,两类细菌的细胞壁构成有较大差异。

1) 革兰氏阳性菌细胞壁

革兰氏阳性菌细胞壁由肽聚糖和穿插于其内的磷壁酸组成(图 11-3)。

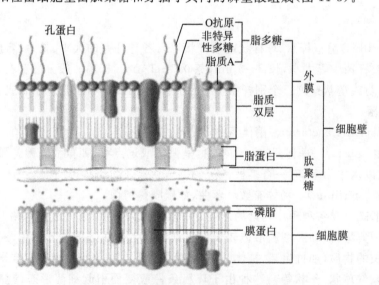

图 11-3　革兰氏阳性菌的细胞壁结构模式图

(1) 肽聚糖　肽聚糖又称黏肽,是细菌细胞壁中的主要成分。肽聚糖含量丰富,有 15~20 层,占革兰氏阳性菌细胞壁干重的 50%~80%。革兰氏阳性菌如金黄色葡萄球菌的肽聚糖是由 N-乙酰葡萄糖胺和 N-乙酰胞壁酸交替间隔排列,并由氨基酸组成的四肽链与五肽链交叉连接构成的机械强度相当大的三维立体框架结构(图 11-4)。凡能破坏肽聚糖结构或抑制其合成的物质,都能损伤细胞壁而使细菌变形或杀伤细菌。如:青霉素和头孢菌素的作用是抑制肽聚糖的合成,使细菌不能合成完整的细胞壁而导致细菌死亡;溶菌酶能切断肽聚糖中 N-乙酰葡萄糖胺和 N-乙酰胞壁酸之间的连接,破坏肽聚糖支架,引起细菌裂解。

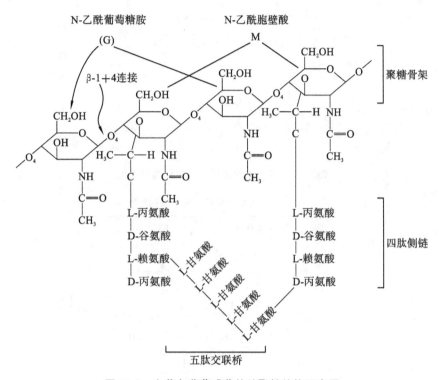

图 11-4 金黄色葡萄球菌的肽聚糖结构示意图

(2) 磷壁酸 革兰氏阳性菌细胞壁的特有成分,根据其结合部位可分为壁磷壁酸和膜磷壁酸两种,壁磷壁酸和细胞壁中肽聚糖的 N-乙酰胞壁酸连接,膜磷壁酸和细胞膜连接,另一端游离于细胞壁外。壁磷壁酸的免疫原性很强,是革兰氏阳性菌的重要菌体表面抗原;膜磷壁酸具有黏附宿主细胞的功能,可能与其致病性有关,另外还与某些酶的活性有关。

2)革兰氏阴性菌细胞壁

革兰氏阴性菌细胞壁除了含有肽聚糖层外,还有外膜层,位于细胞壁肽聚糖层的外侧,包括脂多糖、脂质双层、脂蛋白三部分(图 11-5)。

(1) 肽聚糖 革兰氏阴性菌细胞壁肽聚糖只有 1~2 层,占细胞壁干重的 5%~20%。革兰氏阴性菌如大肠杆菌的肽聚糖因为没有五肽交联桥,仅形成二维平面结构,所以其结构较为疏松(图 11-6)。

(2) 脂蛋白 脂蛋白位于肽聚糖与脂质双层之间,一端以蛋白质部分连接于肽聚糖的四肽链上,另一端以脂质部分连接于脂质双层的磷脂上,从而牢固地将肽聚糖层与脂质双层连在一起,使脂质双层与肽聚糖层构成一个整体。

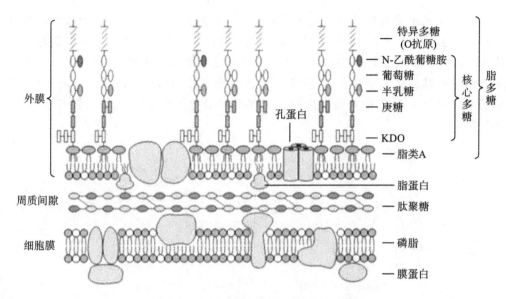

图 11-5　革兰氏阴性菌细胞壁结构模式图

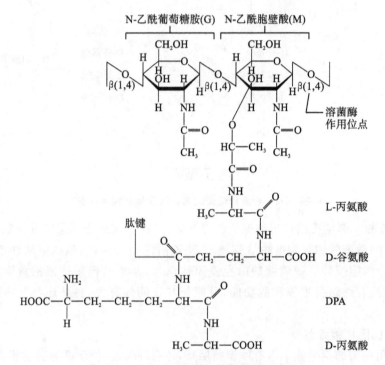

图 11-6　革兰氏阴性菌肽聚糖结构示意图

（3）脂质双层　革兰氏阴性菌的主要结构，其结构类似于细胞膜。脂质双层除了执行细胞内、外物质的交换外，还有屏障作用，能阻止多种大分子物质和青霉素、溶菌酶等的进入。所以革兰氏阴性菌对溶菌酶、青霉素等比革兰氏阳性菌有更大的抵抗力。

（4）脂多糖　革兰氏阴性菌的内毒素，由三部分组成：①类脂 A 是内毒素的毒性基团，无种属特异性，各种革兰氏阴性菌内毒素引起的毒性作用都大致相同；②核心多糖位于类脂 A 的外侧，具有种属特异性，同一属细菌的核心多糖相同；③O-特异多糖是脂多糖的最外层,它决定了细菌种或型的特异性。

表 11-1 为革兰氏阳性菌与革兰氏阴性菌细胞壁结构的比较。

表 11-1 革兰氏阳性菌与革兰氏阴性菌细胞壁结构的比较

特　　征	革兰氏阳性菌	革兰氏阴性菌
结构	三维空间(立体结构)	二维空间(平面结构)
强度	较坚韧	较疏松
厚度	厚,15~80 nm	薄,10~15 nm
肽聚糖含量	多,占细胞壁干重的 50%~80%	少,占细胞壁干重的 5%~15%
肽聚糖层数	多,可达 50 层	少,1~3 层
磷壁酸	有	无
外膜层	无	有

3) 细胞壁的功能

细胞壁的功能:①维持细菌固有外形;②保护细菌细胞抵抗低渗环境;③与细胞膜一起参与细胞内、外物质的交换;④细胞壁上带有多种抗原决定簇,与细菌的免疫原性有关。

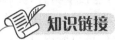

知识链接

L 型细菌

L 型细菌即细胞壁缺陷的细菌。因其首次在英国 Lister 研究所发现,故以其第一个字母命名。当细菌细胞壁中的肽聚糖结构受到理化或生物因素的直接破坏或合成被抑制时,这种细胞壁受损的细菌一般在普通环境中不能耐受菌体内部的高渗透压而胀裂死亡,但在高渗环境下,它们仍可存活而成为细胞壁缺陷型细菌。L 型细菌的形态因缺失细胞壁而呈高度多形性,有球状、杆状和丝状,大小不一,大多数是革兰氏阴性菌。L 型细菌生长较缓慢,一般培养 2~7 d 后在软琼脂平板形成中间较厚、四周较薄的荷包蛋样细小菌落。某些 L 型细菌仍有致病能力,在临床上可引起慢性感染,如尿路感染、骨髓炎等,并常发生在使用了作用于细胞壁的抗菌药物的治疗过程中,但常规细菌学检查结果为阴性。因此,临床上遇有症状明显而标本常规培养为阴性时,应考虑 L 型细菌感染的可能性,宜作 L 型细菌的专门检查。

2. 细胞膜

细胞膜位于细胞壁内侧,紧密包绕着细胞质,是由脂质双层构成的具有弹性的半渗透性生物膜,约占细胞干重的 10%。

细胞膜的主要功能如下。①物质转运作用:细胞膜具有选择性通透作用,与细胞壁共同完成菌体内、外物质的交换。②呼吸作用:细胞膜上有多种呼吸酶,与细菌的能量产生和利用有关。③生物合成作用:细胞膜上有多种合成酶,菌体的多种成分(如肽聚糖、磷壁酸、磷脂、脂多糖等)均在细胞膜上合成。

用电子显微镜观察,可以看到细菌细胞膜向细胞质内陷折叠卷曲而形成的囊状物,此囊状物称为中介体。中介体参与细菌的呼吸及生物合成,类似于真核细胞的线粒体,故又有拟线粒体之称。中介体还与细菌的分裂繁殖有关。

3. 细胞质

细胞质又称细胞浆,为细胞膜内侧的无色透明而黏稠的胶状物,基本成分是水、蛋白质、脂类、核酸、无机盐等,是细菌的内环境。胞质内 RNA 含量较高,这决定了菌体为嗜碱性,易被碱性染料着色。细胞质内含有丰富的酶系统,是细菌合成和分解代谢的主要场所。细胞质中有多种重要结构,具体如下。

(1) 核糖体 核糖体又称核蛋白体,每个菌体内可达数万个,是细菌合成蛋白质的场所。原核细胞完整的核糖体沉降系数为 70S,由 50S 和 30S 两个亚基组成,有些药物如链霉素能与 30S 亚基结合,红霉素能与 50S 的亚基结合,从而干扰细菌蛋白质的合成而导致细菌死亡。由于真核生物细胞(包括人类)的核糖体的沉降系数为 80S,由 60S 和 40S 两个亚基组成,故上述抗生素对人类细胞核糖体无影响。

(2) 质粒 染色体外的遗传物质,游离于细胞质中,为闭合环状双股 DNA。质粒携带某些特殊的遗传信息,是细菌生命活动的非必需基因,但它控制着细菌某些特定的遗传性状如性菌毛、耐药性等。质粒具有自我复制功能,可传给子代,也可自然丢失,还可从一个细菌转移至另一个细菌。

(3) 内含颗粒 细胞质中常含有各种内含颗粒,多为营养储藏物,包括多糖、脂类、磷酸盐等。储藏物可随菌种、菌龄及环境而不同,并非是细菌生命所必需的或恒定的结构。较为常见的是储藏高能磷酸盐的异染颗粒,其嗜碱性较强,用特殊染色法可以看得更清晰。根据异染颗粒的形态及位置,可以鉴别细菌。

4. 核质

核质是细菌的遗传物质,由裸露的双股 DNA 堆积而成,因其无核膜和核仁,故称为核质或拟核。核质具有染色体的功能,它决定了细菌的生命活动,控制着细菌的生长、繁殖、代谢、遗传、变异等生命特征。

(二) 细菌的特殊结构

1. 荚膜

某些细菌在一定条件下合成并分泌至细胞壁外的一层黏液性物质:厚度在 $0.2~\mu m$ 以上,在普通光学显微镜下可以看见的称为荚膜,如肺炎球菌荚膜(图 11-7);厚度小于 $0.2~\mu m$,在普通光学显微镜下看不到的称为微荚膜。

(1) 荚膜的化学成分 大多数细菌荚膜的化学成分是多糖,少数细菌的荚膜为多肽。荚膜不易着色,要用墨汁负染色法或特殊荚膜染色才能看清。荚膜一般在机体内或营养丰富的培养基中才可以形成。

(2) 荚膜的功能 ①抗吞噬作用:荚膜具有保护细菌抵抗宿主吞噬细胞的吞噬和消化作用,因而与细菌的毒力有关。②抗干燥作用:荚膜能储留水分,使细菌免受干燥环境的影响。③黏附作用:荚膜可使菌体黏附于适当的物体表面,如某些链球菌的荚膜物质黏附于人的牙齿而引起龋齿。

2. 鞭毛

所有的弧菌、螺菌及部分杆菌的菌体上伸出的细长而弯曲的丝状物,称为鞭毛。鞭毛的化学组成是蛋白质,被称为鞭毛蛋白。根据鞭毛的数目、位置和排列不同,可将有鞭毛的细菌分为单毛菌(如霍乱弧菌)、双毛菌(如空肠弯曲菌)、丛毛菌(如铜绿假单胞菌、幽门螺

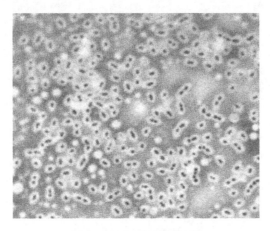

图 11-7 肺炎球菌荚膜

杆菌等)和周毛菌(如伤寒沙门菌)(图 11-8)。

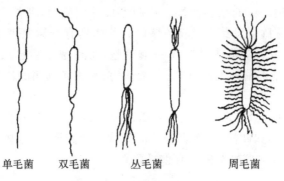

单毛菌 双毛菌 丛毛菌 周毛菌

图 11-8 细菌的鞭毛示意图

鞭毛是细菌的运动器官,具有运动功能。鞭毛往往具有化学趋向性,常朝向营养丰富的方向移动,而避开对其有害的环境。鞭毛蛋白具有很强的免疫原性,通常称为 H 抗原,对某些细菌的鉴定、分型及分类具有重要意义。有些细菌的鞭毛与细菌的致病性有关,例如,霍乱弧菌、空肠弯曲菌等的鞭毛运动活泼,可帮助细菌穿透小肠黏膜表层,使细菌易于黏附而导致病变发生。

3. 菌毛

许多革兰氏阴性菌和少数革兰氏阳性菌的菌体表面遍布的鞭毛更细,呈短而直的丝状物,称为菌毛。其化学组成是菌毛蛋白,与细菌的运动无关,在普通光学显微镜下看不见,须用电子显微镜才能观察到(图 11-9)。根据形态和功能的不同,菌毛可分为普通菌毛和性菌毛两种。

(1)普通菌毛 短、细、直,数量多,可达数百根,遍布于菌体表面,具有黏附作用,是细菌侵入机体引起感染的第一步。因此,普通菌毛与细菌的致病性有关。

(2)性菌毛 比普通菌毛长而粗,每个菌体仅有 1~4 根,且仅见于革兰氏阴性菌。带有性菌毛的细菌具有致育性,称为 F^+ 菌或雄性菌,无性菌毛的细菌为 F^- 菌或雌性菌。性菌毛由 F 质粒编码,为中空的管状物,能在细菌之间传递某些遗传性状,如细菌的耐药性就是通过这种方式传递的,这是某些肠道杆菌容易产生耐药性的原因之一。

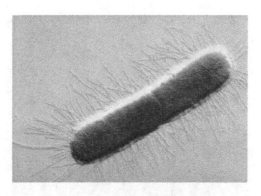

图 11-9　细菌的菌毛(电镜下观察)

4. 芽胞

某些细菌在一定的环境条件下,细胞质脱水浓缩,在菌体内形成一个圆形或椭圆形的折光性强的小体,称为芽胞,能形成芽胞的细菌均为革兰氏阳性菌。芽胞带有完整核质与酶系统等,保持着细菌全部的生物活性。芽胞形成并成熟后,菌体可崩解,使芽胞脱落游离。当条件适宜时,芽胞可发芽形成新的菌体。菌体具有分裂繁殖的能力,称为繁殖体。在芽胞形成过程中,一个繁殖体只形成一个芽胞,而芽胞发芽也只能形成一个繁殖体。因此,芽胞的形成不是细菌的繁殖方式,一般认为,芽胞是细菌的代谢相对静止的休眠状态。

芽胞的形状、大小以及在菌体中的位置随菌种而异,如破伤风杆菌芽胞为正圆形,比菌体大,位于菌体的顶端,如鼓槌状;炭疽杆菌的芽胞为卵圆形,比菌体小,位于菌体中央(图11-10)。这些形态特点对鉴别细菌具有重要意义。

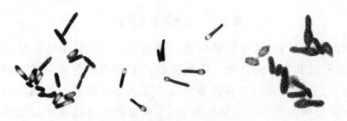

图 11-10　细菌芽胞的形状和位置

芽胞的抵抗力强,对热力、干燥、辐射、化学消毒剂等理化因素均有很强的抵抗力,用一般的方法不易将其杀死,最可靠的方法是高压蒸汽灭菌法。芽胞在自然界分布广泛,有的芽胞在自然界可存活长达数十年之久,因此要严防芽胞污染伤口、用具、敷料、手术器械等。当进行消毒灭菌时,往往以芽胞是否被杀死作为判断灭菌效果的指标。

芽胞抵抗力强是由于以下原因:①芽胞是由致密的多层结构包裹成的坚实小体(图11-11);②芽胞的含水量少(约 40%)使其蛋白质受热不易变性;③芽胞含有耐热性很强的酶类;④芽胞体内含有一种特殊的成分 2,6-吡啶二羧酸(DPA)增强了它的耐热性。

三、细菌形态检查法

细菌个体微小,需借助显微镜观察。因菌体折光性与周围环境差不多,细菌标本不经染色不易观察。细菌形态学检查是微生物学的基本技术。

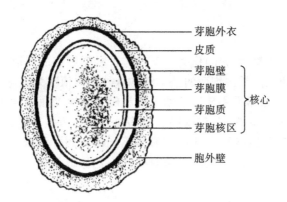

芽胞外衣
皮质
芽胞壁
芽胞膜
芽胞质　核心
芽胞核区
胞外壁

图 11-11 细菌芽胞的结构示意图

（一）显微镜

显微镜是观察细菌的重要工具。随着科学技术的发展，显微镜的种类和用途也越来越多，如暗视野显微镜、荧光显微镜、相差显微镜、电子显微镜等，可根据实验目的的不同选用不同的显微镜。一般微生物实验室使用的是普通光学显微镜，其最低分辨率是 0.25 μm，放大 1000 倍左右就能看清细菌的外形。

（二）细菌形态检查法

1. 不染色标本检查法

细菌标本不经染色直接镜检可观察活菌的形态与运动情况等，常用悬滴法或压滴法。由于细菌是无色透明体，直接观察形态很不清楚，一般要用染色法进行检查。

2. 染色标本检查法

细菌的等电点较低，pH 值为 2～5，在近于中性（pH 值为 7.2～7.6）的环境中细菌多带负电荷，易与带正电荷的碱性染料结合，故多选用碱性染料，如美蓝、碱性复红、结晶紫等。

（1）单染色法　只用一种染料染色，方法简易方便，但只能观察细菌的大小、形态、排列等，而不能鉴别细菌。

（2）复染色法　用两种或两种以上的染料染色，可将细菌染成不同的颜色，除可观察细菌的大小、形态外，还能鉴别细菌，故又称为鉴别染色法。常用的有革兰氏染色法、抗酸染色法、特殊染色法（如芽胞染色法、异染颗粒染色法）等，其中以革兰氏染色法最常见。

①革兰氏染色法　最常用的染色法，该方法为丹麦医生 Christian Gram 于 1884 年首创，是细菌学上常用的方法。通过革兰氏染色法可将细菌分为革兰氏阴性菌和革兰氏阳性菌两大类。革兰氏染色法的原理如下：革兰氏染色法与细菌的细胞壁的差异、细菌的成分以及细菌的等电点有关，但目前认为主要是因为革兰氏阳性菌细胞壁肽聚糖层比较厚，脂质含量少，乙醇不易脱色，故呈紫色，而革兰氏阴性菌刚好相反，所以染成红色。革兰氏染色法的意义如下：有助于细菌的鉴别；有助于了解细菌的致病性；指导临床选择用药。

②抗酸染色法　一种常用的染色法，该方法用来鉴别抗酸性细菌（如结核分枝杆菌）和非抗酸性细菌。染色时，因抗酸性细菌菌体内含分枝菌酸（类脂），能与石炭酸复红牢固结合，不被盐酸乙醇脱色而保持复红的红色；非抗酸性细菌含类脂少，结合染料少，又易被盐酸乙醇脱色，因而用美蓝染料复染成蓝色。

③特殊染色法　细菌的有些结构需要用特殊染色法才能着色，如荚膜、芽胞、鞭毛等。

小 结

细菌的个体微小,以微米(μm)作为测量单位。根据细菌的外形特点,将所有的细菌分为球菌、杆菌和螺形菌三大类。细菌的基本结构从外向内依次为细胞壁、细胞膜、细胞质和核质。革兰氏阳性菌的细胞壁由较厚的肽聚糖和磷壁酸构成,而革兰氏阴性菌的细胞壁由较薄的肽聚糖和外面的脂蛋白、脂质双层和脂多糖构成。有些细菌还有特殊结构,包括荚膜、鞭毛、菌毛和芽胞四种,各种特殊结构有其不同的作用。细菌的形态检查法有单染色法和复染色法两种,其中以复染色法中的革兰氏染色法最为常用。

复习思考题

单项选择题

1. 下列哪种结构不是细菌的基本结构?( )

A. 细胞壁　　B. 芽胞　　　C. 细胞膜　　D. 细胞质　　E. 核质

2. 用来测量细菌大小的单位是( )。

A. cm　　　　B. mm　　　　C. μm　　　　D. nm　　　　E. pm

3. 细菌细胞壁的主要功能是( )。

A. 生物合成与分泌　　　　B. 维持细菌固有的外形　　　　C. 参与物质交换

D. 呼吸作用　　　　　　　E. 物质转运

4. 革兰氏阳性菌细胞壁特有的成分是( )。

A. 肽聚糖　　B. 脂蛋白　　　C. 脂质双层　　D. 脂多糖　　E. 磷壁酸

5. 与抗吞噬有关的细菌结构是( )。

A. 细胞壁　　B. 荚膜　　　　C. 芽胞　　　　D. 鞭毛　　　E. 菌毛

6. 细菌的核质以外的遗传物质是指( )。

A. mRNA　　B. 核糖体　　　C. 质粒　　　　D. 异染颗粒　E. 性菌毛

7. 与细菌的运动有关的结构( )。

A. 鞭毛　　　B. 菌毛　　　　C. 纤毛　　　　D. 荚膜　　　E. 芽胞

8. 青霉素的抗菌作用机制是( )。

A. 干扰细菌蛋白质的合成　　　　B. 抑制细胞壁中肽聚糖的合成

C. 破坏细胞膜　　　　　　　　　D. 抑制细菌的酶活性

E. 抑制细菌的核酸代谢

9. 关于芽胞,错误的描述是( )。

A. 为细菌的休眠体　　　　　　　B. 为细菌的特殊结构

C. 是细菌的繁殖体　　　　　　　D. 对外界环境的抵抗力很强

E. 不同的细菌其芽胞的形态、大小、位置也不同

10. 细菌缺乏下列哪种结构在一定的条件下仍可存活?( )

A. 细胞壁　　B. 细胞膜　　　C. 细胞质　　　D. 核质　　　E. 以上均可

单项选择题答案:1. B 2. C 3. B 4. E 5. B 6. C 7. A 8. B 9. C 10. A

谢会平

第二节　细菌的生长繁殖与变异

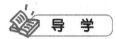

　　细菌的生命活动包括生长繁殖、新陈代谢与遗传变异。学习本节应重点掌握细菌生长繁殖的条件、细菌在培养基中的生长现象、细菌代谢产物及其医学意义和常见细菌变异现象。

一、细菌的生长与繁殖

（一）细菌生长繁殖的条件

（1）充足的营养物质　充足的营养物质可以为细菌的新陈代谢及生长繁殖提供必要的原料和充足的能量,主要包括水、碳源、氮源、无机盐和生长因子等。

（2）适宜的酸碱度(pH)　多数病原菌最适 pH 值为 7.2～7.6,个别细菌如霍乱弧菌在 pH 值为 8.4～9.2 生长最好,结核分枝杆菌生长的最适 pH 值为 6.5～6.8。

（3）合适的温度　病原菌在长期进化过程中适应人体环境,最适生长温度为人的正常体温,即 37 ℃。

（4）必要的气体　致病菌生长繁殖时需要的气体主要是氧气与二氧化碳。根据细菌代谢时对分子氧的需要与否,可以分如下四类。①专性需氧菌:具有完善的呼吸酶系统,需要分子氧作为受氢体来完成需氧呼吸,仅能在有氧环境下生长,如结核分枝杆菌、霍乱弧菌。②微需氧菌:在低氧浓度(5%～6%)下生长最好,氧浓度大于 10% 对其有抑制作用,如空肠弯曲菌、幽门螺杆菌等。③兼性厌氧菌:兼有需氧呼吸和无氧发酵两种功能,不论在有氧或无氧环境中都能生长,但以有氧时生长较好,大多数病原菌属于此类。④专性厌氧菌:缺乏完善的呼吸酶系统,利用氧以外的其他物质作为受氢体,只能在低氧分压或无氧环境中进行发酵,有游离氧存在时,不但不能利用分子氧,而且还能受其毒害,甚至死亡,如破伤风梭菌、脆弱类杆菌等。

（二）细菌的繁殖方式与速度

（1）细菌的繁殖方式　细菌一般以简单的二分裂方式进行无性繁殖。球菌可以从不同平面分裂,杆菌则沿横轴分裂。

（2）细菌的繁殖速度　在适宜条件下,多数细菌繁殖速度很快。细菌分裂数量倍增所需要的时间称为代时,多数细菌的代时为 20～30 min,个别细菌繁殖速度较慢,如结核分枝杆菌的代时达 18～20 h。将一定数量的细菌接种于适宜的液体培养基中,连续定时取样检查活菌数,可发现其生长过程的规律性,以培养时间为横坐标,培养物中活菌数的对数为纵坐标,可绘制出一条反应增殖规律的曲线,称为细菌生长曲线(图 11-12)。细菌生长曲线根据细菌生长规律可分为迟缓期、对数期、稳定期与衰退期。

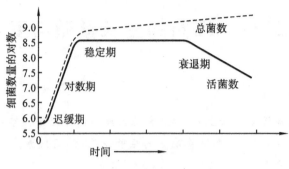

图 11-12　细菌生长曲线

（三）细菌的人工培养

依据细菌的生理需要,用人工方法提供细菌生长繁殖所需的各种条件以培养细菌称为细菌的人工培养。人工培养细菌需在培养基中进行。

1. 培养基

培养基是指用人工方法配制的适合细菌生长繁殖的营养基质。

（1）根据培养基组成和用途,培养基可分为基础培养基、营养培养基、鉴别培养基、选择培养基、特殊培养基(包括厌氧培养基与 L 型细菌培养基)。

（2）根据培养基的物理性状,培养基可分为液体培养基(用于增菌和鉴定细菌)、半固体培养基(用于观察细菌的运动、鉴定和保存菌种)、固体培养基(用于微生物分离、鉴定、计数和保存菌种)。

2. 细菌在培养基中的生长现象

（1）细菌在液体培养基中的生长现象分为如下几种。①混浊生长:液体变混浊,大多数细菌在液体培养基中生长具有此现象。②沉淀生长:上层培养液澄清,管底有絮状或颗粒状沉淀物。③菌膜生长:培养液澄清,表面形成一层菌膜。

（2）细菌在固体培养基中的生长现象分为如下几种。①菌落:细菌经分离培养后,在固体培养基上生长可形成菌落,菌落是由单个细菌分裂繁殖形成的肉眼可见的细菌集团,不同细菌在琼脂平板上形成的菌落特征不同,故可以初步鉴别细菌。②菌苔:多个菌落融合成片,形成菌苔。

（3）细菌在半固体培养基中的生长现象分为如下几种。①有鞭毛的细菌:呈扩散状生长,接种线模糊不清,周围培养基变混浊。②无鞭毛的细菌:沿穿刺线生长,接种线清晰,培养基澄清。

3. 人工培养细菌的用途

（1）传染性疾病的病原学诊断　取患者标本进行细菌分离培养、鉴定和药物敏感试验,是诊断传染性疾病最可靠的依据,同时也可指导临床治疗用药。

（2）细菌学研究　研究细菌的生理、遗传变异、致病性、免疫性和耐药性等,均需人工培养细菌,人工培养细菌还是人类发现尚不知道的新病原菌的先决条件之一。

（3）生物制品的制备　将分离培养出来的纯种细菌制成诊断菌液,用于传染病诊断;制备疫苗、类毒素用于预防传染病;获取免疫血清或抗毒素,用于传染病治疗。

（4）在基因工程中的应用　因为细菌具有繁殖快、易培养的特点,所以大多数基因工程的实验和生产先在细菌中进行,如将带有外源性基因的重组 DNA 转化受体菌,使其在菌体内获得表达,现在用此方法已成功制备出胰岛素和干扰素等生物制剂。

(5)卫生学指标的检测 可通过细菌的定量培养计数等,对食品等进行微生物学卫生指标检测。

二、细菌的代谢产物

(一)细菌的分解代谢产物和生化反应

各种细菌所具有的酶不完全相同,对营养物质的分解能力也不一致,因而代谢产物也有区别,通过生化反应的方法检测细菌对各种基质的代谢作用及其代谢产物,从而鉴别细菌。糖代谢测定的生化反应主要包括:糖发酵试验;VP 试验;甲基红试验(MR 试验);枸橼酸盐利用试验。蛋白质代谢测定的生化反应主要包括:吲哚试验;硫化氢试验;尿素分解试验。

(二)细菌的合成代谢产物及医学意义

1. 与致病有关的代谢产物

(1)热原质 菌体中的脂多糖,大多由革兰氏阴性菌产生,因注入人或动物体内能引起发热反应,故名热原质。热原质耐高热,高压蒸汽灭菌(121 ℃保持 20 min)不能使其被破坏,加热(180 ℃保持 4 h;250 ℃保持 45 min;650 ℃保持 1 min)才能使热原质失去作用。热原质可通过一般细菌滤器,但没有挥发性,所以除去热原质最好的方法是蒸馏。药液、水等被细菌污染后,即使高压灭菌或经滤过除菌仍可有热原质存在,输注机体后可引起严重发热反应,所以在制备和使用注射药品过程中应严格进行无菌操作,防止细菌污染。

(2)毒素与侵袭性酶 细菌可产生内、外毒素及侵袭性酶,与细菌的致病性密切相关(详见有关章节)。

2. 与鉴别有关的代谢产物

(1)色素 有些细菌能产生不同颜色的色素,对细菌的鉴别有一定意义。细菌色素可分为如下两种。①水溶性色素:能弥散至培养基或周围组织,如铜绿假单胞菌产生的绿脓色素使培养基或感染的脓液呈绿色。②脂溶性色素:不溶于水,仅保持在菌落内使之呈色而培养基颜色不变,如金黄色葡萄球菌色素。

(2)细菌素 某些细菌能产生一种仅作用于有近缘关系的细菌的抗菌物质,称为细菌素。细菌素为蛋白类物质,抗菌范围很窄,治疗意义不大,但可用于细菌分型和流行病学调查。

3. 与治疗有关的代谢产物

(1)抗生素 某些微生物代谢过程中可产生一类能抑制或杀死某些其他微生物或癌细胞的物质,称为抗生素。抗生素多由放线菌和真菌产生,细菌仅产生少数几种,如多黏菌素、杆菌肽等。

(2)维生素 某些细菌可合成自身需要的维生素,并能分泌到菌体外,供人体吸收利用,如人体肠道中的大肠埃希菌能合成 B 族维生素和维生素 K 等。

三、细菌的遗传与变异

细菌子代与亲代之间生物学特征(如形态、结构、致病性等)的相似性称为遗传,遗传使细菌种属得以保存。细菌子代与亲代之间及子代与子代之间生物学特征的差异性称为变异,变异有利于细菌的生存与进化。细菌的变异可分为遗传性变异和非遗传性变异两种。

(一)细菌的常见变异现象

1. 形态与结构变异

(1)细菌的形态变异 受外界环境因素影响,细菌的形态可发生改变,如鼠疫耶尔森菌在含3%～6%的高盐琼脂培养基中生长,可由椭圆形小杆菌变成球形、杆状、逗点状等多种形态。一些细菌在青霉素、溶菌酶、补体等因素影响下,细胞壁肽聚糖合成受阻而呈多形性,成为细胞壁缺陷型细菌,由于首先在 Lister 研究院发现,故称为 L 型细菌。L 型细菌的特点:形态呈高度多形性;大多数革兰氏染色阴性;需在高渗低琼脂含血清的培养基中生长;生长繁殖较原菌缓慢;一般培养形成荷包蛋样细小菌落;有些 L 型细菌可恢复为原菌。L 型细菌与医学的关系:①作用于细胞壁的抗菌药物(如 β-内酰胺类抗生素等)治疗失效;②某些 L 型细菌仍保留有一定的致病力,引起慢性感染,如尿路感染、骨髓炎、心内膜炎等;③临床上遇有症状明显而标本常规细菌培养阴性者,应考虑 L 型细菌感染的可能性,宜作 L 型细菌的专门分离培养,并更换抗菌药物。

(2)细菌的结构变异 细菌的一些特殊结构(如荚膜、芽胞、鞭毛等)也可以因发生变异而失去。如有鞭毛的变形杆菌在固体培养基上弥散生长,菌落似薄膜(德语 hauch,意为薄膜),故称 H 菌落;若改变培养基成分,细菌则失去鞭毛,形成单个菌落(德语 ohne hauch,意为无薄膜),称为 O 菌落。通常将细菌失去鞭毛的变异称为 H-O 变异。

2. 菌落变异

细菌的菌落主要有光滑(smooth,S)型和粗糙(rough,R)型两种。刚从标本中分离的细菌菌落多为光滑型(S 型),长期人工培养后菌落可逐渐变为粗糙型(R 型)。S 型菌落表面光滑、湿润,边缘整齐。R 型菌落表面粗糙、干皱,边缘不整齐。细菌菌落由光滑型变为粗糙型的变异,称为 S-R 变异。S-R 变异多见于肠道杆菌,细菌发生菌落变异时,其理化性状、免疫原性、耐药性及毒力等也会发生改变。一般 S 型菌致病性强,但结核分枝杆菌、炭疽杆菌、鼠疫耶尔森菌的毒力菌株则是 R 型的。

3. 毒力变异

细菌毒力变异可表现为减弱或增强。毒力变异广泛应用于预防结核病的减毒活疫苗,即卡介苗(BCG)。卡介苗就是卡迈特和介岚二人(即 Calmette 和 Güerin)将牛型结核分枝杆菌经 13 年长期人工培养,连续传 230 代后,获得的细菌毒力高度减弱,但仍保留免疫原性的变异株。无毒的白喉棒状杆菌感染 β-棒状杆菌噬菌体后呈溶原状态时,噬菌体基因可编码产生外毒素,致使毒力增强。

4. 耐药性变异

细菌对某种抗菌药物由敏感变为耐药,称为耐药性变异。自从抗生素等抗菌药物的广泛应用以来,耐药菌株逐年增加,有些细菌表现为多重耐药,大量耐药菌的出现,给临床感染性疾病的治疗带来了极大的困难。

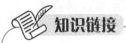

知识链接

抗生素是把"双刃剑"

抗生素的发明是人类征服病原微生物道路上的里程碑,它挽救了无数负伤受感染的战士,使吞噬千百万人生命的鼠疫、伤寒、霍乱等烈性传染病得到了有效控制,使外科手术不再有因为感染而失败的后顾之忧。现在,世界上 30%～80% 以上的住院患者都接受过至少一种以上的抗生素治疗,无数致命性的感染得到了控制。可以说,半个世纪以来人类平均寿命的大幅度延长,与使用抗生素控制细菌性烈性传染病和治愈各种感染有关。但正是由于受到抗生素疗效的吸引,抗生素也成为滥用最为严重的药物之一。人们滥用抗生素,给细菌创造了与抗生素频繁接触的机会,在与抗生素的反复较量中,细菌逐渐熟悉了抗生素的特性,少数"狡猾"的细菌随机应变,发生了基因突变,从而使抗生素失去了杀灭它的作用。

(二)细菌变异的医学意义

1. 在疾病诊断、治疗、预防中的应用

(1)病原学诊断 细菌的变异给细菌性疾病诊断中病原体的确认带来了很大的困难,因此在临床细菌学检查中不仅要熟悉细菌的典型特性,还要了解细菌变异的规律,这样才能作出正确的诊断。

(2)临床治疗 由于抗生素的广泛应用,耐药菌株日益增多,给感染性疾病的治疗造成了很大的困难。为了提高抗菌药物的疗效,防止耐药菌株扩散,治疗时应注意如下几点:①用药前做药敏试验,根据药敏结果选择敏感药物,减少盲目用药;②严格掌握抗生素的适应证,用药应足剂量、全疗程,通过正规治疗彻底杀灭病原菌;③对易耐药的菌株或需长期用药的慢性疾病,应合理配伍、联合用药和有计划地轮换供药,以减少细菌产生耐药、突变的机会;④严格执行消毒隔离制度,防止耐药菌引起交叉感染。

(3)传染病预防 筛选或诱导减毒变异株制备减毒活疫苗用于人工自动免疫,是预防传染性疾病发生的有效措施。

2. 在检测致癌物质方面的应用

一般认为,基因突变是导致细胞恶性转化的重要因素。凡能诱导细菌突变的物质均为可疑致癌物。据此,以细菌为实验对象,选用某营养缺陷型细菌作为试验菌,以可疑致癌化学物质作为诱变剂,把细菌接种在某种营养缺乏的培养基上,通常细菌不能生长;当营养缺陷菌能在特异营养缺乏培养基上生长时,表明细菌营养缺陷基因发生了突变,而作为诱变剂的化学物质则为可疑致癌物。

3. 在基因工程方面的应用

基因工程是根据细菌可以通过基因转移和重组获得新性状的原理设计的。基因工程的主要步骤如下:①从供体细胞(细菌或其他生物细胞)的染色体上切取一段所需要的基因(目的基因);②将目的基因结合在合适的载体(质粒或噬菌体)上;③通过载体把目的基因转移到受体菌(工程菌)内,基因重组后,受体菌大量扩增后表达的目的基因产物即是所需要的物质。目前通过基因工程已能大量生产胰岛素、干扰素、生长激素、乙肝疫苗等生物制品,并正在探索用基因工程的方法,用正常基因代替异常基因治疗基因缺陷性疾病。

小 结

细菌在充足的营养、合适的酸碱度、适宜的温度、必需的气体等条件下,以无性二分裂方式繁殖。细菌的代谢产物中:与致病有关的物质有毒素、侵袭性酶类及热原质;与治疗有关的物质有抗生素和维生素;与鉴别有关的物质有色素、细菌素及糖和蛋白质的分解产物。不同细菌在培养基上培养后,出现不同的生长现象,这有助于细菌的鉴别。细菌的人工培养在感染性疾病的诊断和治疗、细菌的鉴定和研究以及生物制品的制备等方面具有重要意义。细菌的常见变异现象有形态与结构变异、菌落变异、毒力变异和耐药性变异。

复习思考题

单选选择题

1. 大多数致病菌的最适生长温度是( )。

A. 25 ℃   B. 30 ℃   C. 40 ℃   D. 37 ℃   E. 以上都不是

2. 与致病性无关的代谢产物是( )。

A. 外毒素   B. 内毒素   C. 侵袭性酶   D. 热原质   E. 细菌素

3. 单个细菌在固体培养基上生长可形成( )。

A. 菌落   B. 菌膜   C. 菌苔   D. 菌丝   E. 菌团

4. S-R 变异属于( )。

A. 毒力变异   B. 菌落变异   C. 鞭毛变异   D. 形态变异   E. 耐药性变异

5. 固体培养基的主要用途是( )。

A. 分离单个菌落   B. 鉴别细菌   C. 观察动力

D. 增菌   E. 检测细菌毒素

6. 多数致病菌生长的最适 pH 值是( )。

A. 4.2~4.6   B. 5.2~5.6   C. 6.2~6.6

D. 7.2~7.6   E. 8.2~8.6

7. 细菌的繁殖方式是( )。

A. 复制   B. 二分裂   C. 出芽   D. 裂殖   E. 有性生殖

8. 关于热原质,错误的叙述是( )。

A. 大多由革兰氏阴性菌产生,注入人体或动物体内能引起发热反应

B. 吸附剂或特殊石棉滤板可除去液体中的大部分热原质

C. 高压蒸汽灭菌可被破坏

D. 是革兰氏阴性菌细胞壁中的脂多糖

E. 蒸馏法是去除液体中热原质效果最好的方法

9. 不属于细菌代谢产物的是( )。

A. 抗毒素   B. 抗生素   C. 色素   D. 毒素   E. 维生素

10. 液体培养基的主要用途是( )。

A. 分离单个菌落　　　　　B. 增菌　　　　　C. 检测细菌毒素

D. 鉴别菌种　　　　　　　E. 观察细菌运动能力

单项选择题答案：1. D　2. E　3. A　4. B　5. A　6. D　7. B　8. C　9. A　10. B

第三节　细菌的分布与消毒灭菌

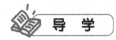

　　　　本节主要介绍了细菌的分布与消毒灭菌，学习时应重点掌握正常菌群、菌群失调、消毒、灭菌、无菌操作的概念，物理消毒灭菌法与化学消毒灭菌法，尤其是要熟悉高压蒸汽灭菌法、紫外线消毒法与化学消毒剂的用途与注意事项。

一、细菌的分布

（一）细菌在自然界的分布

1. 土壤中的细菌

　　土壤中含有大量的微生物，土壤中的细菌来自天然生活在土壤中的自养菌和腐物寄生菌以及随动物的排泄物及其尸体进入土壤的病原菌。它们大部分在离地面深 10～20 cm 的土壤处存在。土壤中的微生物以细菌为主，放线菌次之，另外还有真菌、螺旋体等。土壤中微生物绝大多数对人体是有益的，它们参与大自然的物质循环，分解动物的尸体和排泄物；固定大气中的氮供植物利用；土壤中可分离出许多能产生抗生素的微生物，所以土壤又是寻找抗生素的重要场所。进入土壤中的病原微生物容易死亡，但是一些能形成芽胞的细菌如破伤风梭菌、产气荚膜梭菌、炭疽杆菌等可在土壤中存活多年。因此土壤与创伤的感染有密切关系。

2. 水中的细菌

　　水也是微生物存在的天然环境，水中的细菌来自土壤、尘埃、污水、人畜排泄物及垃圾等。水中微生物的种类及数量因水源不同而异，一般地面水比地下水含菌数量多，并易被病原菌污染。在自然界中，水源虽不断受到污染，但也经常地进行着自净作用。日光及紫外线可使表面水中的细菌死亡，水中原生生物可以吞噬细菌，藻类和噬菌体能抑制一些细菌生长；另外，水中的微生物常随一些颗粒下沉于水底污泥中，使水中的细菌大为减少。水中的病原菌如伤寒沙门菌、痢疾志贺菌、霍乱弧菌、钩端螺旋体等主要来自人和动物的粪便及污染物。因此，粪便管理在控制和消灭消化道传染病上有重要意义，但直接检查水中的病原菌是比较困难的，常用测定细菌总数和大肠菌群数来判断水的污染程度。目前我国规定生活饮用水的标准为 1 mL 水中细菌总数不超过 100 个；每 1 L 水中大肠菌群数不超过 3 个。

3. 空气中的细菌

　　空气中微生物分布的种类和数量因环境不同而有所差别。空气中的微生物来源于人畜呼吸道的飞沫及地面飘扬起来的尘埃。空气中缺乏营养物,细菌不易繁殖,且阳光照射和干燥作用可杀灭细菌,所以,只有抵抗力较强的细菌和真菌才能在空气中保留较长时间。室外空气中常见真菌孢子等;室内空气中的微生物比室外多,尤其是人口密集的公共场所、医院病房、门诊等处。室内空气中常见的病原菌有金黄色葡萄球菌、脑膜炎奈瑟菌、结核分枝杆菌、溶血性链球菌、白喉棒状杆菌、百日咳鲍特菌等,它们常引起伤口或呼吸道感染。空气中微生物污染程度与医院感染率有一定的关系。此外,空气中存在的非致病性细菌常造成医药制剂、生物制剂、培养基及外科手术感染。因此,对上述场所应采取不同方式进行空气消毒以防止污染。空气细菌卫生检查有时用甲型溶血性链球菌作为指示菌,以表明空气受人的上呼吸道分泌物中微生物的污染程度。

(二) 细菌在正常人体的分布

1. 正常菌群

正常人体皮肤、黏膜及外界相通的各种腔道(如口腔、鼻腔、咽腔、肠道和泌尿道)等部位,存在着对人体无害的微生物群,称为正常微生物群,通称正常菌群。正常菌群大部分是长期居留于人体的,又称为常居菌;也有少数微生物是暂时寄居的,称为过路菌。

2. 人体正常菌群的分布

人体各部位常见的正常菌群见表 11-2。

表 11-2　人体各部位常见的正常菌群

部　位	主 要 菌 类
皮肤	葡萄球菌、类白喉棒状杆菌、铜绿假单胞菌、非结核分枝杆菌、丙酸杆菌、白假丝酵母菌
口腔	表皮葡萄球菌、甲型和丙型链球菌、肺炎链球菌、非致病性奈瑟菌、乳杆菌、类白喉棒状杆菌、梭杆菌、螺旋体、白假丝酵母菌、放线菌、类杆菌
鼻咽腔	葡萄球菌、甲型和丙型链球菌、肺炎链球菌、非致病性奈瑟菌、类杆菌、梭杆菌、腺病毒、真菌、支原体
外耳道	葡萄球菌、类白喉棒状杆菌、铜绿假单胞菌、非致病性分枝杆菌
眼结膜	葡萄球菌、结膜干燥杆菌、类白喉棒状杆菌、非致病性奈瑟菌
肠道	大肠埃希菌、产气肠杆菌、变形杆菌、铜绿假单胞菌、葡萄球菌、粪链球菌、类杆菌、产气荚膜梭菌、破伤风梭菌、双歧杆菌、乳杆菌、白假丝酵母菌、腺病毒
前尿道	葡萄球菌、棒状杆菌、非致病性分枝杆菌、大肠埃希菌、白假丝酵母菌
阴道	乳酸杆菌、大肠埃希菌、类杆菌、白假丝酵母菌
胃	正常情况下无细菌生长

正常人体的血液、内脏、骨骼、肌肉等部位是无菌的。由于人体内有正常菌群分布,因此,在采集待检者标本时,应注意避免正常菌群的污染。

3. 正常菌群的生理作用

(1) 生物拮抗作用　正常菌群通过黏附和繁殖能形成一层自然菌膜,是一种非特异性的保护膜,可促进机体抵抗致病微生物的侵袭及定植,从而对宿主起到一定程度的保护作用。可以说,正常菌群是人体防止外袭菌侵入的生物屏障。

（2）免疫作用 正常菌群作为抗原既能促进宿主免疫器官的发育，又能刺激其免疫系统发生免疫应答，产生的免疫物质对具有交叉抗原组分的致病菌有一定程度的抑制或杀灭作用。例如，双歧杆菌可诱导产生 sIgA，sIgA 能与含有肠道寄生菌共同抗原的大肠埃希菌等发生反应，以阻断这些肠道菌对肠道黏膜上皮细胞的黏附和穿透作用。

（3）营养作用 正常菌群参与宿主的物质代谢、营养物质转化和合成。如：肠道内脆弱类杆菌和大肠埃希菌可产生维生素 K 和 B 族维生素；乳杆菌和双歧杆菌等可合成烟酸、叶酸及 B 族维生素供人体吸收利用。

（4）抗衰老与抗肿瘤作用 肠道正常菌群中双歧杆菌、乳杆菌等许多细菌具有抗衰老作用，正常菌群可能还有一定的抑瘤作用。

4. 条件致病菌和菌群失调

在一定条件下，正常菌群中的细菌也能使人患病，称为条件致病菌（机会致病菌）。正常菌群致病的特定条件主要包括以下几点。

（1）正常菌群寄居部位改变 例如，大肠埃希菌从原寄居的肠道进入泌尿道，或手术时通过切口进入腹腔、血流，可引起尿道炎、肾盂肾炎、腹膜炎等。

（2）宿主免疫功能低下 应用大剂量皮质激素、抗肿瘤药物或放射治疗以及获得性免疫缺陷综合征（AIDS）患者晚期等，可造成患者免疫功能降低，从而使一些正常菌群在原寄居部位能穿透黏膜等屏障而引起局部组织或全身性感染，严重者可因败血症而死亡。

（3）菌群失调 它在应用抗生素治疗原感染性疾病的过程中，宿主某部位正常菌群中各菌种间的比例发生大幅度变化而产生的病症。菌群失调时，往往可引起二重感染或重叠感染，即在抗菌药物治疗原感染性疾病过程中，发生了另一种新致病菌引起的感染。引起二重感染的常见菌有金黄色葡萄球菌、白假丝酵母菌和一些革兰氏阴性杆菌，临床上表现为伪膜性肠炎、鹅口疮、肺炎、泌尿系统感染或败血症等。

二、消毒与灭菌

（一）基本概念

（1）消毒 杀灭病原微生物的方法，用以消毒的药物称为消毒剂。一般消毒剂在常用浓度下，只对细菌繁殖体有效，而对细菌芽胞则需要提高消毒剂的浓度和延长作用的时间才能起作用。

（2）灭菌 杀灭物体上所有的微生物（包括病原体和非病原体的繁殖体和芽胞）的方法。灭菌比消毒的要求高；但在日常生活中，消毒和灭菌这两个术语往往通用。

（3）无菌和无菌操作 物体上或容器内无活菌存在称为无菌。无菌操作是指用有效的方法防止微生物进入机体、空间或物品。例如，进行外科手术、注射或微生物学实验时，必须进行无菌操作。

（4）防腐 防止或抑制微生物生长繁殖的方法。用于防腐的化学药物称为防腐剂。许多药物在低浓度时只有抑菌作用，浓度增高或延长作用时间则有杀菌作用。

（5）清洁 清洁是指用物理方法清除物体表面的尘埃、有机物和污垢，其目的是去除和减少有机物，但不能杀灭微生物。

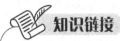

常见污渍的清除法

碘酊污渍用乙醇擦拭。甲紫污渍用乙醇或草酸擦拭。红汞污渍用醋洗除。陈旧血渍用双氧水溶液浸泡后洗净。油渍可用松香水、香蕉水、汽油等擦洗，然后放入 3% 的盐水里浸泡几分钟，再用清水漂洗。凡士林或液状石蜡是将污渍折夹在吸水纸中用熨斗熨烫吸去。

（二）物理消毒灭菌法

1. 热力灭菌法

高温对细菌有明显的致死作用。热力灭菌主要是利用高温使菌体变性或凝固，使酶失去活性，从而使细菌死亡。热力灭菌法包括湿热灭菌法和干热灭菌法。

1）湿热灭菌法

在同样的温度下，温热的杀菌效果比干热好，其原因如下：①蛋白质凝固所需的温度与其含水量有关，含水量愈大，发生凝固所需的温度愈低（湿热灭菌的菌体蛋白质吸收水分比在同一温度的干热空气中更易于凝固）；②湿热灭菌过程中蒸气放出大量潜热，加速提高温度，因而湿热灭菌比干热所要求的温度低、时间短；③湿热的穿透力比干热大，它使深部也能达到灭菌温度。

（1）煮沸消毒法　100 ℃煮沸 5 min，能杀死一般细菌的繁殖体。许多芽胞需经煮沸 1～2 h 才能死亡。水中加入 2% 碳酸氢钠，可提高其沸点达 105 ℃，既可促进芽胞的杀灭，又能防止金属器皿生锈。煮沸法可用于饮水、食具和一般器械（如刀剪、注射器等）的消毒。在海拔高的地区气压低、沸点低，应延长消毒时间：海拔每增加 300 m，应延长消毒时间 2 min。

（2）流通蒸汽消毒法　利用 100 ℃左右的蒸汽进行消毒，一般采用流通蒸汽灭菌器（其原理相当于我国的蒸笼）加热 15～30 min，可杀死细菌繁殖体。

（3）间歇灭菌法　利用反复多次的流通蒸汽进行灭菌的方法。一般用流通蒸汽灭菌器 100 ℃加热 15～30 min 可杀死其中的繁殖体，但芽胞尚有残存。取出后放于 37 ℃孵箱过夜，使芽胞发育成繁殖体，次日再蒸一次，如此连续三次以上可达到杀灭芽胞的效果。本法适用于不耐高温的营养物（如血清培养基）的灭菌。

（4）巴氏消毒法　利用热力杀死液体中的病原菌或一般的杂菌，同时不致严重损害其质量的消毒方法。此法由巴斯德发明，故名巴氏消毒法。61.1～62.8 ℃加热 30 min，或 71.7 ℃加热 15～30 s。常用于消毒牛奶和酒类等。

（5）高压蒸汽灭菌法　临床上应用最广、效果最可靠的首选灭菌方法，是在专门的压力蒸汽灭菌器中进行的利用高压下的高温和饱和蒸汽杀灭微生物的方法。其优点是穿透力强，灭菌效果可靠，能杀灭所有微生物。通常在 103.4 kPa 时，容器内温度可达 121.3 ℃，经 15～30 min 可杀死包括细菌芽胞在内的所有微生物。目前使用的压力灭菌器可分为下排气式压力灭菌器和预真空式压力灭菌器。该法适用于耐高温、耐高压、耐潮湿物品的灭菌，主要用于各类器械、敷料、溶液、橡胶、细菌培养基等的灭菌。

2) 干热灭菌法

(1) 干烤　利用干烤箱,一般 160 ℃加热 2 h、170 ℃加热 1 h、180 ℃加热 30 min,可杀死包括芽胞在内的一切微生物。该法适用于高温下不变质、不损坏、不蒸发的物品的灭菌,主要用于玻璃器皿、瓷器等的灭菌。

(2) 烧灼和焚烧　烧灼是直接用火焰杀死微生物,适用于微生物实验室的接种针等不怕热的金属器材的灭菌。焚烧是简便、快速、彻底的灭菌方法,但只限于处理废弃的污染物品和特殊感染的敷料,如无用的衣物、纸张、垃圾等。焚烧应在专用的焚烧炉内进行。

(3) 红外线　红外线是一种 0.77~1000 μm 波长的电磁波,有较好的热效应,尤以 1~10 μm 波长的热效应最强。红外线的杀菌作用与干热相似,利用红外线烤箱灭菌的所需温度和时间与干烤灭菌法相同。该法多用于医疗器械的灭菌。

2. 辐射消毒法

1) 日光与紫外线消毒法

(1) 日光暴晒法　日光是有效的天然杀菌法,对大多数微生物均有损害作用,直射杀菌效果尤佳,其主要的作用因素为紫外线。此外,热、干燥与氧气起辅助作用,常用于衣服、被褥、书籍等的消毒。

(2) 紫外线消毒法　紫外线是一种低能量的电磁波辐射,波长范围为 240~300 nm,其中以 265~266 nm 最强。其杀菌原理主要是干扰 DNA 的复制,导致细菌死亡或变异;此外,也可降低菌体酶活性,破坏菌体蛋白质,使空气中的氧电离产生臭氧。紫外线的特点是穿透能力弱,不能通过普通玻璃、尘埃,只能用于手术室、传染病房、无菌操作实验室及烧伤病房的空气消毒,亦可用于不耐热物品表面消毒。用于空气消毒,有效距离不超过 2 m,消毒时间为 30~60 min;用于物体表面消毒,有效距离为 25~60 cm,消毒时间为 15~30 min。杀菌波长的紫外线对人体皮肤、眼睛有损伤作用,使用时应注意防护。

2) 电离辐射灭菌法

电离辐射灭菌法包括高速电子、X 射线和 γ 射线等,具有较高的能量与穿透力,可在常温下对不耐热的物品灭菌。它可用于一次性医用塑料制品的消毒,亦能用于食品、药品、生物制品的消毒且不破坏消毒物品的营养成分。

3) 微波消毒法

微波是一种波长为 1~1000 nm 的电磁波,频率较高,可穿透玻璃、塑料薄膜与陶瓷等物质,但不能穿透金属表面。一般认为,其杀菌机理主要是热效应作用。微波消毒法多用于食品加工;在医院中可用于检验室用品、非金属器械、无菌病室的食品食具、药杯及其他用品的消毒。

3. 滤过除菌法

滤过除菌法是将液体或空气通过含有微细小孔的滤器的方法,它只允许小于孔径的物体通过,大于孔径的物体不能通过。主要用于一些不耐热的血清、抗毒素、抗生素、药液、空气等除菌,一般不能除去病毒、支原体和 L 型细菌。

4. 干燥与低温抑菌法

干燥法常用于保存食物。对于浓盐或糖渍食品,该法可使细菌体内的水分逸出,造成生理性干燥,使细菌的生命活动停止,从而防止食物变质。在低温状态下,细菌的代谢减慢,当温度回升到适宜范围时又能恢复生长繁殖,故低温常用作保存菌种。

(三)化学消毒灭菌法

1. 化学消毒剂

1)化学消毒剂的种类

化学消毒剂的种类很多,其杀菌作用亦不相同,一般可根据用途与消毒剂的特点选择使用(表 11-3)。

表 11-3 常用消毒剂种类、性质与用途

种 类	作用机制	名 称	用 途
重金属盐类	氧化作用、蛋白质变性与沉淀、灭活酶类	0.05%～0.1%升汞	非金属器皿消毒,不能与碘酒同时使用
		2%红汞	皮肤、黏膜小创伤消毒,不能与碘酒同时使用
		0.01%～0.1%硫柳汞	生物制品防腐,皮肤、手术部位消毒
		1%硝酸银	新生儿滴眼,预防淋球菌感染,有腐蚀性
氧化剂	氧化作用、蛋白质沉淀	0.1%高锰酸钾	皮肤、尿道消毒,蔬菜、水果消毒,需新鲜配制
		3%过氧化氢	口腔黏膜消毒,冲洗伤口,防止厌氧菌感染
		0.1%～0.5%过氧乙酸	塑料、玻璃、人造纤维、皮毛、食具消毒(原液有腐蚀性)
		$(0.2～0.5)\times10^{-6}$ g/mL 的氯	饮水及游泳池消毒(对金属有腐蚀性)
		10%～20%漂白粉	地面、厕所及排泄物消毒,饮水消毒
		0.2%～0.5%氯胺	空气及物品表面消毒(喷雾),浸泡衣服(需新鲜配制)
		2.5%碘液	皮肤消毒(不能与红汞同用,刺激性大,涂后用乙醇脱碘)
烷化剂	菌化蛋白质及核酸烷基化	10%甲醛	浸泡物体表面消毒,空气消毒(挥发慢,刺激性强)
		50 mg/L 环氧乙烷	手术器械、敷料消毒
		2%戊二醛	精密仪器、内镜消毒
醇类	蛋白质变性、干扰代谢	70%～75%乙醇	皮肤、体温计消毒(易挥发,有刺激性,不宜用于黏膜及创伤)
酚类	变性蛋白质、损伤细胞膜、灭活酶类	3%～5%石炭酸、2%来苏尔	地面、家具、器皿的表面消毒及排泄物消毒,来苏尔也用于手和皮肤消毒,石炭酸腐蚀性强,杀菌力弱,现少用
		0.02%～0.05%氯己定	术前洗手,腹腔、膀胱、阴道冲洗(不能与升汞同用)

续表

种 类	作用机制	名 称	用 途
表面活性剂	损伤细胞膜、灭活氧化酶、蛋白质变性	0.05%～0.1%苯扎溴铵	手术前洗手、皮肤黏膜消毒,器械浸泡消毒(遇肥皂或其他合成洗涤剂时作用减弱)
		0.05%～0.1%度米芬	皮肤伤口冲洗,金属器械、棉织品、塑料、橡皮制品消毒(遇肥皂或其他合成洗涤剂时作用减弱)
染料	抑制细菌繁殖、干扰氧化过程	2%～4%龙胆紫	浅表创伤消毒,对葡萄球菌作用强
酸碱类	破坏细胞膜和细胞壁、凝固蛋白质	生石灰,1:4至1:8加水配成糊状	消毒排泄物及地面(新鲜配制,有强腐蚀性)

2）化学消毒剂的作用机制

不同的化学消毒剂其作用原理也不完全相同,大致归纳为三个方面。一种化学消毒剂对细菌的影响常以其中一方面为主,兼有其他方面的作用,如:促进菌体蛋白质变性或凝固;干扰细菌的酶系统和代谢;损伤细菌的细胞膜而影响细菌的化学组成、物理结构和生理活动,从而发挥防腐、消毒甚至灭菌的作用。化学消毒剂一般都对人体组织有害,只能外用或用于环境的消毒。

3）影响消毒剂作用的因素

（1）消毒剂的性质、浓度与作用时间　各种消毒剂的理化性质不同,对微生物的作用大小有差异。例如,表面活性剂对革兰氏阳性菌的灭菌效果比对革兰氏阴性菌好,龙胆紫对葡萄球菌的效果特别强。同一种消毒剂的浓度不同,其消毒效果也不一样。大多数消毒剂在高浓度时起杀菌作用,低浓度时则只有抑菌作用。在一定浓度下,消毒剂对某种细菌的作用时间越长,其效果也越强。若温度升高,消毒所需要的时间可以缩短。

（2）微生物的污染程度　微生物污染程度越严重,消毒就越困难。所以在处理污染严重的物品时,必须加大消毒剂浓度,或延长消毒作用的时间。

（3）微生物的种类和生活状态　不同的细菌对消毒剂的抵抗力不同,一般细菌芽胞的抵抗力最强,幼龄菌比老龄菌敏感。

（4）环境因素　当细菌和有机物特别是蛋白质混在一起时,某些消毒剂的杀菌效果可受到明显影响。因此,在消毒皮肤及器械前应先清洁再消毒。

（5）温度、湿度、酸碱度　消毒速度一般随温度的升高而加快,所以温度越高消毒效果越好。湿度对许多气体消毒剂有影响。酸碱度的变化可影响消毒剂杀灭微生物的作用。如:戊二醛在碱性环境中杀灭微生物效果较好;酚类和次氯酸盐则在酸性条件下杀灭微生物的作用较强。

（6）化学拮抗物:阴离子表面活性剂可降低季胺盐类和洗必泰的消毒作用,因此不能将新洁尔灭等消毒剂与肥皂、阴离子洗涤剂合用。

2. 防腐剂

用于防腐的药物称为防腐剂。生物制剂(如疫苗、类毒素、抗毒素等)中常加入防腐剂,以防止杂菌生长。常用的防腐剂有 0.5% 石炭酸、0.01% 硫柳汞和 0.1%~0.2% 甲醛等。

3. 化学治疗剂

用于治疗由微生物或寄生虫所引起的疾病的化学药物称为化学治疗剂。化学治疗剂具有选择性毒性作用,能在体内抑制微生物的生长繁殖或使其死亡,对人体细胞一般毒性较小,可以口服、注射。化学治疗剂的种类很多,常用的有磺胺类、呋喃类和异烟肼等。

小 结

在土壤、水、空气、人体体表及与外界相通的腔道中,存在着不同种类和数量的微生物。在正常情况下,这些微生物对人体无损害,称为正常菌群。若正常菌群中各种微生物的种类和数量发生较大的变化,称为菌群失调。由于菌群失调导致的疾病称为菌群失调症。正常菌群当寄居部位发生改变、宿主免疫功能低下或菌群失调时可引起疾病,这些细菌称为条件致病菌。

消毒和灭菌的方法主要有物理和化学消毒灭菌法,其中常用的有高压蒸汽灭菌法、煮沸法、紫外线照射法和使用化学消毒剂等。

复习思考题

单项选择题

1. 关于紫外线杀菌,不正确的是(   )。

A. 紫外线的杀菌作用与波长有关   B. 紫外线损伤细菌 DNA 构型

C. 紫外线的穿透力弱,故对人体无害   D. 紫外线适用于空气或物体表面的消毒

E. 一般用紫外线灯做紫外线的杀菌处理

2. 关于高压蒸汽灭菌法,不正确的是(   )。

A. 灭菌效果最可靠,应用最广   B. 适用于耐高温和潮湿的物品

C. 可杀灭包括细菌芽胞在内的所有微生物   D. 通常压力为 2.05 kg/cm²

E. 通常温度为 121.3 ℃

3. 关于乙醇的叙述,不正确的是(   )。

A. 浓度在 70%~75% 时消毒效果好   B. 易挥发,需加盖保存,定期调整浓度

C. 经常用于皮肤消毒   D. 用于体温计浸泡消毒

E. 用于黏膜及创伤的消毒

4. 杀灭细菌芽胞最常用而有效的方法是(   )。

A. 紫外线照射   B. 干烤灭菌法   C. 间歇灭菌法

D. 流通蒸汽灭菌法   E. 高压蒸汽灭菌法

5. 关于菌群失调的描述,不正确的是(   )。

A. 菌群失调进一步发展引起的一系列临床症状和体征称为菌群失调症

B. 菌群失调又称为菌群交替或二重感染

C. 长期使用抗生素会改变正常菌群成员的耐药性,从而引起菌群失调

D. 可使用生态制剂治疗菌群失调

E. 内分泌紊乱也会引起菌群失调

6. 关于煮沸消毒法,下列哪项是错误的?(　　)

A. 100 ℃煮沸 5 min 可杀死细菌繁殖体

B. 可用于一般外科手术器械、注射器、针头的消毒

C. 水中加入 1％～2％碳酸氢钠可提高其沸点到 105 ℃

D. 常用于食具消毒

E. 不足以杀死所有细菌

7. 正常菌群引起感染的条件之一是(　　)。

A. 耐药性变异　　　　　　B. 遗传性变异　　　　　　C. 寄居部位改变

D. 免疫功能亢进　　　　　E. 肠蠕动减少使细菌增加

8. 对普通培养基灭菌,宜选用(　　)。

A. 干烤法　　　　　　　　B. 高压蒸汽灭菌法　　　　C. 滤过法

D. 煮沸法　　　　　　　　E. 紫外线照射

9. 下列消毒灭菌法的选择,哪项是错误的?(　　)

A. 金属器械用漂白粉　　　B. 排泄物用生石灰　　　　C. 饮水用氯气

D. 培养基用高压蒸汽法　　E. 血清用滤过除菌法

10. 常用于塑料及玻璃器皿消毒的消毒剂是(　　)。

A. 石炭酸　　　　　　　　B. 高锰酸钾　　　　　　　C. 过氧化氢

D. 过氧乙酸　　　　　　　E. 70％～90％乙醇

单项选择题答案:1. C　2. E　3. E　4. E　5. E　6. B　7. C　8. B　9. A　10. D

第四节　细菌的致病性与感染

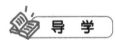 **导　学**

　　本节主要介绍了细菌的致病因素与感染,学习时应重点掌握细菌的致病因素,内外毒素的异同,感染的类型与途径,全身感染情况,医院感染概念、特点、危险因素及预防与控制措施。

一、细菌的致病因素

　　细菌能引起疾病的性能称为致病性。细菌的致病性是对特定的宿主而言的,有的细菌仅对人有致病性,有的只对某些动物有致病性,还有的可引起人畜共患病。不同的病原菌对宿主可引起不同的病理过程和疾病。致病性是细菌种的特征之一,如伤寒沙门菌感染可引起伤寒,而结核分枝杆菌则引起结核病。在宿主防御功能一定的情况下,细菌的致病性

有强弱之分,细菌致病性的强弱程度称为细菌的毒力,不同的细菌毒力不同,同一种细菌也有强毒株、弱毒株和无毒株的区别。细菌的毒力常用半数致死量(LD_{50})或半数感染量(ID_{50})表示,即在规定时间内,通过指定的感染途径,能使一定体重或年龄的某种实验动物半数死亡或半数感染所需要的最小细菌数或毒素量。

细菌侵入机体能否致病,与细菌的毒力、侵入数量、侵入途径及机体抗感染免疫能力等密切相关,社会及环境因素亦有一定的影响。

(一)细菌的毒力

毒力是细菌致病的关键因素,构成细菌毒力的物质基础是侵袭力和毒素。

1. 侵袭力

细菌突破机体的防御功能,在机体内定植、繁殖和扩散的能力称为侵袭力。侵袭力与菌体的表面结构和侵袭性物质密切相关。

(1)表面结构　菌体的表面结构包括以下两点。①荚膜与微荚膜:细菌的荚膜具有抗吞噬和阻挡体液中杀菌物质的作用,使细菌在宿主体内不易被杀灭和清除,从而大量生长繁殖引起疾病。例如,有荚膜的肺炎链球菌致病力较强。某些细菌的微荚膜,如A群链球菌的M蛋白、金黄色葡萄球菌的A蛋白、伤寒沙门菌的Vi抗原等,都有类似荚膜的功能。②黏附素:具有黏附作用的细菌表面结构和相关蛋白称为黏附因子或黏附素。细菌只有牢固地黏附于宿主体表或黏膜上,获得定居生存的机会,才有可能对机体造成危害。黏附素分两类,即菌毛黏附素和非菌毛黏附素:菌毛主要存在于革兰氏阴性菌,能与细胞表面特殊受体结合介导黏附作用;非菌毛黏附素来自于细菌表面的其他组分,如革兰氏阴性菌外膜蛋白和革兰氏阳性菌细胞壁。

(2)侵袭性物质　它主要包括如下侵袭性酶与侵袭素:①细菌的侵袭性酶属胞外酶,它本身无毒性,但在感染过程中具有一定作用,常见的有血浆凝固酶、链激酶、透明质酸酶、链道酶等,前者由大多数致病性金黄色葡萄球菌产生,后三种酶由A群链球菌产生,这些物质均有利于细菌及其毒素扩散;②侵袭素能介导某些细菌侵入邻近的上皮细胞,主要侵入到黏膜上皮细胞内,如肠侵袭性大肠埃希菌的侵袭素可促使该菌侵入上皮细胞。

2. 毒素

据毒素的来源、性质和作用等,可将毒素分为外毒素和内毒素两类。

1)外毒素

外毒素主要是由革兰氏阳性菌和部分革兰氏阴性菌产生。大多数外毒素由细菌合成后被分泌至菌体外,但也有细菌分泌的毒素存在于菌体内,它在菌体破裂后才释放出来。

外毒素具有以下共同特征:①本质是蛋白质;②理化性质差,易被热、酸、蛋白酶等破坏;③外毒素毒性作用强,如1 mg肉毒素纯品可杀死2亿只小白鼠,毒性比氰化钾强1万倍,是目前已知毒性最剧烈的生物毒素;④抗原性强,外毒素经0.3%甲醛处理可失去毒性而保留免疫原性成为类毒素,外毒素与类毒素免疫原性强,可刺激机体产生抗毒素,抗毒素能中和游离的外毒素;⑤选择性强,不同细菌产生的外毒素对机体的作用具有组织器官的高度选择性,通过与靶细胞表面的受体结合,引起特殊的临床表现;⑥种类多,根据外毒素的作用机制及特点分为神经毒素、细胞毒素和肠毒素三大类(表11-4)。

表 11-4 外毒素的种类和作用

类型	细菌	外毒素	疾病	作用机理	症状和体征
神经毒素	破伤风梭菌	痉挛毒素	破伤风	阻断上下神经元间正常抑制性冲动传递	骨骼肌强直性痉挛
	肉毒杆菌	肉毒毒素	肉毒中毒	抑制胆碱能神经释放乙酰胆碱	肌肉松弛性麻痹
细胞毒素	白喉棒状杆菌	白喉毒素	白喉	抑制细胞蛋白质合成	肾上腺出血、心肌损伤、外周神经麻痹
	葡萄球菌	表皮剥脱毒素	烫伤样皮肤综合征	表皮与真皮脱离	表皮剥脱性病变
	A群链球菌	致热外毒素	猩红热	破坏毛细血管内皮细胞	猩红热皮疹
肠毒素	霍乱弧菌	肠毒素	霍乱	激活肠黏膜腺苷环化酶,使细胞内 cAMP 水平增高	小肠上皮细胞内水分和钠离子大量丢失、腹泻、呕吐
	产毒型大肠埃希菌	肠毒素	腹泻	不耐热肠毒素能激活肠黏膜腺苷环化酶,从而增高细胞内 cAMP 水平;耐热肠毒素可使细胞内 cGMP 水平增高	小肠上皮细胞内水分和钠离子大量丢失、腹泻、呕吐
	葡萄球菌	肠毒素	食物中毒	作用于呕吐中枢	呕吐为主、腹泻

2）内毒素

内毒素主要存在于革兰氏阴性菌的细胞壁内,只有当细菌死亡裂解时才释放出来。螺旋体、衣原体、立克次体等的细胞壁中也具有内毒素样物质,它们具有内毒素活性。内毒素的主要成分为脂多糖(LPS),由 O-特异性多糖、核心多糖、脂质 A 三部分组成,脂质 A 是内毒素的主要毒性成分(图 11-13)。

内毒素性质稳定,耐热,强酸、强碱、强氧化剂、煮沸 30 min 可将其破坏。内毒素免疫原性较弱,用甲醛处理不能成为类毒素。内毒素的毒性作用相对较弱,对机体的作用没有组织选择性,各种细菌产生的内毒素致病作用基本相似,但致病机制较复杂。

内毒素的主要生物学作用包括以下四点。①发热反应:内毒素作为外源性致热原,作用于单核-巨噬细胞,使其释放 IL-1、IL-6、TNF-α 等内源性致热原,作用于下丘脑体温中枢引起发热。②白细胞反应:内毒素进入血循环使大量血细胞移行并黏附于毛细血管壁,致白细胞数先暂时性急剧减少,数小时后,诱生中性粒细胞释放因子,刺激骨髓释放大量中性粒细胞进入血液,使血液中白细胞数显著增高。但伤寒沙门菌内毒素则可使血液中白细胞数减少,作用机制不明。③内毒素血症与内毒素性休克:当血液中有大量革兰氏阴性菌繁殖或病灶中细菌释放大量内毒素或输入大量被内毒素污染的液体时,机体会出现内毒素血

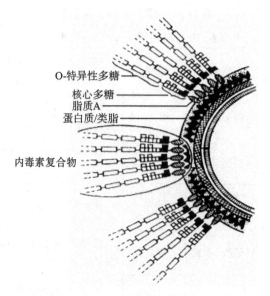

O-特异性多糖

核心多糖
脂质A
蛋白质/类脂

内毒素复合物

图 11-13　内毒素结构示意图

症。内毒素作用于巨噬细胞、中性粒细胞、血小板及补体等,诱生 IL-1、IL-6、组织胺、激肽等生物活性介质,使全身小血管舒缩功能紊乱而造成以微循环障碍与低血压为特征的内毒素休克。④弥散性血管内凝血(DIC):在内毒素休克基础上,凝血系统被激活,微血栓广泛沉着于小血管中,此后凝血因子迅速消耗,纤溶系统激活引起广泛性出血,严重者可致死。

　　3)外毒素与内毒素的区别

　　外毒素与内毒素的区别见表 11-5。

表 11-5　外毒素与内毒素的区别

区别要点	外　毒　素	内　毒　素
来源	革兰氏阳性菌及部分革兰氏阴性菌分泌或溶解释出	革兰氏阴性菌细胞壁组分,细菌裂解释出
化学成分	蛋白质	脂多糖
稳定性	不稳定,60 ℃加热 30 min 可破坏	稳定,160 ℃加热 2~4 h 方可被破坏
免疫原性	强,能刺激机体产生抗毒素,经甲醛处理可成为类毒素	较弱,甲醛处理不能成为类毒素
毒性作用	强,对机体组织器官有选择性毒害作用,引起特殊的临床症状	较弱,各种细菌内毒素的致病作用大致相同,引起发热、白细胞变化、休克、弥散性血管内凝血等

(二)侵入数量

　　细菌引起感染的数量与其毒力成反比,细菌毒力愈强,引起感染所需菌量愈小;反之则所需菌量愈大。例如,毒力强的鼠疫耶尔森菌,在无适应性免疫力的机体中仅数个细菌侵入就可引起鼠疫,而毒力弱的肠炎沙门菌则需摄入数亿个细菌才可引起急性胃肠炎。

（三）侵入途径

具备一定毒力和足够数量的细菌，必须经适当的途径侵入易感机体才能到达特定的部位引起感染。如：破伤风梭菌及其芽胞，只有进入缺氧的创口才能引起破伤风；伤寒沙门菌必须经消化道侵入才能引起伤寒病，而结核分枝杆菌可经呼吸道、消化道、皮肤创伤等多种途径侵入机体引起感染。

二、细菌感染概述

（一）感染的概念

细菌突破机体的防御功能侵入机体，与宿主相互作用所引起的不同程度的病理过程，称为细菌的感染。细菌侵入机体能否引起感染，一方面取决于细菌的致病性，另一方面取决于宿主的抗感染免疫力。

（二）感染的来源

（1）外源性感染　外源性感染是指由来自宿主体外的病原菌所引起的感染，多见于有毒力的病原菌。传染源主要包括患者、带菌者、病畜、带菌动物及媒介昆虫，其次来自周围环境。

（2）内源性感染　内源性感染是指来自患者身体内或体表的细菌所引起的感染，致病菌主要来自自身的正常菌群，少数是以潜伏状态存在于体内的致病菌。

（三）感染的方式与途径

（1）呼吸道　患者、带菌者的痰液、唾液等分泌物中的病原菌，通过进入空气形成气溶胶等方式进入受感染者的呼吸道而引起感染。如链球菌、结核分枝杆菌、嗜肺军团菌等。

（2）消化道　某些病原菌从消化道进入，又从消化道排出，污染食物、饮水等，再通过食品、饮水等又传入宿主，称为粪口途径。这些病原菌都是能够抵抗胃酸和胆汁并在外界有一定存活能力的微生物，如肠道杆菌等。

（3）皮肤创伤　皮肤的损伤、烧伤、动物咬伤等可导致病原菌入侵，如致病性葡萄球菌、链球菌等引起的化脓性感染。泥土、人和动物粪便中可有破伤风梭菌、产气荚膜梭菌的芽胞，当芽胞进入深部伤口时会发芽繁殖，产生毒素致病。

（4）节肢动物　以节肢动物为媒介的方式感染，如鼠、蚤传播的鼠疫耶尔森菌，虱传播的流行性斑疹伤寒立克次体等。

（5）接触传播　接触传播主要是指通过人类自身的性行为方式引起的传播，这些疾病称为性传播疾病（STD），除细菌引起外，还包括病毒、支原体、衣原体、螺旋体等。性传播疾病种类多、传播快，严重危害人类健康和生命，例如梅毒、淋病等，是人类面临的重大公共卫生问题。

（6）多途径感染　某些细菌可经多途径感染，如结核分枝杆菌、炭疽杆菌等可经呼吸道、皮肤创伤、消化道等多种途径感染。

（四）感染的类型

感染的发生、发展和结局是细菌与机体抗感染免疫力在一定条件下相互作用的复杂过程，双方力量的对比与作用结果决定了感染的不同类型。

1. 隐性感染

当机体抗感染免疫力较强、侵入机体的细菌毒力相对较弱、侵入的数量较少时,感染后对机体的损害较轻微,不表现明显的临床症状,称为隐性感染,又称亚临床感染。隐性感染可使机体建立适应性免疫力,能抗御相同细菌的再次感染。一般在传染病流行过程中,隐性感染者居多,隐性感染者也可成为带菌者。

2. 潜伏感染

致病菌与机体相互作用过程中暂时处于平衡状态时,病原菌长期潜伏在病灶内或某些特殊组织中,一般不出现在血液、分泌物或排泄物中。一旦机体免疫力下降,潜伏的病菌就可大量繁殖而引起疾病,如结核分枝杆菌的潜伏感染。

3. 显性感染

当入侵的细菌数量较多、毒力较强,而宿主抗感染免疫力相对较弱时,细菌感染可使机体组织细胞受到严重损害,生理功能发生障碍,表现出一系列临床症状和体征,称为显性感染。

根据病情缓急,临床上可将显性感染分为急性感染和慢性感染。①急性感染:表现为突然发病,症状明显,病程短,持续数日至数周,病愈后,病原菌从宿主体内消失,如霍乱弧菌、脑膜炎奈瑟菌感染等;胞外菌多引起急性感染。②慢性感染:病情进展缓慢,病程较长,可持续数月至数年,如结核分枝杆菌、麻风分枝杆菌等通常引起慢性感染;胞内菌多引起慢性感染。

根据感染发生部位与性质,显性感染又可分为局部感染和全身感染。

(1) 局部感染　细菌感染只局限于机体的某一部位,引起局部病变,如金黄色葡萄球菌感染引起的疖、痈等。

(2) 全身感染　感染发生后,细菌及其毒性代谢产物向全身扩散,引起全身症状。全身感染临床上常见下列几种情况。

①菌血症　某些细菌在体内播散时,由原发部位一过性或间断性进入血液,但未在血液中大量生长繁殖称为菌血症,如伤寒早期的菌血症。

②败血症　细菌侵入血液并在血液中大量生长繁殖,产生毒性产物,造成机体严重损害,出现全身中毒症状。

③脓毒血症　化脓性细菌侵入血液,在血液中大量生长繁殖,并随血流扩散到机体其他组织或器官,引起新的多发性化脓性病灶,例如,金黄色葡萄球菌的脓毒血症,常导致多发性肝脓肿,皮下脓肿和肾脓肿等。

④毒血症　病原菌侵入机体后,只在局部生长繁殖,不进入血液循环,但其产生的外毒素可被吸收进入血液循环,损害特定靶器官、组织,出现特殊的临床症状,如白喉、破伤风等。

⑤内毒素血症　革兰氏阴性菌在血液中或在感染病灶中大量崩解死亡,释放内毒素进入血液循环,引起全身相应症状。

4. 带菌状态

在显性感染和隐性感染后,病原菌未被彻底消灭,而在体内继续留存,与机体免疫力处于相对平衡状态,机体不表现明显临床症状,但可不断向外排菌,称为带菌状态,处于带菌状态的宿主称为带菌者。带菌者包括健康带菌者和恢复期带菌者,如伤寒、霍乱等患者可出现带菌状态。带菌者经常或间歇地排出病原菌,也是一种重要的传染源。及时发现带菌者并对其进行有效的治疗,对控制和消灭传染病的流行具有重要意义。

三、医院感染

目前,感染性疾病居全球死亡病因的第二位。随着新微生物和新感染病的出现,人口增长与人群拥挤,人群免疫力不断下降,抗生素耐药性不断增长,感染性疾病将加大对全球的影响。由于全球监测和报告并没有包括医院感染,以上公认的排序没有考虑医院感染的因素,如果把医院感染包括进去,全球感染性疾病将成为死亡的首因。世界卫生组织《医院获得性感染预防控制指南》在引言中特别提示:医院感染将成为日益严重的公共卫生问题。

(一)医院感染概念

医院感染是指住院患者在医院内获得的感染,包括在住院期间发生的感染和在医院内获得出院后发生的感染,但不包括入院前已开始或者入院时已处于潜伏期的感染。医院工作人员在医院内获得的感染也属医院感染。

(二)医院感染的基本特点

(1)感染发生的地点必须在医院内。感染发生的时间界限指患者在医院期间和出院后不久。

(2)感染来源以内源性感染为主,外源性感染少见。病原菌主要是机会致病性微生物,其控制难度大。

(3)感染的对象是在医院内活动的人群,但主要为住院患者。易感人群抵抗力低,病死率高。传播方式与途径以密切接触为主。

(4)分离的病原菌多为耐药菌株,难以治疗。

(三)医院感染的危险因素

1. 易感对象

(1)年龄因素 老年人和婴幼儿易发生医院感染。

(2)基础疾病 免疫功能缺陷、免疫功能紊乱或患有其他基础疾病的患者,疾病种类虽然不同,但均具有免疫功能下降、易发生感染的共同特点。

2. 诊疗技术与侵入性检查与治疗

(1)诊疗技术 易引起医院感染的诊疗技术主要包括器官移植、血液透析和腹膜透析等,这类患者极易感染。

(2)侵入性(介入性)检查与治疗 支气管镜、膀胱镜、胃镜等侵入性检查与气管切口、气管插管、留置导尿管、大静脉插管、伤口引流管、心导管、人工心脏瓣膜等侵入性治疗用品是引起医院感染的常见危险因素。

(3)损害免疫系统的因素 放射治疗、细胞毒类药物治疗、激素的应用及抗生素滥用等均能导致免疫功能低下,从而容易发生医院感染。

(四)医院感染的预防和控制

医院感染随着医院的诞生而产生,并随着医学的发展而日益严峻。国外医院感染发生率一般为3%～17%,国内医院感染的发生率一般为8%。医院感染不仅增加了患者的病死率,而且使患者住院时间和医疗费用大大增加,造成了严重的经济损失。因此,控制医院

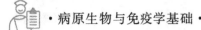

感染得到了普遍的关注与相关机构的高度重视(表11-6)。目前国际上普遍认为易感人群、环境及病原微生物是发生医院感染的主要因素。从一定意义上讲,控制医院感染危险因素是预防和控制感染最有力和最有效的措施。

表 11-6　各类环境空气、物体表面和医护人员手的细菌菌落总数卫生标准

环境类别	范　围	菌落数/(cfu/m²)		
		空气	物体表面	医护人员手
Ⅰ类	层流洁净手术室、层流洁净病房	≤10	≤5	≤5
Ⅱ类	普通手术室、产房、婴儿室、早产室、普通保护性隔离室、供应室无菌区、烧伤病房、重症监护病房	≤200	≤5	≤5
Ⅲ类	儿科病房、妇产科检查室、注射室、换药室、治疗室、供应室清洁区、急诊室、化验室、各类普通病房和房间	≤500	≤10	≤10
Ⅳ类	传染病科及病房	—	≤15	≤15

(1)消毒灭菌　在医院的常规诊疗过程中,必须严格执行无菌操作技术,加强对中心供应室和临床科室的消毒,对污物和污水的处理要进行监管。

(2)隔离预防　隔离预防是防止病原微生物从患者或带病原者传给其他人群的一种保护性措施。医院感染的隔离预防应以切断感染的传播途径作为制定措施的依据,同时应考虑病原微生物和宿主因素的特点。

(3)合理使用抗菌药物　抗菌药物是医院内应用最广泛的一类药物。抗菌药物使用不当是造成医院感染的重要原因,合理使用抗菌药物是降低医院感染率的有效手段。

小　结

细菌的致病性与其毒力、侵入机体的数量及侵入途径密切相关。细菌的毒力取决于它对机体的侵袭力和产生的毒素,侵袭力与其表面结构和侵袭性物质有关。在一定的环境条件下,病原菌突破机体的防御功能侵入机体,与机体相互作用而引起不同程度的病理过程称为感染。感染类型包括隐性感染、潜伏感染、显性感染、带菌状态,其中显性感染分为局部感染和全身感染。全身感染的临床表现包括毒血症、菌血症、败血症、脓毒血症和内毒素血症等。目前医院感染已成为严重的公共卫生问题,严格进行消毒灭菌、隔离预防及合理使用抗菌药物是控制和预防医院感染最有效的措施。

复习思考题

单选选择题

1.细菌的毒力取决于细菌的(　　)。

A.基本结构　　　　　B.特殊结构　　　　　C.侵袭力和毒素

D.分解代谢产物　　　E.侵入机体的途径

2. 与细菌致病性无关的结构是( )。

A. 荚膜　　　　B. 菌毛　　　　C. 异染颗粒　　D. 脂多糖　　E. 磷壁酸

3. 与细菌侵袭力无关的物质是( )。

A. 荚膜　　　　B. 菌毛　　　　C. 血浆凝固酶　D. 芽胞　　　E. 透明质酸酶

4. 细菌内毒素的成分是( )。

A. 肽聚糖　　　B. H 抗原　　　C. O 抗原　　　D. 荚膜多糖　　E. 脂多糖

5. 有利于细菌在体内扩散的物质是( )。

A. 菌毛　　　　　　　　　　B. 荚膜　　　　　　　　　　C. M 蛋白

D. 血浆凝固酶　　　　　　　E. 透明质酸酶

6. 关于内毒素,下述错误的是( )。

A. 来源于革兰氏阴性菌　　　　　　　B. 能用甲醛脱毒制成类毒素

C. 其化学成分是脂多糖　　　　　　　D. 性质稳定

E. 只有当菌体死亡裂解后才释放出来

7. 关于外毒素,下述错误的是( )。

A. 多由革兰氏阳性菌产生　　B. 可制成类毒素

C. 化学成分是蛋白质　　　　D. 耐热,使用高压蒸汽灭菌法仍不能将其破坏

E. 可刺激机体产生抗毒素

8. 病原菌在局部生长繁殖,不侵入血流,但它产生的外毒素侵入血流而引起了特殊的临床中毒症状,称为( )。

A. 菌血症　　B. 毒血症　　C. 败血症　　D. 脓毒血症　　E. 病毒血症

9. 外源性传染源主要为( )。

A. 患者　　　B. 带菌者　　C. 患病动物　　D. 带菌动物　　E. 外环境

10. 关于医院感染的叙述,错误的是( )。

A. 感染发生的地点在医院内　　　　　B. 感染来源以内源性感染为主

C. 感染的对象主要为住院患者　　　　D. 引起感染的微生物常具有耐药性

E. 近年来革兰氏阳性菌感染有明显增多的趋势

单项选择题答案: 1. C　2. C　3. D　4. E　5. E　6. B　7. D　8. B　9. A　10. E

王志敏　石艳春

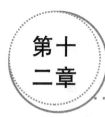

常见病原菌

凡能引起人类疾病的细菌统称为病原菌。病原菌按照其生物学特性和致病特点可分为病原性球菌、肠道杆菌、弧菌、厌氧性细菌、分枝杆菌、其他病原性细菌等。

第一节 病原性球菌

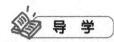

本节主要介绍葡萄球菌、链球菌的主要生物学特性、致病性、免疫性、标本采集与检查以及防治原则;简要介绍肺炎链球菌、脑膜炎奈瑟菌、淋球菌的主要生物学特性和致病性。在学习本节内容时,要重点掌握葡萄球菌和链球菌的形态结构、培养特性、分类、抗原性、抵抗力、致病物质、所致疾病、微生物学检查和防治要点;肺炎链球菌、脑膜炎奈瑟菌、淋球菌的形态结构、抵抗力、致病性和防治要点。

球菌的种类繁多,其中对人有致病作用的球菌称为病原性球菌。病原性球菌在临床上常引起化脓性炎症,又称为化脓性球菌。根据革兰氏染色性质的不同,分为革兰氏阳性球菌和革兰氏阴性球菌。

一、葡萄球菌属

葡萄球菌是一群革兰氏阳性球菌,常堆聚成葡萄串状。大多数葡萄球菌为非致病菌,少数可导致疾病。病原性葡萄球菌分布在人体的皮肤和鼻咽部,一般人鼻咽部的带菌率可达 20%~50%,医护人员鼻咽部的带菌率高达 70%,是医院交叉感染的重要传染源,80%的化脓性感染由此细菌引起。

（一）主要生物学性状

1. 形态与染色

葡萄球菌为革兰氏阳性菌,呈球形或椭圆形,直径 1.0 μm 左右,排列成葡萄状。葡萄球菌无鞭毛,不能运动,无芽胞,除少数菌株外,一般不形成荚膜(图 12-1)。

2. 培养特性

葡萄球菌营养要求不高,在普通培养基上生长良好,需氧或兼性厌氧。其在固体培养基上形成圆形凸起,边缘整齐,表面光滑、湿润,呈不透明的中等大小的菌落。不同菌种产

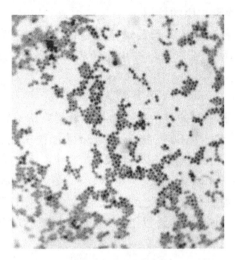

图 12-1 葡萄球菌

生的色素有金黄色、白色、柠檬色,色素为脂溶性。葡萄球菌在血琼脂平板上形成的菌落较大,有的菌株菌落周围形成明显的完全透明的溶血环(β溶血),也有的不发生溶血。凡形成溶血环的菌株大多具有致病性。多数葡萄球菌能分解葡萄糖、麦芽糖和蔗糖,产酸不产气。致病性菌株能分解甘露醇。

表 12-1 三种葡萄球菌主要特性的比较

特　　性	金黄色葡萄球菌	表皮葡萄球菌	腐生葡萄球菌
产生色素	金黄色	白色	柠檬色
血浆凝固酶	＋	－	－
分解甘露醇	＋	－	－
分解葡萄糖	＋	＋	－
A 蛋白	＋	－	－
α溶血素	＋	－	－
耐热核酸酶	＋	－	－
致病性	强	条件致病菌	一般不致病

3. 分类

根据产生的色素,葡萄球菌可分为金黄色葡萄球菌、表皮葡萄球菌和腐生葡萄球菌三种,其中:金黄色葡萄球菌多为致病菌;表皮葡萄球菌偶尔致病;腐生葡萄球菌一般不导致疾病。

4. 抗原构造

葡萄球菌抗原构造复杂,已发现的有 30 种以上。其中葡萄球菌 A 蛋白有重要的临床意义。

(1)葡萄球菌 A 蛋白(staphylococcal protein A,SPA) 存在于葡萄球菌细胞壁的一种表面蛋白,位于菌体表面,与胞壁的肽聚糖相结合。它可与人及多种哺乳动物血清中的 IgG Fc 段非特异性结合,因此可用含 SPA 的葡萄球菌作为载体,结合特异性抗体,进行协同凝集试验,用于细菌和病毒抗原的检测。

(2)荚膜抗原　几乎所有金黄色葡萄球菌菌株的表面都有荚膜多糖抗原的存在。荚膜多糖抗原有利于细菌黏附于细胞和一些生物合成材料表面,如人工关节、导管和生物瓣膜的表面等,而引起感染。

5. 抵抗力

葡萄球菌在无芽胞细菌中对外界的抵抗力最强,耐热、耐干燥。在干燥的脓液、痰液中可存活 2～3 个月;60 ℃加热 1 h、80 ℃加热 30 min 才能被杀死。对碱性染料如龙胆紫较敏感,1∶125000(浓度)龙胆紫即能抑制其生长,临床上常用 2%～4%的龙胆紫溶液治疗皮肤和黏膜的感染。葡萄球菌对青霉素、金霉素、红霉素、庆大霉素高度敏感,对链霉素中度敏感,对磺胺、氯霉素敏感性较差。近年来,葡萄球菌的耐药菌株逐年增多,目前金黄色葡萄球菌对青霉素 G 的耐药高达 90%以上,尤其是耐甲氧西林的金黄色葡萄球菌已成为医院内感染的常见病原菌。

(二)致病性与免疫性

1. 致病物质

(1)血浆凝固酶　血浆凝固酶被人或兔血浆中的协同因子激活变成凝血酶样物质后,能使液态的纤维蛋白原变成固态的纤维蛋白,从而使血浆凝固。凝固酶和葡萄球菌的毒力关系密切。凝固酶阳性菌株进入机体后,使血液或血浆中的纤维蛋白沉积于菌体表面,阻碍体内吞噬细胞的吞噬,即使被吞噬,也不易被杀死。同时,凝固酶集聚在菌体四周亦能保护细菌不受血清中杀菌物质的影响。葡萄球菌引起的感染易于局限化,与凝固酶的生成有关。

(2)葡萄球菌溶血素　多数致病性葡萄球菌产生溶血素,按抗原性不同,至少有 α、β、γ、δ、ε 五种,对人类有致病作用的主要是 α 溶血素。α 溶血素注入动物皮内,能引起皮肤坏死,如静脉注射能导致动物迅速死亡。α 溶血素还能使小血管收缩,导致局部缺血和坏死,并能引起平滑肌痉挛。α 溶血素是一种外毒素,具有良好的抗原性。经甲醛处理后可制成类毒素。

(3)杀白细胞素　它能杀死人和兔的中性粒细胞和巨噬细胞。此毒素有抗原性,不耐热,产生的抗体能阻止葡萄球菌感染的复发。

(4)肠毒素　从临床上分离的金黄色葡萄球菌,约 1/3 可产生肠毒素。肠毒素是一种可溶性蛋白质,耐热,经 100 ℃煮沸 30 min 可不被破坏,也不受胰蛋白酶的影响,故误食污染肠毒素的食物后,可在肠道作用于内脂神经受体而传入中枢,刺激呕吐中枢引起呕吐,并产生急性胃肠炎症状。

(5)表皮溶解毒素　也称表皮剥脱毒素,引起表皮剥脱性病变,主要发生于新生儿和婴幼儿以及免疫力低下的成人,引起烫伤样皮肤综合征。该毒素主要是由噬菌体 Ⅱ 型金黄色葡萄球菌产生的一种蛋白质,其相对分子质量为 24000,具有抗原性,可被甲醛脱毒成类毒素。

(6)毒性休克综合征毒素 1(toxic shock syndrome toxin1,TSST1)　由噬菌体 Ⅰ 型金黄色葡萄球菌产生,可引起发热,并使机体对内毒素的敏感性增强,毛细血管通透性增强,引起心血管紊乱而导致休克。

(7)耐热核酸酶　该酶由致病性葡萄球菌产生,耐热,100 ℃加热 15 min 或 60 ℃加热 2 h 仍不能使其灭活。耐热核酸酶是鉴定葡萄球菌有无致病性的重要指标之一。

2. 所致疾病

(1) 化脓性感染 葡萄球菌可通过多种途径侵入机体，导致皮肤或器官的多种感染，甚至会引起败血症。①皮肤软组织感染如疖、痈、毛囊炎、痤疮、甲沟炎、麦粒肿、蜂窝组织炎、伤口化脓等。②内脏器官感染如肺炎、脓胸、中耳炎、脑膜炎、心包炎、心内膜炎等，主要由金黄色葡萄球菌引起。③全身感染如败血症、脓毒血症等，多由金黄色葡萄球菌引起，新生儿或机体免疫力差时表皮葡萄球菌也可引起严重败血症。

(2) 毒性疾病 由金黄色葡萄球菌产生的外毒素引起。①进食含肠毒素食物后引起食物中毒，其起病急，病程短，恢复也快。潜伏期为 1～6 h，出现头晕、恶心、呕吐、腹痛、腹泻症状，大多数患者于数小时至 1 d 内恢复，愈后良好。②烫伤样皮肤综合征：多见于新生儿、幼儿和免疫功能低下的成人；开始有红斑，1～2 d 有皮肤起皱，继而形成水疱，直至表皮脱落；该症由表皮溶解毒素引起。③毒性休克综合征：由 TSST1 引起，主要表现为高热、低血压、红斑皮疹伴有脱屑和休克等，半数以上患者有呕吐、腹泻、肌痛、结膜及黏膜充血、肝肾功能损害等，偶尔有心脏受累的表现。④假膜炎肠炎：一种菌群失调性肠炎，其病理特点是肠黏膜被含有炎性渗出物、肠黏膜坏死块和细菌组成的假膜所覆盖。人群中 10%～15% 的人有少量金黄色葡萄球菌寄居于肠道。当长期使用的广谱抗菌药物抑制或杀灭了肠道优势菌如脆弱类杆菌、大肠杆菌等时，耐药的金黄色葡萄球菌就趁机繁殖而产生毒素，引起以腹泻为主的临床症状。

3. 免疫性

人类对致病性葡萄球菌有一定的天然免疫力。患病后所获免疫力不强，难以防止再次感染。

（三）微生物学检查

不同病型采取不同检材，检材如脓液、血液、可疑食物、呕吐物及粪便等。

(1) 直接涂片镜检 取标本涂片，革兰氏染色后镜检，根据细菌形态、排列和染色性可作出初步诊断。

(2) 分离培养鉴定 将标本接种于血琼脂培养基上进行分离培养鉴定。经 37℃ 孵育后，根据菌落特征、色素形成、有无溶血，挑取可疑菌落涂片镜检，通过血浆凝固酶试验、甘露醇分解试验、耐热核酸酶试验等进行鉴定。

（四）防治原则

注意个人卫生，对皮肤创伤及时消毒处理，防止感染。加强医院管理，严格无菌操作，做好消毒隔离工作，避免医院交叉感染。对饮食行业加强卫生监督。随着耐药菌的增多，治疗前应做药敏试验指导用药。

二、链球菌属

链球菌属是化脓性细菌中的另一大类，广泛存在于自然界、人、动物粪便和健康人鼻咽部，大多数不致病，少数具有致病性。

（一）主要生物学性状

1. 形态与染色

革兰氏染色阳性，呈球形或卵圆形，直径 0.6～1.0 μm，多数呈链状排列。幼龄菌大多可见到由透明质酸形成的荚膜,如延长培养时间,荚膜可被细菌自身产生的透明质酸酶分解而消失。无芽胞,无鞭毛,有菌毛样结构,含 M 蛋白(图 12-2)。

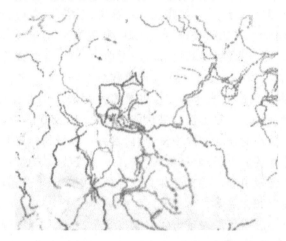

图 12-2　链球菌

2. 培养特性

链球菌分为需氧或兼性厌氧两种,其营养要求较高,普通培养基中需加入血液、血清、葡萄糖等才能生长。血琼脂平板上形成灰白色、表面光滑、边缘整齐、直径 0.5~0.75 mm 的细小菌落,不同菌株有不同的溶血现象。

3. 生化反应

链球菌能分解葡萄糖,产酸不产气;不分解菊糖,不被胆汁或 1% 的去氧胆酸钠溶解。这两种特性用来鉴定甲型溶血型链球菌和肺炎球菌。

4. 抗原结构

链球菌的抗原结构主要有以下三种。

(1)核蛋白抗原无特异性,各种链球菌均同,与葡萄球菌有交叉。

(2)多糖抗原是细胞壁的组成成分。根据多糖抗原的不同可以将链球菌分群,对人致病的 90% 属于 A 群,其次为 B 群,其他群少见。

(3)蛋白质抗原具有型特异性,是链球菌细胞壁的蛋白质抗原,位于多糖抗原的外层,主要成分是 M 蛋白。同群链球菌可根据表面蛋白质抗原不同进行分型,如 A 群链球菌可据此分为 60 多种类型。

5. 分类

(1)根据在血平板上的溶血现象分类:

①甲型溶血性链球菌,菌落周围有 1~2 mm 宽的草绿色溶血环,称为甲型溶血或 α 溶血。这类链球菌又称为草绿色链球菌,为条件致病菌。

②乙型溶血性链球菌,菌落周围形成一个宽 2~4 mm,界限分明、完全透明的溶血环,完全溶血,称为乙型溶血或 β 溶血。这类链球菌又称溶血性链球菌,致病力强,可引起多种疾病。

③丙型溶血性链球菌一般不产生溶血素,菌落周围无溶血环,又称为不溶血性链球菌,一般不致病。

（2）根据抗原结构分类　按多糖抗原不同可将链球菌分为 A、B、C、D、E、F、G、H、K、L、M、N、O、P、Q、R、S、T、U、V 等 20 个群。对人致病的大多属于 A 群，A 群又称为化脓性链球菌。

6. 抵抗力

链球菌的抵抗力不强，于 60 ℃加热 30 min 可杀死大部分链球菌，对常用化学消毒剂敏感，在干燥尘埃中可存活数月，对青霉素、红霉素、氯霉素、四环素等均敏感，很少产生耐药性。

（二）致病性与免疫性

1. 致病物质

（1）脂磷壁酸(LTA)　与细菌黏附于宿主细胞表面有关，大多数脂磷壁酸位于细胞膜和肽聚糖之间，通过肽聚糖孔伸展至细菌细胞表面。

（2）M 蛋白　链球菌细胞壁中的蛋白质组分，具有抗吞噬和抗吞噬细胞内杀菌的作用。M 蛋白有抗原性，刺激机体可产生型特异性抗体，与超敏反应性疾病有关。

（3）致热外毒素　又称红疹毒素或猩红热毒素，是人类猩红热的主要致病物质，为外毒素，使患者出现红疹。该毒素还有内毒素样致热作用，它可直接作用于下丘脑体温调节中枢引起发热，对细胞或组织有损害作用，与猩红热的皮疹形成有关。

（4）链球菌溶血素　由乙型溶血性链球菌产生，有溶解红细胞、杀死白细胞和血小板的作用。根据对氧的稳定性不同分为两种，即溶血素 O 和溶血素 S。对氧敏感链球菌的溶血素 O(streptolysin O，SLO)为含有—SH 基的蛋白质，遇氧时—SH 基即被氧化为—SS—基而暂时失去溶血能力，溶血素 O 能破坏白细胞和血小板。动物试验证实，溶血素 O 对心脏有急性毒害作用，可使心脏骤停。溶血素 O 抗原性强，感染后 2～3 周，85％以上患者血中产生抗 O 抗体(anti-streptolysin O，ASO)，病愈后可持续数月甚至数年，可作为有新型链球菌感染和风湿热的辅助诊断。对氧稳定的链球菌溶血素 S(streptolysin S，SLS)是一种小分子的糖肽，无抗原性，对热和酸敏感。血平板所见透明溶血环由溶血素 S 引起，它能破坏白细胞和血小板，给动物静脉注射可迅速致死，注射小鼠腹腔，可引起肾小管坏死。

（5）侵袭性酶类　可分为如下三类。①透明质酸酶：能分解细胞间质的透明质酸，使病菌易于在组织中扩散，又称为扩散因子。②链激酶(streptokinase，SK)：又称链球菌溶纤维蛋白酶(streptococcal fibrinolysin)，能激活血液中的血浆蛋白酶原，成为血浆蛋白酶，溶解血块或阻止血浆凝固，从而有利于细菌在组织中的扩散。③链道酶(streptodornase，SD)：又名链球菌脱氧核糖核酸(streptococcal deoxyribonuclease)，此酶能分解黏稠脓液中具有高度黏性的 DNA，使脓液稀薄易于细菌的扩散。

2. 所致疾病

（1）化脓性炎症　由皮肤伤口侵入，引起皮肤及皮下组织化脓性炎症，如疖、痈、蜂窝组织炎、丹毒等；沿淋巴管扩张，引起淋巴管炎、淋巴结炎、败血症等；经呼吸道侵入，常引起急性扁桃腺炎、咽峡炎，并蔓延周围引起脓肿、中耳炎、乳突炎、气管炎、肺炎等；产后链球菌侵入生殖器官引起产道感染，造成产褥热。

（2）猩红热　由产生致热外毒素的 A 群链球菌所致的急性呼吸道传染病，其临床特征为发热、咽峡炎、全身弥漫性皮疹和皮疹退后的明显脱屑。

（3）超敏反应性疾病：

①风湿热　由 A 群链球菌的多种型别引起，其临床表现以关节炎、心肌炎为主。其致

病机理一般认为有两种：一是Ⅱ型超敏反应，由链球菌细胞壁多糖抗原和心肌瓣膜、关节组织糖蛋白有共同抗原性引起；二是Ⅲ型超敏反应，可能是 M 蛋白的免疫复合物沉积于心瓣膜和关节滑膜上造成。

②急性肾小球肾炎　多见于儿童和少年，大多数由 A 群 12 型链球菌引起。临床表现为蛋白尿、浮肿和高血压，也是一种超敏反应性疾病。链球菌的某些抗原与肾小球基底膜有共同抗原，机体针对链球菌所产生的抗体与肾小球基底膜发生反应，属于Ⅱ型超敏反应。由链球菌的 M 蛋白所产生的相应抗体形成的免疫复合物沉积于肾小球基底膜，造成基底膜损伤，属于Ⅲ型超敏反应。

（4）其他疾病　甲型溶血性链球菌是人类口腔和上呼吸道的正常菌群，在拔牙或摘除扁桃体时，寄居在口腔中的甲型溶血性链球菌可侵入血流引起菌血症，当心脏瓣膜已有缺陷或损伤时，它可在损伤部位繁殖，引起亚急性细菌性心内膜炎。甲型溶血性链球菌在口腔还可引起龋齿。当机体免疫功能低下时，B 群链球菌可引起皮肤感染、心内膜炎、产后感染、新生儿败血症和新生儿脑膜炎。

3. 免疫性

A 群链球菌感染后，可产生特异性免疫，主要是 M 蛋白的抗体（IgG），由于其型别多，无交叉免疫性，所以可反复感染。猩红热病后可产生对同型红疹毒素的抗体，建立牢固的同型抗毒素免疫。

（三）微生物学检查

根据链球菌所致疾病不同，可采集脓液、咽拭子、血液等标本送检。

（1）直接涂片镜检　取脓液涂片，革兰氏染色后镜检，如发现革兰氏阳性且呈链状排列的球菌，则可作出初步诊断。

（2）分离培养鉴定　脓液或咽拭子直接划线接种在血琼脂平板上，孵育后观察有无链球菌菌落。根据溶血性不同，可区分为甲型、乙型或丙型链球菌。有 β 溶血的菌落，应与葡萄球菌区别；有 α 溶血的菌落，要与肺炎球菌鉴别。疑有败血症的血液标本，应先在葡萄糖肉汤中增菌后再在血平板上分离鉴定。心内膜炎病例，培养草绿色链球菌宜孵育 3周以上。

（3）血清学检查　抗链球菌溶血素 O 试验简称抗 O 试验，常用于风湿热、急性肾小球肾炎的辅助诊断。患者血清中的抗 O 抗体效价大多在 250 U 左右，超过 400 U 即有诊断意义。

（四）防治原则

及时治疗患者和带菌者，以减少传染源。注意对空气、器械和敷料等进行消毒。对于急性咽峡炎和扁桃体炎儿童患者要治疗彻底，以防止以后发生急性肾小球肾炎、风湿热及亚急性细菌性心内膜炎。A 群链球菌对青霉素、磺胺、红霉素都敏感，治疗首选青霉素。

三、其他常见病原性球菌

其他常见病原性球菌及其特点见表 12-2。

表 12-2 其他常见病原性球菌及其特点

细菌名称	主要生物学特性	致 病 性	防 治 要 点
肺炎链球菌	革兰氏阳性,钝端相对双球菌,有荚膜	条件致病菌,主要致病物质是荚膜,引起大叶性肺炎,出现发热、胸痛、咳铁锈色痰等症状	有呼吸道病毒感染的老人和小儿易感染,老人感染后病死率高,易感人群可接种肺炎球菌荚膜多糖疫苗
脑膜炎奈瑟菌	革兰氏阴性,肾形以凹面相对的双球菌,无鞭毛,无芽胞,新分离菌株有菌毛和荚膜	主要致病物质为内毒素,通过呼吸道传播,人感染后多为带菌者,少数引起流行性脑膜炎,出现高热、头痛、呕吐、皮疹等症状	15 岁以下儿童易感,可接种流脑疫苗,可根据药敏试验选择能通过血脑屏障的药物
淋病奈瑟菌	革兰氏阴性,形态类似脑膜炎奈瑟菌,有菌毛和荚膜	主要致病物质为菌毛,人是唯一易感者,通过性接触传播引起泌尿道化脓性感染,继发可引起女性生殖道感染和新生儿淋病性眼结膜炎	避免不洁性接触。治疗可采用大观霉素、头孢曲松等连续肌肉注射 10 d,新生儿可用 1% 硝酸银滴眼,以防止感染

小 结

病原性葡萄球菌是最常见的化脓性细菌,产生血浆凝固酶及多种毒素,引起化脓性疾病和毒素性疾病。化脓性感染的特点是脓液黏稠、病灶局限与周围组织界限明显。治疗前应做药敏试验来指导用药。

A 群链球菌也是引起化脓性疾病的主要病原菌,能产生多种侵袭性酶和毒素,引起化脓性感染、毒素性疾病和超敏反应性疾病。化脓性感染的特点是脓液稀薄、带血性、与周围组织界限不清,治疗首选青霉素 G。

肺炎链球菌的荚膜与致病性的关系较大,主要引起大叶性肺炎。在呼吸道病毒感染后,营养不良及抵抗力差的小儿、老年人尤易患本病,老人感染后病死率较高。

脑膜炎奈瑟菌引起人类的流行性脑膜炎,最重要的致病物质是内毒素。该细菌经呼吸道感染,易感人群是 15 岁以下的儿童,可使用流脑疫苗进行预防。

淋病奈瑟菌引起淋病,此细菌经性接触传播,治疗可使用大观霉素、头孢曲松等。

复习思考题

一、单项选择题

1. 假膜性肠炎的发病机制,正确的是( )。
   A. 侵袭性酶引起　　　　　B. 溶血毒素引起　　　　　C. 菌群失调引起
   D. 超敏反应　　　　　　　E. 血浆凝固酶引起

2. 猩红热的病原菌是( )。
   A. 金黄色葡萄球菌　　　　B. 化脓性链球菌　　　　　C. 表皮葡萄球菌
   D. 草绿色链球菌　　　　　E. 淋球菌

3. 流脑流行期间,以下哪项防治措施是不恰当的( )。

A．对患者早发现、早隔离、早治疗　　B．给带菌者服用磺胺嘧啶

C．对空气进行消毒　　　　　　　　　D．对已接触流脑患者的儿童接种流脑疫苗

E．以上都不是

4．链球菌不会引起下列哪种疾病？（　　）

A．产褥热　　　　B．猩红热　　　　C．痈　　　　　　D．淋病　　　　E．亚急性心内膜炎

5．下列哪种不是葡萄球菌的致病物质？（　　）

A．凝固酶　　　　B．胶原酶　　　　C．溶血毒素　　　D．肠毒素　　　E．杀白细胞素

6．抗 O 试验用于检查（　　）。

A．沙门菌 O 抗原　　　　　　B．O 型红细胞　　　　　　　C．O 群链球菌

D．链球菌溶血毒素 O 抗体　　E．链球菌溶血毒素 O

7．引起化脓性感染最常见的细菌是（　　）。

A．葡萄球菌　　　　　　　　B．脑膜炎奈瑟菌　　　　　　C．肠球菌

D．淋病奈瑟菌　　　　　　　E．肺炎链球菌

8．链球菌感染使脓液稀薄的物质是（　　）。

A．M 蛋白　　　　　　　　　B．透明质酸酶　　　　　　　C．溶纤维蛋白酶

D．脱氧核糖核酸酶　　　　　E．红疹毒素

9．能引起大叶性肺炎的病原菌是（　　）。

A．金黄色葡萄球菌　　　　　B．肺炎杆菌　　　　　　　　C．肺炎链球菌

D．草绿色链球菌　　　　　　E．淋球菌

10．假膜性肠炎的病原体是（　　）。

A．化脓性链球菌　　　　　　B．肠球菌　　　　　　　C．耐药性金黄色葡萄球菌

D．大肠埃希菌　　　　　　　E．白喉棒状杆菌

二、思考题

试比较葡萄球菌和链球菌引起的化脓性感染的临床特点。

单项选择题答案：1．C　2．B　3．D　4．D　5．B　6．D　7．D　8．B　9．C　10．C

■ 钟伟华 ■

第二节　肠道杆菌

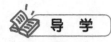 导　学

　　本节主要介绍大肠埃希菌、沙门菌、志贺菌的主要生物学特性、致病性、免疫性、标本采集与检查以及防治原则，简要介绍变形杆菌的致病性。学习时，要重点掌握大肠埃希菌、沙门菌、志贺菌的形态结构、致病特点、标本采集、防治要点，大肠埃希菌的卫生细菌学意义，熟悉肠道杆菌的共性，了解肥达反应。

肠道杆菌是一大群生物学特性相似的革兰氏阴性杆菌,常寄居在人和动物的肠道内,随人与动物的粪便排出,广泛分布于水、土壤或腐蚀物中。

肠道杆菌种类繁多,根据生化反应、抗原结构、核酸杂交和序列分析进行分类,目前肠杆菌科有 44 个菌属。与医学有关的有埃希菌属、志贺菌属、沙门菌属、克雷伯氏菌属、变形杆菌属、摩根菌属、枸橼酸菌属、肠杆菌属、沙雷菌属和耶尔森菌属等 10 个菌属,包括 25 个菌种。其中:大多数是肠道的正常菌群,但当宿主免疫力降低或细菌移位至肠外时,可成为条件致病菌而引起疾病;仅少数为病原菌,如志贺菌属、伤寒沙门菌及少数大肠埃希菌等。

肠道杆菌具有下列相同的生物学特性。

(1) 形态结构　肠道杆菌形态结构相似,均为宽 $0.3\sim1.0~\mu m$、长 $1\sim6~\mu m$ 的革兰氏阴性杆菌,无芽胞,多数有鞭毛和菌毛,少数有荚膜。

(2) 培养　肠道杆菌为需氧或兼性厌氧菌,培养营养要求不高,在普通琼脂平板上生长良好,形成光滑、湿润的中等大小菌落。

(3) 生化反应　肠道杆菌生化反应活泼,能分解多种糖类和蛋白质,常用来做菌属和菌种的鉴别。乳糖发酵试验对初步鉴别肠道致病菌和非致病菌有重要意义,致病菌一般不分解乳糖,而非致病菌多数能分解乳糖。

(4) 抗原　肠道杆菌抗原结构复杂,主要有菌体 O 抗原、鞭毛 H 抗原和荚膜 K 抗原或包膜抗原,其他尚有菌毛抗原。

①O 抗原存在于细胞壁脂多糖(LPS)层,具有属种特异性,其特异性取决于 LPS 分子末端重复结构的多糖链的糖残基种类的排列。O 抗原耐热,100 ℃不能把它破坏。从患者新分离菌株的菌落大多呈光滑 S 型,在人工培养基上多次传代移种保存日久后,LPS 失去外层 O 特异性侧链,此时菌落变成粗糙 R 型,称为 S-R 型变异。R 型菌株的毒力显著低于 S 菌株。

②H 抗原存在于鞭毛蛋白,不耐热,于 60 ℃加热 30 min 即被破坏。H 抗原的特异性决定于多肽链上氨基酸的排列序列和空间结构。

③荚膜或包膜抗原位于 O 抗原外围,能阻止 O 凝集现象。其成分为多糖,但于 60 ℃加热 30 min 可被破坏,重要的有伤寒沙门菌的 Vi 抗原、大肠埃希菌的 K 抗原等。

(5) 抵抗力　肠道杆菌抵抗力不强,一般 60 ℃加热 30 min 即死亡,易被一般消毒剂杀灭。肠道杆菌在自然界生存能力较强,如在水、粪便中可存活数周至数月。

(6) 变异性　肠道杆菌属细菌易出现变异菌株。除自发突变外,更因相互处于同一密切接触的肠道微环境,可以通过转导、结合或溶原性转换等转移遗传物质,使受体菌获得新的性状而导致变异。最常见的是耐药性转移、毒素产生和生化反应特性等的改变,在致病力、细菌学诊断、治疗与预防中均有重要意义。

一、大肠埃希菌

大肠埃希菌通常被称为大肠杆菌,是正常肠道菌群的组成部分,婴儿出生后数小时就进入肠道,并伴随终生,被认为是非致病菌。但是,一些特殊血清型的大肠杆菌可对人和动物致病,尤其对婴儿和幼畜(禽),常引起严重腹泻和败血症。

(一)主要生物学性状

革兰氏阴性短杆菌,大小 $0.5~\mu m\times(1\sim3)~\mu m$。周身鞭毛,能运动,无芽胞(图 12-3)。

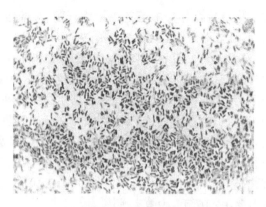

图 12-3　大肠杆菌

肠外感染菌株常有多糖包膜,能分解多种糖类产酸、产气,是人和动物肠道中的正常菌群。

大肠埃希菌的抗原成分复杂,可分为菌体抗原 O、鞭毛抗原 H 和表面抗原 K。根据菌体抗原的不同,可将大肠埃希菌进行血清学分型。K 抗原根据耐热性的不同可进一步分为 L、A、B 三型。O 抗原多于 170 种,H 抗原多于 56 种,K 抗原则在 100 种以上。一个菌株中,一般只含一个型别的 K 抗原。表示大肠埃希菌的血清型方式是按 O：K：H 排列,如 O111：K58(B4)：H2。

(二)致病性与免疫性

正常情况下,大多数大肠埃希菌不致病。在肠道中大肠埃希菌属于正常菌群,同时还能帮助合成维生素 K 等。大肠埃希菌可作为条件致病菌在机体免疫力降低时移居到肠道以外的地方,例如胆囊、尿道、膀胱、阑尾等,从而引起感染。

1. 致病物质

(1)定植因子　又称黏附素,能使细菌黏附在肠道和尿道的细胞上,避免尿液冲刷及肠蠕动将细菌排出。

(2)外毒素　少数大肠埃希菌可产生多种外毒素,在致病过程中起着重要作用。

(3)K 抗原　具有抗吞噬作用。

2. 所致疾病

(1)肠道外感染　肠道外感染多继发于人体抵抗力下降或外伤、肠部手术的基础上。主要是肠道外部位或脏器的化脓性炎症,如泌尿道感染、新生儿脑膜炎和败血症等。

(2)肠内感染　大肠埃希菌的某些血清型可引起人类腹泻,又称为胃肠炎,这些细菌可分为以下五种类型。

①肠产毒性大肠杆菌(ETEC)　霍乱样综合征患者大便中发现的一组致腹泻性大肠埃希杆菌,其致病物质是肠毒素和定植因子。它是发达国家"旅游者腹泻"的主要病原之一,是"成人霍乱综合征"的常见原因,也是小儿腹泻的重要病原。其发病率仅次于轮状病毒,患者和无症状带菌者为主要传染源,成人、小儿均可发病,其症状可表现为轻度腹泻直至严重到霍乱样腹泻。

②肠侵袭性大肠杆菌(EIEC)　不产生肠毒素,而是侵袭结肠黏膜上皮细胞,细菌死亡后释放出内毒素,破坏细胞形成炎症和溃疡,引起腹泻。临床较少见,主要侵犯较年长儿童和成人,其临床表现类似菌痢。

③致病性大肠杆菌（EPEC） 导致婴幼儿腹泻的主要病原菌,有高度传染性,严重者可致死。在医院内常引起感染,不产生肠毒素和其他外毒素,无侵袭性,细菌侵入肠道后,主要在十二指肠、空肠和回肠上段大量繁殖,干扰肠腔内液体的吸收,造成水样便,常有自限性,但可转变为慢性疾病。

④肠出血性大肠杆菌（EHEC） 1982年首先在美国发现,其血清型为O157：H7。动物试验研究结果表明,O157：H7大肠杆菌进入人体后主要侵犯小肠远端和结肠、肾脏、肺、脾脏和大脑。引起肠黏膜水肿、出血、液体蓄积、肠细胞水肿、坏死及肾脏、脾脏与大脑的病变。O157：H7大肠杆菌主要依靠它产生的志贺样毒素、溶血素和菌毛对上皮细胞的黏附力引起人体的损害。志贺样毒素能抑制真核细胞的蛋白合成、促进血小板聚集、损伤内皮细胞,与出血性肠炎和血小板减少性紫癜的发生有关。5岁以下儿童容易感染,感染者症状轻重不一,可表现为水样泻或伴有强烈腹痛的血便。其死亡率可达3‰~5‰。

⑤肠黏附性大肠杆菌（EAEC） 可产生黏附素样毒素,不侵袭细胞,在黏膜表面大量繁殖引起微绒毛病变,引起婴幼儿持续性腹泻、脱水,偶尔有血便。

（三）微生物学检查

（1）标本 肠道外感染者标本应取中段尿、血液、脓液、脑脊液等,腹泻者取粪便。

（2）涂片染色和分离培养 粪便标本直接接种肠道杆菌选择性培养基;血液需先经肉汤增菌,再转种血琼脂平板;其他标本可同时接种血琼脂平板和肠道杆菌选择性培养基。于37 ℃孵育18~24 h后,观察菌落并涂片染色镜检,然后采用一系列生化反应进行鉴定。泌尿系统感染除确定大肠杆菌外,还应计数,每毫升尿含菌量不小于100000时,才有诊断价值。

（3）卫生细菌学检查 大肠杆菌不断随粪便排出体外,污染周围环境和水源、食物等。取样检查时,样品中大肠杆菌越多,表示样品被粪便污染越严重,也表明样品中存在肠道致病菌的可能性越大。故应对饮水、食品、饮料进行卫生细菌学检查。

①细菌总数 检测每毫升或每克样品中所含细菌数。我国规定的卫生标准是每毫升饮水中细菌总数不得超过100个。

②大肠菌群数 每升样品中所含大肠菌群数。我国的卫生标准是每升饮水中大肠菌群不得超过3个;瓶装汽水、果汁等100 mL样品中所含大肠菌群不得超过5个。

（四）防治原则

提高卫生标准,减少大肠埃希菌引起胃肠炎的机会。尿道插管和膀胱镜检等应严格无菌操作等。大肠埃希菌普遍耐药,应该在药敏试验指导下用药。

二、沙门菌属

沙门菌属是一类寄生在人和动物肠道的革兰氏阴性肠道杆菌,目前已发现的超过1000种。其中与人类疾病有关的主要有伤寒沙门菌、甲型副伤寒沙门菌、乙型伤寒沙门菌和鼠伤寒沙门菌、丙型伤寒沙门菌、猪霍乱沙门菌、肠炎沙门菌等。除伤寒沙门菌、甲型副伤寒沙门菌和乙型副伤寒沙门菌引起人类的疾病外,大多数仅能引起家畜、鼠类和禽类等动物的疾病,但有时也可污染人类的食物而引起食物中毒。

（一）主要生物学性状

沙门菌是革兰氏阴性杆菌,中等大小,多数具有周鞭毛(图12-4),无芽胞,一般无荚膜,有菌毛,兼性厌氧菌,在普通培养基上即可生长,不分解乳糖。沙门菌具有复杂的抗原结构,一般可分为菌体 O 抗原、鞭毛 H 抗原和表面 Vi 抗原三种。其对理化因素的抵抗力差,对一般消毒剂敏感,在水中可存活 2～3 周,在粪便中可存活 1～2 个月。

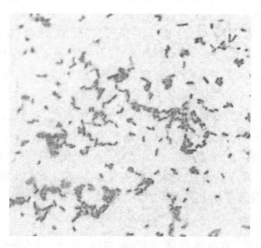

图 12-4　沙门菌

（二）致病性与免疫性

1. 致病物质

（1）侵袭力　沙门菌的菌毛具有很强的黏附作用,使沙门菌黏附在肠黏膜上皮细胞上,并且能进入其内繁殖。沙门菌的 Vi 抗原具有微荚膜功能,能抵抗吞噬细胞的吞噬和杀伤作用,并阻挡抗体和补体等对菌体的破坏作用。

（2）内毒素　沙门菌在死亡后释放出内毒素,引起机体的发热、白细胞减少等反应,严重时导致中毒症状和内毒素休克。

2. 所致疾病

（1）伤寒和副伤寒是由伤寒沙门菌和甲、乙型副伤寒沙门菌引起的急性肠道传染病,多见于儿童和青壮年,好发于夏秋季。病菌随粪便排出,污染水、食物或其他生活用品,再经口食入而传播。不良的卫生习惯是感染和传播的重要因素,患者和带菌者是传染源。一般伤寒的自然病程为 4 周,副伤寒的自然病程为 2 周。

伤寒沙门菌随污染的水或食物进入消化道后,一般可被胃酸杀灭,若入侵病菌数量较多或胃酸缺乏时,致病菌可进入小肠,侵入肠黏膜,此时部分病菌被巨噬细胞吞噬并在其胞浆内繁殖后由胸导管进入血流而引起第一次菌血症,此阶段患者无症状或有发热等前驱症状,相当于临床上的潜伏期。伤寒沙门菌随血流进入肝、脾、胆囊、肾和骨髓后继续大量繁殖,再次进入血流,引起第二次菌血症并释放强烈的内毒素,出现持续高热、皮肤玫瑰疹、肝和脾肿大、外周血白细胞降低等,此时相当于病程的第 1～2 周,此时血培养常为阳性,骨髓中伤寒杆菌最多、培养阳性率最高。病程第 2～3 周,伤寒杆菌继续随血流散播至全身各脏器与皮肤等处,经胆管进入肠道随粪便排出,经肾脏随尿液排出,此时粪便、尿液培养可获显阳性。经胆管进入肠道的伤寒沙门菌,部分穿过小肠黏膜再度侵入肠壁淋巴组织,在原已致敏的肠壁淋巴组织上发生Ⅳ型超敏反应,引起肠壁局部的坏死,脱落而形成溃疡,若波及病变部位血管可引起出血,若侵及肌层与浆膜层则可引起肠穿孔。病程第 4 周开始,人体产生的免疫力逐渐加强,表现为体液免疫和细胞免疫功能增强,肠壁溃疡逐渐愈合,疾病最终获得痊愈。

（2）食物中毒主要以急性肠胃炎为主,潜伏期一般为 6～24 h。前期症状有恶心、头痛,全身乏力等,主要症状有发热、呕吐、腹痛、腹泻,粪便为黄绿色水样便,有时带脓血和黏液。严重患者出现寒战、惊厥、抽搐和昏迷等症状。病程为 3～7 d,一般预后良好,但是老人、儿童和体弱者如不及时进行急救处理也可因脱水引起休克、肾功能衰竭而导致死亡。多数沙门菌病患者不需服药即可自愈,婴儿、老人及那些患有其他疾病的患者应就医治疗。

（3）败血症常发生于儿童和免疫力低下的成年人。病菌以猪霍乱沙门菌、鼠伤寒沙门菌、肠炎沙门菌常见。细菌经口感染进入肠道后很快侵入血流,在血液中大量生长繁殖。患者肠道症状不明显,但败血症症状严重,有高热、寒战和贫血等,可同时导致脑膜炎、骨髓炎、胆囊炎、心内膜炎等。

（3）伤寒或副伤寒病后可获得牢固免疫力,主要是细胞免疫。

（三）微生物学检查

1. 病原菌的分离鉴定

（1）标本 伤寒和副伤寒可根据不同病程选取标本。第 1～2 周可取外周血,第 2～3 周可取粪便或尿液,全程可取骨髓。食物中毒患者可取粪便、呕吐物或食物;败血症患者取血液。

（2）分离培养鉴定 骨髓和血液标本先增菌后进行分离鉴定,其他标本可直接进行鉴定。

2. 血清学试验 肥达反应是用已知伤寒沙门菌的鞭毛 H 抗原和菌体 O 抗原以及甲型（A）与乙型（B）副伤寒沙门菌的标准液与患者血清做试管凝集试验,测定患者血清中相应抗体的效价,用于伤寒、副伤寒的辅助诊断或流行病学调查。

（四）防治原则

加强食物和饮用水的卫生管理,切断传播途径。及时发现和治疗带菌者,控制传染源。带菌者不能从事餐饮行业。治疗首选氟喹诺酮类,如氧氟沙星、环丙沙星等。

三、志贺菌

志贺菌是引起人类细菌性痢疾（菌痢）的病原菌,统称痢疾杆菌。细菌性痢疾是常见的消化道传染病,全球年病例超过两亿例,其中住院病例约 500 万例,死亡约 65 万例。

（一）主要生物学性状

志贺菌为革兰氏阴性杆菌,无鞭毛,有菌毛。在肠道鉴别培养基上形成无色、半透明的菌落。志贺菌均能分解葡萄糖,产酸、不产气,有 O 和 K 两种抗原。根据 O 抗原将志贺菌属分为四群 40 余种血清型（包括亚型）。

（二）致病性与免疫性

1. 致病物质

志贺菌的致病物质主要是侵袭力和内毒素,有的菌株还能产生外毒素。

（1）侵袭力 借菌毛黏附、穿入回肠末端和结肠黏膜上皮细胞,在上皮细胞内繁殖,形成感染灶,引起炎症反应。细菌一般不进入血流,志贺菌只有侵入肠黏膜后才能致病。

（2）内毒素　①作用于肠黏膜，使肠壁通透性增加，促进对内毒素的吸收，引起患者发热、神志障碍等。②破坏肠黏膜，形成炎症、溃疡，呈现典型的脓血黏液便。内毒素还能作用于肠壁自主神经系统，使肠功能发生紊乱，导致肠蠕动失调和痉挛，尤其是直肠括约肌痉挛最明显，因而患者出现腹痛、里急后重等症状。

（3）外毒素　A群志贺菌Ⅰ型和Ⅱ型还能产生外毒素，称为志贺毒素。志贺毒素具有的三种生物学活性分别是肠毒素性、细胞毒素性和神经毒素性。

2. 所致疾病

志贺菌的传染源是患者和带菌者，传播途径主要为粪口途径，人类对志贺菌较易感。痢疾志贺菌引起的菌痢病情较重；宋内志贺菌多引起轻型感染；福氏志贺菌感染易转变为慢性，病程迁延；福氏和宋内志贺菌是我国常见的流行型别。

菌痢在临床上分为三种类型。

（1）急性菌痢　起病急，有发热、腹痛、腹泻、脓血便、里急后重等典型临床症状。

（2）急性中毒性菌痢　以小儿多见，无明显的消化道症状，主要表现为全身严重的中毒症状。各型志贺菌都有可能引起。临床主要表现为高热、神志障碍、休克，病死率较高。

（3）慢性菌痢　病程在2个月以上，迁延不愈，以局部症状为主。

3. 免疫性

志贺菌感染病后建立的特异型免疫（sIgA）短暂，不持久，无交叉免疫。

（三）微生物学检查

（1）标本　取黏液脓血便、肛拭子标本立即送检。

（2）分离培养与鉴定　将标本接种于肠道进行鉴别，或接种于选择培养基，取无色较透明的菌落进行生化反应和血清学试验，以确定菌群和菌型。

（3）快速诊断法　快速诊断法包括免疫染色法、免疫荧光菌球法、协同凝集试验、乳胶凝集试验和分子生物学方法等。

（四）防治原则

非特异性防治包括：严格检测食物和水等的卫生细菌学指标；隔离患者、消毒排泄物；积极发现亚临床病例和带菌者，该类人员不得从事饮食行业。

特异性预防包括口服依赖链霉素依赖菌株（Sd）制成的多价活疫苗。

对急、慢性疾病患者和带菌者进行早期诊断、早期隔离和早期药物治疗。该些患者对磺胺药、吡哆酸、庆大霉素等敏感，但志贺菌容易出现多重耐药菌株，用药前应做药物敏感试验。

四、变形杆菌属

变形杆菌属现有五种，包括普通变形杆菌、奇异变形杆菌、产黏变形杆菌、潘氏变形杆菌和豪氏变形杆菌。其中普通变形杆菌和奇异变形杆菌与临床关系较为密切。变形杆菌为革兰氏染色阴性、无芽胞、无荚膜、周身鞭毛、运动活泼，两端钝圆的小杆菌。菌体大小宽 $0.4 \sim 0.6\ \mu m$，长 $1.0 \sim 3.0\ \mu m$。具有尿素酶，能迅速分解尿素，是变形杆菌重要生化反应特征。

普通变形杆菌 X19、X2 和 Xk 三个菌株的 O 抗原与斑疹伤寒立克次体有共同抗原。

根据这一现象,临床上可用普通变形杆菌 OX19、OX2 和 OXk 代替立克次体作为抗原,与患者血清进行凝集试验,即外斐试验(Weil-Felix test),以辅助诊断相应立克次体病。

变形杆菌属中以奇异变形杆菌引起的感染最为常见,其次是普通变形杆菌,它们都是条件致病菌,在泌尿系统感染中这两种菌仅次于大肠埃希菌,医源性感染较多见,如留置导尿、尿路堵塞、肠道细菌迁移等。致病因素有鞭毛、菌毛、内毒素、溶血毒素等。本属细菌中变形杆菌属的脲酶分解尿素产氨,使尿液 pH 值增高,碱性环境利于该菌生长。肾结石、膀胱结石的形成也可能与这个原因有关,因为尿液碱化可以促进磷酸铵镁结石的形成。该菌还可以引起创口感染、呼吸道、咽部、耳、眼部感染及败血症等。某些菌株产生耐热肠毒素,污染食物可致食物中毒和婴儿肠炎。

小 结

肠道杆菌是人类肠道中的一群革兰氏阴性杆菌,有菌毛,多数有鞭毛,无芽胞。大肠埃希菌是肠道正常菌群,多为条件致病菌,能引起肠外感染。大肠埃希菌的某些血清型能引起肠内感染。

沙门菌可引起伤寒和副伤寒、食物中毒和败血症。带菌者尤其健康带菌者与伤寒和副伤寒的流行有一定的意义。

志贺菌是引起人类菌痢的病原菌。菌痢分为急性菌痢、急性中毒性菌痢和慢性菌痢。志贺菌易发生耐药性变异。

变形杆菌为条件致病菌,常引起泌尿道感染等。

复习思考题

一、单项选择题

1. 卫生学上以检出何种细菌表示有粪便污染?(　　　)

A. 葡萄球菌　　　　　　　B. 大肠埃希菌　　　　　　C. 伤寒沙门菌

D. 志贺菌　　　　　　　　E. 淋球菌

2. 没有鞭毛抗原的细菌是(　　　)。

A. 大肠埃希菌　　　　　　B. 痢疾志贺菌　　　　　　C. 伤寒沙门菌

D. 霍乱弧菌　　　　　　　E. 变形杆菌

3. 有 Vi 抗原的细菌是(　　　)。

A. 大肠埃希菌　　　　　　B. 脑膜炎奈瑟菌　　　　　C. 伤寒沙门菌

D. 普通变形杆菌　　　　　E. 以上都是

4. 我国卫生标准规定:瓶装汽水、果汁等饮料每 100 毫升中大肠杆菌不得超过(　　　)。

A. 3个　　　　B. 5个　　　　C. 10个　　　　D. 100个　　　　E. 1个

5. 伤寒杆菌 Vi 抗体的检查可用于(　　　)。

A. 早期诊断　　　　　　　B. 判断预后　　　　　　　C. 检查免疫力

D. 调查带菌者　　　　　　E. 治疗疾病

6. 关于肠道杆菌的描述,不正确的是(　　　)。

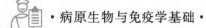

A. 所有肠道杆菌都不形成芽胞   B. 肠道杆菌都有菌毛

C. 肠道杆菌中致病菌一般可分解乳糖   D. 肠道杆菌中非致病菌一般可分解乳糖

E. 肠道的杆菌都为革兰氏阴性菌

二、思考题

患者因发热、腹痛、腹泻、大便带有黏液、脓血,伴里急后重来医院就诊,可能的病因是什么?

单项选择题答案:1. B   2. B   3. C   4. D   5. D   6. E

第三节　弧　菌　属

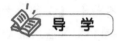

本节介绍霍乱弧菌的主要生物学特性、致病性、免疫性、标本采集与检查以及防治原则,副溶血性弧菌的致病性和防治原则。学习时要重点掌握霍乱弧菌的形态结构培养特性、致病特点和标本采集、防治要点,副溶血性弧菌的致病特点和防治要点。

一、霍乱弧菌

霍乱弧菌是人类霍乱的病原体。霍乱是一种古老且广泛流行的烈性传染病,曾在世界上引起多次大流行,主要表现为剧烈的呕吐、腹泻、失水,死亡率甚高。霍乱属于国际检疫传染病。霍乱弧菌包括两个生物型,即古典生物型和埃尔托生物型。这两种型别除个别生物学性状稍有不同之外,形态和免疫学特性基本相同,在临床病理及流行病学特征上没有本质的差别。自 1817 年以来,全球共发生了 7 次世界性大流行,前 6 次的病原菌是古典型霍乱弧菌,第 7 次的病原菌是埃尔托型霍乱弧菌。

(一)主要生物学性状

1. 形态与染色

新从患者分离出的霍乱弧菌比较典型,为革兰氏阴性菌,菌体弯曲呈弧状或逗点状,菌体一端有单根鞭毛和菌毛,无荚膜与芽胞。经人工培养后,易失去弧形而呈杆状。取霍乱患者米泔水样粪便做活菌悬滴观察,可观察到细菌运动极为活泼,如流星穿梭运动,呈鱼群状排列(图 12-5)。

2. 培养特性

霍乱弧菌营养要求不高,在 pH 值为 8.8~9.0 的碱性蛋白胨水或碱性琼脂平板中生长良好。

3. 抗原构造与分型

霍乱弧菌有 O 抗原和 H 抗原,根据 O 抗原的不同将霍乱弧菌分为 155 个血清群。其

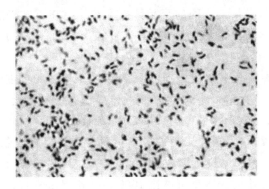

图 12-5　霍乱弧菌

中 O1 群、O139 群引起霍乱,其他存在于水中,引起人类胃肠炎等疾病。H 抗原无特异性,为霍乱弧菌的共同抗原。

根据 O1 群霍乱弧菌的表型差异,可以将 O1 群分为两个生物型,即古典生物型和埃尔托生物型。

4. 抵抗力

古典生物型霍乱弧菌对外环境抵抗力较弱,埃尔托生物型霍乱弧菌抵抗力较强,在河水、井水、海水中可存活 1~3 周,在鲜鱼、贝壳类食物中可存活 1~2 周。

霍乱弧菌对热、干燥、日光、化学消毒剂和酸均很敏感,且耐低温、耐碱。湿热 55 ℃ 15 min,100 ℃ 煮沸 1~2 min,水中加 5×10^{-5} g/mL 的氯 15 min 均可被杀死。0.1% 高锰酸钾浸泡蔬菜、水果可达到消毒目的。其在正常胃酸中仅生存 4 min。

(二) 致病性与免疫性

1. 致病物质

(1) 侵袭物质　霍乱弧菌活泼的单鞭毛运动有利于细菌穿过肠黏膜的表面,接近肠壁上皮细胞。霍乱弧菌的普通菌毛可使细菌黏附定植于小肠壁。

(2) 霍乱肠毒素　霍乱弧菌产生强烈的外毒素,即霍乱肠毒素,由 A 亚单位和 B 亚单位组成。B 亚单位与该处黏膜上皮细胞表面受体神经节苷脂结合后 A、B 两种亚单位解离,A 亚单位穿过细胞膜进入细胞内,激活腺苷酸环化酶,使细胞内三磷酸腺苷(ATP)转化为环磷酸腺苷(cAMP),使细胞内环磷酸腺苷含量提高,促使一系列酶反应加速进行,导致空肠到回肠部腺细胞分泌功能亢进,引起大量液体及血浆中的钠、钾、氯等离子进入肠腔,由于其分泌功能超过肠道再吸收能力,从而造成严重的腹泻及呕吐。由于胆汁分泌减少,且肠腔中有大量水、黏液及电解质,故腹泻物呈白色米泔水样;由于剧烈呕吐和腹泻导致脱水和电解质丢失,所以出现缺钾、缺钠及肌肉痉挛;由于碳酸氢根离子丢失,酸性代谢物在体内蓄积,所以出现代谢性酸中毒;由于有效血容量急剧减少,血液浓缩,所以出现尿量减少、血压下降,甚至休克;由于肾缺血、缺氧,细胞内缺钾,所以出现肾小管上皮细胞变性、坏死,造成急性肾功能衰竭。

2. 所致疾病

霍乱弧菌可引起烈性肠道传染病霍乱,为我国的甲类法定传染病。在自然情况下,人类是霍乱弧菌的唯一易感者。在地方性流行区,除患者外,无症状感染者也是重要传染源。传播途径主要是通过污染的水源或未煮熟的食物如海产品、蔬菜经口摄入。公用水源是造成暴发流行的重要因素,人与人之间的直接传播不常见。在正常胃酸条件下,如以水为载体,需饮入大于 10^{10} 个细菌方能引起感染;如以食物作为载体,由于食物高强度的缓冲能力,感染剂量可减少到 $10^2 \sim 10^4$ 个细菌。

细菌到达小肠后,黏附于肠黏膜表面并迅速繁殖,不侵入肠上皮细胞和肠腺,细菌在繁殖过程中产生肠毒素进入血液而致病。O1 群霍乱弧菌感染可从无症状或轻型腹泻到严重的致死性腹泻。在古典生物型霍乱弧菌感染者中,无症状者可达 60%;在埃尔托生物型感染者中,无症状者可达 75%。霍乱弧菌古典生物型所致疾病较埃尔托生物型严重。典型病例一般在吞食细菌后 2～3 d 突然出现剧烈腹泻和呕吐,多无腹痛,每天大便数次或数十次。在疾病最严重时,每小时失水量可高达 1000 mL,排出由黏膜、上皮细胞和大量弧菌构成的如米泔水样的腹泻物。大量水分和电解质丧失可导致失水、代谢性酸中毒、低碱血症、低容量性休克、心律不齐和肾功能衰竭。如未经治疗处理,患者可在 12～24 h 内死亡,死亡率高达 25%～60%,但若及时给患者补充液体及电解质,死亡率可小于 1%。

3. 免疫性

霍乱患者病后可获得牢固的免疫力,再感染者少见。患者在发病数日,血液中即可出现特异性抗体,7～14 d 抗体滴度达高峰,随后逐渐下降至较低水平,但能持续约 3 个月,病后小肠内可出现 sIgA。抗体与免疫的关系尚不清楚,一般认为局部 sIgA 可在肠黏膜与病菌之间形成免疫屏障,有阻断黏附和中和毒素的作用。

(三)微生物学检查

取患者米泔水样大便或呕吐物。

(1)直接涂片镜检 镜检(涂片染色及悬滴法检查)观察细菌形态、动力特征。

(2)分离培养鉴定 将标本接种至碱性蛋白胨水中 37 ℃培养 6～8 h 后,取生长物进行形态观察,并转种于碱性平板做分离培养,取可疑菌落做玻片凝集反应,阳性者再做生化反应及生物型别鉴定试验。

(四)防治原则

必须贯彻以预防为主的方针,做好对外交往及入口的检疫工作,严防病菌传入,此外,还应加强水源、粪便的管理,注意饮食卫生。对患者要严格隔离,必要时实行疫区封锁,以免疾病扩散蔓延。治疗的关键为及时补充液体和电解质,预防因失水而引起低血容量性休克和代谢性酸中毒,同时应用抗菌药物如链霉素、氯霉素、强力霉素、复方 SMZ-TMP 等加速细菌的清除。

二、副溶血性弧菌

副溶血性弧菌是一种嗜盐性细菌,主要来自海产品,如墨鱼、海鱼、海虾、海蟹、海蜇等,以及含盐分较高的腌制食品,如咸菜、腌肉等,进食含有副溶血性弧菌的食物可致食物中毒。临床上以急性起病,伴腹痛、呕吐、腹泻及水样便为主要症状。本病多在夏秋季发生于沿海地区,常造成集体发病。

副溶血性弧菌为革兰氏染色阴性菌、兼性厌氧菌,为多形态杆菌或稍弯曲弧菌,嗜盐菌,其最适 pH 值为 8.8～9.0。副溶血性弧菌对酸较敏感,在 pH 值为 6 以下时则不能生长,在普通食醋中 5 min 即可被杀死。对高温抵抗力小,于 50 ℃加热 20 min、65 ℃加热 5

min 或 80 ℃加热 1 min 即可被杀死。副溶血性弧菌对常用消毒剂敏感。

副溶血性弧菌的防治原则是,对海产品、盐渍食品应加热后食用,生食应加醋调味,治疗用药有庆大霉素、氟哌酸和磺胺药等。

小 结

霍乱弧菌是引起霍乱的病原菌,其主要致病物质是鞭毛、菌毛和霍乱肠毒素。霍乱肠毒素是外毒素,它使肠黏膜上皮细胞分泌功能增强,导致严重的呕吐和腹泻,呕吐物和腹泻物呈米泔水样。患者可因严重脱水、酸中毒、休克、肾功能衰竭而死亡。霍乱是甲类传染病,对疑似患者要快速、准确诊断,并及时作出疫情报告。

副溶血性弧菌是嗜盐性细菌,主要存在于海产品中,可引起食物中毒。该菌对酸敏感。

复习思考题

单项选择题

1. 霍乱弧菌的主要致病物质是( )。

A. 内毒素 B. 外毒素 C. 普通菌毛 D. 荚膜 E. 鞭毛

2. 霍乱患者粪便的特征是( )。

A. 水样 B. 蛋花样 C. 果酱样 D. 米泔水样 E. 脓血便

3. 吃海产品或盐渍食品引起食物中毒的细菌是( )。

A. 霍乱弧菌 B. 大肠埃希菌 C. 肉毒杆菌

D. 副溶血性弧菌 E. 志贺菌

4. 弧菌的生长特征是( )。

A. 专性厌氧 B. 最适温度是 25 ℃ C. 能在碱性环境中生长

D. 营养要求高 E. 以上都是

单项选择题答案:1. B 2. D 3. D 4. C

第四节 厌氧性细菌

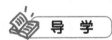 **导 学**

本节介绍厌氧性细菌的主要代表菌及所致疾病,破伤风梭菌的致病性和特异性防治,无芽胞厌氧菌的致病性和防治原则。学习时要重点掌握破伤风梭菌的形态结构、致病特点和防治要点、无芽胞厌氧菌的致病特点和防治要点。

一、破伤风梭菌

破伤风梭菌是引起破伤风的病原菌,大量存在于人和动物肠道中,由粪便污染土壤,经伤口感染引起疾病。

（一）主要生物学性状

（1）形态与染色　破伤风梭菌菌体细长，长 4～8 μm，宽 0.3～0.5 μm，有周鞭毛，芽胞呈圆形，位于菌体顶端，直径大于菌体，似鼓槌状，繁殖体为革兰氏阳性杆菌（图 12-6）。

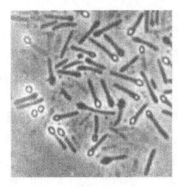

图 12-6　破伤风梭菌

（2）培养特性　破伤风梭菌为专性厌氧菌，最适生长温度为 37 ℃，最适 pH 值为 7.0～7.5，营养要求不高，在普通琼脂平板上培养 24～48 h 后可形成直径 1 mm 以上不规则的菌落，其中心紧密，周边疏松，似羽毛状，易在培养基表面迁徙扩散。在血液琼脂平板上有明显溶血环，在疱肉培养基中培养，肉汤浑浊，肉渣部分被消化，微变黑，产生气体，生成甲基硫醇（有腐败臭味）及硫化氢。破伤风梭菌一般不分解糖类，能液化明胶产生硫化氢，形成吲哚，不能还原硝酸盐为亚硝酸盐，对蛋白质有微弱消化作用。

（3）抵抗力　本菌繁殖体抵抗力与其他细菌相似，但芽胞抵抗力强大，在土壤中可存活数十年，煮沸 40～50 min 可存活。破伤风梭菌对青霉素敏感，磺胺类药物对其有抑制作用。

（二）致病性与免疫性

（1）致病条件　破伤风梭菌是一种非侵袭性细菌，芽胞广泛分布于自然界中，一般不引起疾病。在机体存在窄而深的伤口或伴有其他需氧菌及兼性厌氧菌时，或机体坏死组织多、有泥土或异物污染伤口而形成局部缺血、缺氧时，破伤风梭菌容易繁殖导致疾病。

（2）致病物质和所致疾病　破伤风梭菌能产生强烈的外毒素，即破伤风痉挛毒素。破伤风痉挛毒素是一种神经毒素，其成分为蛋白质，可被肠道蛋白酶破坏，故口服毒素不起作用。破伤风毒素的毒性非常强烈，仅次于肉毒毒素。破伤风梭菌没有侵袭力，只在污染的局部组织中生长繁殖，一般不进入血流。当局部产生破伤风痉挛毒素时，毒素被局部神经细胞吸收或经淋巴、血流进入中枢神经系统。毒素与神经组织中的神经节苷脂结合，封闭了脊髓抑制性突触末端，阻止释放抑制冲动的传递介质甘氨酸和 γ 氨基丁酸，从而破坏了上、下神经元之间的正常抑制性冲动的传递，导致兴奋性异常增高和骨骼肌痉挛。破伤风多见于战伤，除创伤感染外，分娩时断脐不洁，手术器械灭菌不严，均可引起发病。新生儿破伤风（俗称脐风）尤为常见。破伤风潜伏期不定，短则 1～2 d，长则 2 个月，平均 7～14 d。潜伏期越短，病死率越高。发病早期有发热、头痛不适、肌肉酸痛等前驱症状，局部肌肉抽搐，出现张口困难，咀嚼肌痉挛，患者牙关紧闭，呈苦笑面容。继而颈部、躯干和四肢肌肉发生强直收缩，身体呈角弓反张，嘴唇发绀、呼吸困难，最后可因窒息而死。破伤风病死率约 50%，新生儿和老年人尤高。

（3）免疫性　破伤风免疫是体液免疫，主要靠抗毒素中和外毒素。

（三）防治原则

（1）正确处理伤口　清创并对伤口用过氧化氢溶液冲洗以消除厌氧环境。

（2）局部或全身应用抗生素　例如，大剂量使用青霉素，防止伤口局部细菌的生长繁殖。

（3）注射破伤风抗毒素（TAT） 中和游离的破伤风外毒素,对患者进行紧急预防接种和特异性治疗。

（4）应用破伤风类毒素进行预防接种 我国计划免疫规程中规定使用白百破（DPT）三联疫苗对儿童进行计划免疫。另外,对军人和易受外伤的高危人群可提前注射破伤风类毒素进行预防。

二、其他厌氧芽胞菌

其他厌氧芽胞菌及其特点见表 12-3。

表 12-3 其他厌氧芽胞菌及其特点

细菌名称	主要生物学特性	致 病 性	防 治 要 点
产气荚膜梭菌	革兰氏阳性粗大杆菌,有荚膜。在体外会形成芽胞。分解糖类产酸产气	主要致病物质是侵袭性酶和外毒素。所致疾病为气性坏疽和食物中毒	创口要及时清创、扩创,使用过氧化氢清洗创口,使用大剂量青霉素等抗菌药物
肉毒杆菌	革兰氏阳性大杆菌,无荚膜,有周鞭毛。芽胞位于菌体次极端,使菌体呈网球拍状	主要致病物质为内毒素,通过呼吸道传播。人感染后多为带菌者,少数引起流行性脑膜炎,出现高热、头痛、呕吐、皮疹等症状	加强食品的安全卫生管理和监督,对于在常温储存的真空包装食品采取高压杀菌等措施。治疗应早期注射多价肉毒抗毒素

三、无芽胞厌氧菌

无芽胞厌氧菌包括一大群专性厌氧、无芽胞的菌属,包括革兰氏阳性和革兰氏阴性的球菌和杆菌。它们广泛分布于人和动物的皮肤、口腔、胃肠道和泌尿生殖道,是人体正常菌群的重要组成部分,同时也是条件致病菌,常引起内源性混合感染。在细菌感染中,约 60% 有厌氧菌参与,其中 90% 为无芽胞厌氧菌。在所有临床厌氧菌感染中,以拟杆菌属感染为最重要。

（一）种类和分布

无芽胞厌氧菌包括革兰氏阴性及革兰氏阳性杆菌和球菌,以革兰氏阴性杆菌最多,常见种类有以下四种。

（1）革兰氏阴性厌氧杆菌,以类杆菌属中脆弱类杆菌最为重要,占临床厌氧菌分离株的 25%,类杆菌分离株的 50%,主要定居在人体肠道、口腔、上呼吸道及泌尿道和生殖道。

（2）革兰氏阴性厌氧球菌,以韦荣球菌属最为重要,是咽喉部的主要厌氧菌,为混合感染菌。

（3）革兰氏阳性厌氧球菌,最重要的是消化链球菌属,主要寄生于人的体表与外界相通的腔道。该菌常与其他细菌混合引起各部位组织和器官的感染,占临床厌氧菌分离株的 20%～35%,仅次于脆弱类杆菌。

（4）革兰氏阳性厌氧杆菌,常见的主要有丙酸杆菌属、乳酸杆菌属、双歧杆菌属等。

（二）致病性

（1）致病物质　无芽胞厌氧菌多为正常菌群,致病力不强。致病物质视菌种的不同而不同。

（2）致病条件　无芽胞厌氧菌为条件致病菌。当机体有机械性损伤、菌群失调、机体免疫力下降且局部形成了厌氧环境后可导致疾病。

（3）致病特征　该菌的感染多为慢性感染,当出现下列症状之一时应考虑无芽胞厌氧菌的感染。

①口腔、颌面部、鼻咽腔、胸腹腔、盆腔及肛门会阴部等处的慢性深部脓肿。

②感染部位的分泌物或脓液呈血性或黑色或乳白色浑浊液,有恶臭,偶有气体产生。

③分泌物用直接涂片染色常可见革兰氏阴性或革兰氏阳性杆菌,但用普通培养基培养细菌为阴性;所致的败血症、心内膜炎及脓毒性血栓性静脉炎等,常规血培养亦为阴性,必须使用特殊培养基才能培养出细菌。

④长期使用氨基糖苷类抗生素如链霉素、卡那霉素及庆大霉素等治疗无效。

（4）所致疾病　无芽胞厌氧菌可引起内源性感染,无特定病型,大多数为化脓性感染,形成局部炎症、脓肿、组织坏死,也可侵入血流引起菌血症、败血症。感染部位可遍及全身,如口腔感染、女性生殖道及盆腔感染、腹腔感染、肺部和胸膜感染、颅内感染、败血症、感染性心内膜炎、皮肤软组织慢性脓肿等。

（三）标本采集和送检

无芽胞厌氧菌要从感染灶深部采取标本,最好是切取感染灶组织或活检标本,应立即送检。

（1）直接涂片镜检　将采集的标本直接涂片染色镜检,观察细菌形态、染色及细菌量,为进一步培养以及初步诊断提供依据。

（2）分离培养与鉴定　分离培养是鉴定无芽胞厌氧菌感染的关键步骤,标本应立即接种相应的培养基,最常用的培养基是以牛心脑浸液为基础的血平板。置37 ℃厌氧环境培养2～3 d,如无菌生长,应继续培养1周;如有菌生长则进一步利用有氧和无氧环境分别传代培养,证实为专性厌氧菌后,再用生化反应进行鉴定。

（四）防治原则

无芽胞厌氧菌为人体正常菌群,属于条件致病菌,其感染为内源性感染,故缺乏特异有效的预防方法。外科清创引流是预防厌氧菌感染的一个重要措施。

大多数无芽胞厌氧菌对青霉素、氯霉素、氯林可霉素、头孢菌素敏感,而对氨基糖苷类抗生素不敏感,对四环素亦大多耐药。脆弱类杆菌能产生 β-内酰胺酶,破坏青霉素和头孢菌素,故对此类药物耐药,在治疗时须注意,可选用氯霉素和氯林可霉素进行治疗。此外,甲硝唑(灭滴灵)对厌氧菌感染也有很好的疗效。由于厌氧菌常与其他需氧或兼性菌混合感染,所以在选用药物时应全面考虑,相互兼顾。

小结

破伤风梭菌是革兰氏阳性细长杆菌,产生破伤风痉挛毒素,阻止神经细胞抑制性递质释放,引起骨骼肌强直性痉挛。预防破伤风可以使用破伤风类毒素或百白破三联疫苗。破伤风抗毒素可用于疾病的紧急预防和治疗。

无芽胞厌氧菌是人体正常菌群,为条件致病菌,主要引起内源性感染,感染部位广泛,无特定临床症状,临床上要注意防止该类细菌的感染。

复习思考题

一、单项选择题

1. 临床上发现可疑破伤风患者时怎样处理?(　　)
A. 注射破伤风抗毒素　　　B. 注射破伤风类毒素　　　C. 注射破伤风疫苗
D. 分离病原体进行鉴定　　E. 注射百白破三联疫苗

2. 芽胞呈鼓槌状的细菌是(　　)。
A. 破伤风梭菌　　　　　　B. 产气荚膜梭菌　　　　　C. 肉毒杆菌
D. 白喉杆菌　　　　　　　E. 结核杆菌

3. 破伤风梭菌的主要致病因素是(　　)。
A. 溶血毒素　　　　　　　B. 肠毒素　　　　　　　　C. 侵袭性酶
D. 痉挛毒素　　　　　　　E. 内毒素

4. 关于破伤风梭菌感染原因,正确的是(　　)。
A. 吃带菌食物　　　　　　B. 吸入含破伤风芽胞的灰尘　　C. 昆虫叮咬
D. 混有泥土的深部组织创伤　E. 以上都可以

5. 肉毒杆菌引起食物中毒的主要表现是(　　)。
A. 胃肠道症状　　　　　　B. 头痛　　　　　　　　　C. 败血症
D. 肌肉痉挛　　　　　　　E. 肌肉迟缓性麻痹

6. 破伤风的特异性预防应注射(　　)。
A. 活疫苗　　　　　　　　B. 类毒素　　　　　　　　C. 转移因子
D. 死疫苗　　　　　　　　E. 白百破三联疫苗

二、思考题

患者,女,48岁。因下腹部脓肿15 d入院。实验室检查:白细胞 15×10^9/L,中性粒细胞0.90。嘱其做脓肿穿刺,脓液黏稠、褐色、有恶臭味。脓液涂片后经革兰氏染色镜下见到长短不一的革兰氏阴性菌,普通细菌培养未见细菌生长。该患者还应做哪些检查?最可能感染的细菌是哪一类?该类细菌感染有什么特点?

单项选择题答案: 1. A　2. A　3. D　4. D　5. E　6. B

第五节　分枝杆菌属

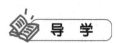 导　学

本节介绍结核分枝杆菌的主要生物学特性、致病性、免疫性、标本采集与检查以及防治原则。学习时要重点掌握结核分枝杆菌的抗酸染色性、抵抗力、变异性(卡介

苗制备)、感染途径、所致疾病、结核菌素试验的意义、结核病标本采集及其特征、最可靠的检查方法以及卡介苗特异性预防接种的内容。

分枝杆菌属种类多,可分为结核分枝杆菌、非典型分枝杆菌、腐物寄生性分枝杆菌和麻风分枝杆菌四组。本属菌是无芽胞、不运动、菌体细长呈分枝状、具有抗酸性的革兰氏阳性杆菌,细胞壁含有独特的分枝菌酸。本属菌内有不少种是致病菌,可引起结核病、麻风病或其他慢性坏死或肉芽瘤。

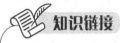

我国肺结核疫情现状

2011 年 3 月 21 日,卫生部召开全国第五次结核病流行病学抽样调查新闻发布会,公布了全国肺结核疫情现状。结核病被列为我国重大传染病之一,是严重危害人民群众健康的呼吸道传染病。根据世界卫生组织的统计,我国是全球 22 个结核病流行严重的国家之一,同时也是全球 27 个耐多药结核病流行严重的国家之一。目前我国结核病年发病人数约为 130 万,占全球发病数的 14.3%,位居全球第 2 位。当前,我国结核病疫情形势依然严峻,防治工作仍面临诸多挑战。耐多药结核病的危害日益凸显,结核病、艾滋病病毒双重感染的防治工作亟待拓展,流动人口结核病患者治疗管理难度加大,现行防治服务体系和防治能力还不能完全满足新形势下防治工作的需求。我国结核病防治工作仍然任重而道远。

结核分枝杆菌又称结核杆菌,是引起结核病的病原菌。感染人体的结核杆菌主要有人型结核杆菌和牛型结核杆菌。

一、主要生物学性状

1. 形态与染色

结核分枝杆菌为细长略带弯曲的杆菌,长为 1～4 μm,宽为 0.4 μm(图 12-7)。结核分枝杆菌细胞壁脂质含量较高,约占干重的 60%,特别是有大量分枝菌酸包围在肽聚糖层的外面,影响染料的进入。结核分枝杆菌一般用抗酸染色法,以 5% 石炭酸复红加温染色后可以染上,但用 3% 盐酸乙醇不易脱色。若再加用美蓝复染,则呈红色的为抗酸菌,而其他

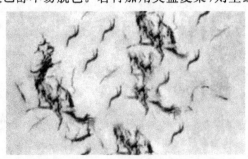

图 12-7 结核分枝杆菌

细菌则呈蓝色,为非抗酸菌。

近年来发现,结核分枝杆菌在细胞壁外尚有一层荚膜,在电镜下可看到菌体外有一层较厚的透明区,即荚膜。荚膜对结核分枝杆菌有一定的保护作用。

2. 培养特性

结核分枝杆菌为专性需氧菌,常用含有鸡蛋、甘油、马铃薯、无机盐及孔雀绿的罗氏培养基进行培养,最适温度为 37 ℃,最适 pH 值为 6.5～6.8。结核分枝杆菌细胞壁的脂质含量较高,影响营养物质的吸收,故生长缓慢,在一般培养基中每分裂 1 代需要 18～24 h,一般 2～4 周可见菌落生长。菌落呈颗粒、结节或花菜状,乳白色或米黄色,不透明。

3. 抵抗力

结核分枝杆菌细胞壁中含有大量脂质,故对乙醇敏感,在 70%乙醇中 2 min 即死亡。此外,脂质可防止菌体水分丢失,故结核分枝杆菌对干燥的抵抗力特别强。黏附在尘埃上保持传染性 8～10 d,在干燥的痰中可存活 6～8 个月。结核分枝杆菌对湿热敏感,在液体中 62～63 ℃加热 15 min 或煮沸即被杀死。结核分枝杆菌对紫外线敏感,直接日光照射数小时即被杀死,可用于结核患者衣服、书籍等的消毒。对酸、碱有较强的抵抗力,15 min 仍不受影响。结核分枝杆菌对链霉素、异烟肼、利福平、环丝氨酸、乙胺丁醇、卡那霉素、对氨基水杨酸等敏感,但长期用药容易出现耐药性,对吡嗪酰胺不易产生耐药性。

4. 变异性

结核分枝杆菌可发生形态、菌落、毒力、免疫原性和耐药性等变异。卡介苗(BCG)就是 Calmette 和 Guerin 两人 1908 年将牛结核分枝杆菌在含甘油、胆汁、马铃薯的培养基中经 13 年 230 次传代而获得的减毒活疫苗株,现广泛用于预防接种。

二、致病性

结核分枝杆菌不产生内毒素和外毒素。其致病性主要与细菌在组织细胞内大量繁殖引起的炎症、菌体成分和代谢物质的毒性以及机体对菌体成分产生的免疫损伤有关。

1. 致病物质

结核分枝杆菌的致病性与荚膜、脂质和蛋白质有关。

(1)荚膜　荚膜的主要成分为多糖,部分为脂质和蛋白质。荚膜有助于结核分枝杆菌在宿主细胞上的黏附与入侵;荚膜可为入侵的结核分枝杆菌繁殖提供所需的营养,可防止宿主的有害物质进入结核分枝杆菌体内。

(2)脂质　脂质含量越高致病性越强。

①索状因子是分枝菌酸和海藻糖结合的一种糖脂,能使细菌在液体培养基中呈蜿蜒索状排列。此因子与结核分枝杆菌毒力密切相关,它能破坏细胞线粒体膜,影响细胞呼吸,抑制白细胞游走和引起慢性肉芽肿。

②磷脂能促使单核细胞增生,并使炎症灶中的巨噬细胞转变为类上皮细胞,从而形成结核结节和干酪样坏死。

③硫酸脑苷脂可抑制吞噬细胞中吞噬体与溶酶体的结合,使结核分枝杆菌能在吞噬细胞中长期存活。

④蜡质 D 是一种肽糖脂和分枝菌酸的复合物,可从有毒株或卡介苗中用甲醇提取出来,具有佐剂作用,可激发机体产生迟发型超敏反应。

(3) 蛋白质　其主要成分是结核菌素酸,有抗原性,和蜡质 D 结合后能使机体发生超敏反应,可引起组织坏死和全身中毒症状,并在形成结核结节中发挥一定作用。

2. 所致疾病

结核分枝杆菌可通过呼吸道、消化道或皮肤损伤侵入易感机体,引起多种组织器官的结核病,其中以通过呼吸道引起的肺结核为最多。

(1) 肺部感染　由于感染菌的毒力、数量、机体的免疫状态不同,肺结核可有以下两类表现。

①原发感染　多发生于儿童。肺泡中有大量巨噬细胞,少数活的结核分枝杆菌进入肺泡即被巨噬细胞吞噬。由于该菌有大量脂质,可抵抗溶菌酶而继续繁殖,使巨噬细胞遭受破坏,释放出的大量菌在肺泡内引起炎症,故称为原发灶。初次感染的机体因缺乏特异性免疫,结核分枝杆菌常经淋巴管到达肺门淋巴结,引起肺门淋巴结肿大,称性原发综合征。感染后约 5% 的患者可发展为活动性肺结核。

②继发感染　病灶以肺部多见。病菌可以是外源性感染或原来潜伏在病灶内的内源性感染。由于机体已有特异性细胞免疫,因此继发感染的特点是病灶多局限,一般不累及邻近的淋巴结,被纤维素包围的干酪样坏死灶可钙化而痊愈。若干酪样结节破溃,排入邻近支气管,则可形成空洞并释放大量结核分枝杆菌至痰中。

(2) 肺外感染　结核分枝杆菌可进入血液循环引起肺内播散和肺外播散,如脑、肾结核,痰菌被吞入消化道也可引起肠结核、结核性腹膜炎等。

3. 免疫性

人类对结核分枝杆菌的感染率很高,但是发病率不高,说明人体对结核分枝杆菌有一定的抵抗力。抗结核免疫以细胞免疫为主。机体对结核分枝杆菌产生迟发型超敏反应的同时,也会产生细胞免疫,二者均为 T 细胞介导的结果。近年来研究表明,结核分枝杆菌诱导机体产生免疫和超敏反应的物质不同。超敏反应主要由结核菌素蛋白和蜡质 D 共同引起,而免疫则由结核分枝杆菌核糖体 RNA(rRNA)引起。两种不同抗原成分激活不同的 T 细胞亚群释放出不同的细胞因子导致不同的免疫反应。

4. 结核菌素试验

结核菌素试验是使用结核菌素进行皮肤试验来测定机体对结核分枝杆菌能否引起迟发型超敏反应的一种试验。

1) 结核菌素试剂

结核菌素试验以往用旧结核菌素(OT),目前都用纯蛋白衍化物(PPD)。PPD 有两种,即由人结核分枝杆菌制成的 PPD-C 和由卡介苗制成的 BCG-PPD,每 0.1 mL 试剂含 5 U PPD。

2) 试验方法

常规试验分别取两种 PPD 5 U 注射两前臂皮内,48~72 h 后红肿硬结大于 5 mm 者为阳性,大于或等于 15 mm 为强阳性,对临床诊断有意义。若 PPD-C 侧红肿大于 BCG-PPD 侧为感染;反之,BCG-PPD 侧大于 PPD-C 侧,则可能是卡介苗接种所致。若红肿硬结小于或等于 5 mm 为阴性。

3) 意义

(1) 阴性反应表明未感染过结核分枝杆菌,但应考虑以下情况:①感染初期,因结核分枝杆菌感染后需 4 周以上才能出现超敏反应;②老年人;③严重结核病患者或患有其他传染病,如麻疹导致的细胞免疫低下;④获得性细胞免疫低下,如艾滋病或肿瘤等用过免疫抑制剂者。

（2）阳性反应表明机体已经感染过结核分枝杆菌或接种过卡介苗，机体已经建立抗结核免疫。

（3）强阳性反应表明可能有活动性结核，需要做进一步的检查。

4）应用

（1）选择卡介苗的接种对象和接种效果的判断。

（2）用于结核病的流行病学调查和随访。

（3）协助结核病的诊断和疗效的判断。

三、微生物学检查

结核病的症状和体征往往不典型，虽可借助 X 线诊断，但确诊仍有赖于细菌学检查。

标本的选择根据感染部位，可取痰、支气管灌洗液、尿、粪、脑脊液，或胸水、腹水。其他肺外感染可取血或相应部位分泌液或组织细胞。标本直接涂片或浓缩集菌后涂片，用抗酸染色后直接镜检。若找到抗酸阳性菌即可初步诊断，进一步区分结核分枝杆菌和非结核分枝杆菌需做细菌分离培养后再鉴定。动物试验可帮助鉴定结核分枝杆菌是否有致病性。目前已将多聚酶链反应（PCR）扩增技术应用于结核分枝杆菌 DNA 鉴定，每毫升中只需含几个细菌即可为阳性且 1～2 d 就可得出结果，可用于结核分枝杆菌的快速诊断。

四、防治原则

（1）预防　近 20 年国际组织提出控制结核病的主要对象：一是发现和治疗痰菌阳性者；二是新生儿（接种卡介苗）。卫生部要求 2000 年新生儿卡介苗接种率达 90%。据统计，新生儿时接种过卡介苗的人以后的发病率比未接种过的减少约 80%。卡介苗是活疫苗，苗内活菌数直接影响免疫效果，故目前已有冻干疫苗供应。新的核糖体 RNA（rRNA）疫苗已引起关注，但尚处在试验阶段。

（2）治疗　治疗原则是早期、联合、规律、足量、全程用药，尤其以联合和规律用药最为重要，最短疗程为 6 个月。治疗过程中最好做药敏试验。利福平、异烟肼、乙胺丁醇、链霉素为第一线药物。利福平与异烟肼合用可以减少耐药性的产生。对严重感染者，可以用吡嗪酰胺、利福平及异烟肼联合应用。

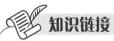 **知识链接**

卡介苗初种的时间与接种的禁忌证

卡介苗初种的时间为出生后 2～3 d 至 2 个月。卡介苗接种的禁忌证包括结核菌素试验阳性者、急性传染病恢复期、先天性胸腺发育不全或严重免疫缺陷的患儿、处于肿瘤化疗期的患者。

小　结

结核分枝杆菌为细长略弯曲的杆菌，抗酸染色阳性（染成红色）。该菌可通过多种途径感染人体,但主要通过呼吸道(飞沫)传播,引起肺结核。侵犯人体的结核分枝杆菌主要是人型结核杆菌。肺结核最可靠的诊断依据是痰菌检查阳性。接种卡介苗是预防结核病最有效的措施。

复习思考题

一、单项选择题

1. 结核分枝杆菌感染人体后,引起超敏反应的类型为(　　)。

　A. Ⅰ型超敏反应　　　　　B. Ⅱ型超敏反应　　　　　C. Ⅲ型超敏反应

　D. Ⅳ型超敏反应　　　　　E. 以上都可以

2. 卡介苗接种成功的标志是(　　)。

　A. OT 试验阴性　　　　　B. OT 试验阳性　　　　　C. OT 试验强阳性

　D. 血沉升高　　　　　　　E. 痰培养阴性

3. 下列关于结核分枝杆菌特点的描述,不正确的是(　　)。

　A. 有抗酸性　　　　　　　　　　　B. 对外界抵抗力较强

　C. 20%含氯石灰处理 2 h 灭活　　　D. 干热 100 ℃ 20 min 可灭活

　E. 生长缓慢

4. 结核分枝杆菌感染人体的最主要途径是(　　)。

　A. 皮肤接触　　B. 消化道　　C. 血液　　　D. 泌尿道　　E. 呼吸道

5. 怎样判断肺结核患者有无传染性?(　　)

　A. 做结核菌素试验　　　　B. 查痰结核菌　　　　　C. 询问患者有无咯血

　D. 检查患者有无发热　　　E. X 线检查

6. 人类结核病的最主要病原菌是(　　)。

　A. 牛型结核杆菌　　　　　B. 鼠型结核杆菌　　　　　C. 人型和鼠型结核杆菌

　D. 人型和牛型结核杆菌　　E. 以上都不是

二、思考题

简述结核菌素试验的原理、方法、结果和意义。

单项选择题答案:1. D　2. B　3. D　4. E　5. B　6. D

第六节　其他病原性细菌

其他病原性细菌及其特点见表12-4。

表12-4　其他病原性细菌及其特点

细菌名称	主要生物学特性	致病性	防治要点
肺炎克雷伯氏杆菌	革兰氏阴性杆菌	存在于人体肠道、呼吸道。当机体抵抗力降低时可引起支气管炎、肺炎、泌尿系统感染、创伤感染、败血症、脑膜炎、腹膜炎等	及早使用有效抗生素是治愈的关键。首选氨基苷类抗生素,如庆大霉素、卡那霉素、丁胺卡那霉素等

续表

细菌名称	主要生物学特性	致 病 性	防 治 要 点
铜绿假单胞菌	又称绿脓杆菌、革兰氏阴性杆菌	为条件致病菌,是医院内感染的主要病原菌之一。伤口脓液为淡绿色。引起烧伤后感染、术后伤口感染,也可引起压疮、脓肿、化脓性中耳炎、尿路感染,严重者可引起败血症等	及时隔离治疗患者,同时提高医院内的消毒水平以及无菌操作的规范。对铜绿假单胞菌作用较强的抗菌药物是半合成青霉素,如阿洛西林和哌拉西林等
流感嗜血杆菌	革兰氏阴性短小杆菌	常于流感、麻疹、结核病等的后期出现继发感染,也可引起原发性化脓性感染。在婴儿及孩童中,乙型流感嗜血杆菌会引起菌血症及急性细菌性脑膜炎	接种荚膜多糖疫苗是一种有效的预防方法。治疗可选用敏感药物如磺胺、青霉素、链霉素、四环素、氨苄青霉素和氯霉素
百日咳鲍特菌	革兰氏阴性短小杆菌	致病物质多样,可引起小儿百日咳,5 岁以下儿童易感。婴儿期百日咳易导致支气管扩张	接种白百破三联疫苗,治疗用红霉素等
嗜肺军团菌	革兰氏阴性短小杆菌。专性需氧。在自然界可长期存活,在蒸馏水中可存活 100 d 以上,污水中可存活 1 年多	通常滋生在管理不良的人工用水系统,尤其是与空气调节和工业降温相关的冷却塔中。通过空调等可形成气溶胶微粒而污染室内空气。人吸入军团菌可发生军团菌感染。军团菌感染有两个临床类型,即流感样型和肺炎型,流感样型预后良好,肺炎型死亡率较高,大于 15%	使用空调的房间应经常开窗通风,让室内空气流通。使用空调期间,人们一旦出现发烧、咳嗽、胸痛、呼吸不畅,应及时就诊检查,警惕军团菌病。早期发现及时治疗,有效药物治疗效果较好
幽门螺杆菌	弯曲螺旋状,有鞭毛。尿素酶丰富,可分解尿素产氨。革兰氏阴性菌	与慢性胃炎、消化道溃疡、胃癌关系密切。致病物质可能与黏附物质、尿素酶、蛋白酶、细菌毒素等有关	可使用抗生素加抑酸剂。常用抗生素如羟氨苄青霉素、庆大霉素、克拉霉素和阿莫西林等

郑 红

第十三章　病毒概述

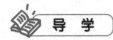
　　本章主要介绍病毒的基本性状、病毒的致病性与免疫性、病毒感染的检查与防治原则。学习本章要重点掌握病毒的基本性状、病毒的致病性与免疫性，了解病毒感染的检查与防治原则。

第一节　病毒的基本性状

　　病毒是一种非细胞型微生物，体积微小，常以纳米（nm）为单位衡量其大小；结构简单，只含有一种核酸 RNA 或 DNA；必须在活细胞内以复制的方式进行增殖，对抗生素不敏感。病毒与人类的关系密切，在微生物感染所致的疾病中，约有 75% 是由病毒引起的，如肝炎、流行性感冒、腹泻、艾滋病等。一些过去认为是非传染性的疾病，如糖尿病、高血压、心肌炎、肿瘤等，现发现也与病毒有关。

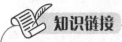　知识链接

病毒的发现与发展

　　在病毒大家庭中，有一种病毒有着特殊的地位，这就是烟草花叶病毒。无论是病毒的发现，还是后来对病毒的深入研究，烟草花叶病毒都是病毒学工作者的主要研究对象，起着与众不同的作用。

　　1886 年，在荷兰工作的德国人麦尔（Mayer）把患有花叶病的烟草叶片加水研碎，取其汁液注射到健康烟草的叶脉中，能引起花叶病，证明这种病是可以传染的。通过对叶子和土壤的分析，麦尔指出烟草的花叶病是由细菌引起的。

　　1892 年，俄国的伊万诺夫斯基（Ivanovski）重复了麦尔的试验，证实了麦尔所看到的现象，而且进一步发现，患病烟草植株的叶片汁液，通过细菌过滤器后，还能引发健康的烟草患病。这种现象起码可以说明，致病的病原体不是细菌，而伊万诺夫斯基将其解释为是由于细菌产生的毒素而引起。生活在细菌致病说的极盛时代，伊万诺夫斯基未能做进一步的思考，从而错失了一次获得重大发现的机会。

　　1898 年,荷兰细菌学家贝杰林克(Beijerinck)同样证实了麦尔的观察结果,并同伊万诺夫斯基一样,发现烟草花叶病病原能够通过细菌过滤器。但贝杰林克想得更深入,他把烟草花叶病株的汁液置于琼脂凝胶块的表面,发现细菌在凝胶中以适度的速度扩散,而感染烟草花叶病的物质仍滞留于琼脂的表面。根据这些实验结果,贝杰林克指出,引起烟草花叶病的致病因子有三个特点:能通过细菌过滤器;仅能在感染的细胞内繁殖;在体外非生命物质中不能生长。根据这几个特点他提出这种致病因子不是细菌,而是一种新的物质,称为有感染性的活的流质,并取名为病毒,拉丁名叫 Virus。

　　病毒包括真病毒和亚病毒,真病毒就是我们通常意义上所讲的病毒,以 DNA 或者 RNA 作为遗传物质,外有衣壳包裹。亚病毒则包括类病毒、拟病毒和朊病毒,类病毒只有独立侵染性的共价闭合环状单链 RNA,无蛋白质外壳保护;拟病毒又称卫星病毒,一般仅有裸露的 RAN 或 DNA,是在真病毒中寄生的一种有缺陷的病毒;而朊病毒(prion)又称普利昂或蛋白质侵染子,是一种不含核酸的传染性的蛋白质分子,能引起宿主体内的同类蛋白质分子发生与之相似的构象变化而致病。

一、病毒的大小和形态

(一)病毒的大小

病毒大小的测量单位为纳米(nm)。各种病毒大小差别悬殊,最大的病毒约为 300 nm,如痘苗病毒;最小的病毒约为 30 nm,如脊髓灰质炎病毒、鼻病毒等。

(二)病毒的形态

多数病毒呈球形或近似球形,少数可为子弹状、砖块状等,噬菌体可呈蝌蚪状(图13-1)。

二、病毒的结构与化学组成

(一)基本结构

(1)核心(core)　病毒的内部为核酸,构成病毒的基因组称为核心,是决定病毒遗传、变异和复制的物质。该核酸呈线型或环型,可为双链 RNA、单链 RNA、分节段 RNA、单链 DNA 或双链 DNA。病毒核酸携带病毒的全部遗传信息。

(2)衣壳(capsid)　核酸外包有蛋白衣壳,称为衣壳,不仅起保护病毒核酸的作用,还能介导病毒进入宿主细胞并具有抗原性。这些蛋白质成分称为结构蛋白。

(二)辅助结构

(1)包膜　有些病毒衣壳外还有一层包膜,电镜下观察,有些包膜上存在具有一定形状的刺突。在流感病毒和人类免疫缺陷病毒中,这些刺突具有重要的抗原性,可诱导产生机体的体液免疫及细胞免疫应答。

(2)非结构蛋白　在病毒体内或受病毒感染的细胞体内,还存在一些与病毒的致病机制有关的蛋白质,称为非结构蛋白。

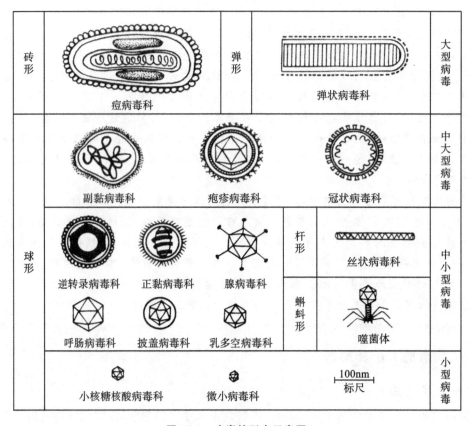

图 13-1　病毒的形态示意图

三、病毒的增殖

病毒在易感活细胞内增殖的方式,不同于其他微生物以二分裂方式繁殖。病毒是以其基因为模板,借助 DNA 多聚酶或 RNA 多聚酶以及其他必要因素,控制细胞停止合成细胞的蛋白质与核酸,转为复制病毒的基因组,转录、转译出相应的病毒蛋白,最终释放出子代病毒,这一过程称为一个复制周期。为了便于阐述,一般将这一连续过程分成吸附和穿入、脱壳、生物合成、组装成熟与释放四个步骤。

(1)病毒的干扰现象　两种病毒同时或先后感染同一宿主细胞时,可发生一种病毒抑制另一种病毒增殖的现象,称为病毒的干扰现象。干扰现象可发生在不同病毒之间,也可发生在同种、同型甚至同株病毒之间。通常是先进入的病毒干扰后进入的病毒,死的病毒干扰活的病毒,缺损病毒干扰完整的病毒。

(2)包含体　在有些病毒感染的细胞质或细胞核内,可出现嗜酸性或嗜碱性的圆形或椭圆形的斑块结构,称为包含体。包含体内含有病毒颗粒或装配剩余的病毒成分。包含体可在普通光学显微镜下观察到,对诊断某些病毒感染具有重要意义。

四、病毒的变异

病毒的变异是指病毒在复制过程中出现某些性状的改变。由于病毒结构简单,所以很容易发生变异。有些变异后的性状可遗传给子代病毒,有些变异后的性状则不能遗传。常见的病毒变异包括毒力变异、耐药性变异、抗原性变异、温度敏感性变异等。病毒的变异给病毒感染疾病的诊断、治疗和预防都带来了困难,如流感等。

五、病毒的抵抗力

(1)病毒耐冷不耐热 于 56 ℃加热 30 min 或 100 ℃煮沸数秒即可杀灭病毒,也有的病毒(如乙型肝炎病毒)需 100 ℃煮沸 10 min 才能灭活。有些病毒在室温下也可被灭活。长期保存病毒应在−70 ℃以下,如用低温冰箱或液氮罐(−196 ℃)保存,在此条件下病毒的感染性可保存数月至数年。

(2)病毒对多数化学消毒剂敏感 有包膜的病毒因包膜富含脂类,对乙醚、丙酮、去氧胆酸盐等脂溶剂敏感。病毒对各种氧化剂、酚类、醇类等消毒剂敏感,过氧化氢、高锰酸钾、甲醛、苯酚、过氧乙酸均可使病毒灭活。

(3)病毒对抗生素不敏感 由于病毒对抗生素不敏感,所以对病毒感染类疾病的治疗,通常用抗病毒化学药如金刚烷胺,生物药如干扰素,中草药如板蓝根等进行治疗。

(4)辐射 X 射线、γ 射线、紫外线等均可使病毒灭活。

第二节　病毒的致病性与免疫性

病毒侵入机体并在易感细胞内复制增殖,与机体发生相互作用的过程称为病毒感染。病毒感染可诱发机体的免疫应答,免疫应答可表现为免疫保护作用,也可造成机体的免疫病理损伤。

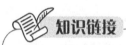

知识链接

病毒与人类的战争

病毒体积小但威力大。20 世纪 50 年代,当 DNA 和 RNA 在生命复制中所起的作用被发现后不久,病毒引起疾病的秘密即被揭示了出来。病毒将自己的 DNA 注入细胞中,使它们复制更多的病毒。这些新制造出来的病毒要离开宿主,它们就需要与时间赛跑。它们必须尽快找到新的宿主,否则就会灭绝。病毒是一种寄生生物,不能离开宿主而独立生存,例如,引起艾滋病的 HIV 病毒,在空气中经过数小时后就会失去活力。

病毒在人体内遇到的最大敌人是免疫系统。免疫系统是人类对抗病毒的有力武器。在遭遇病毒的大规模袭击前,给人体注入小剂量的病毒(接种)或是病毒的蛋白壳体(注射疫苗)可使人体免疫系统为病毒的大规模袭击做好准备。这种方法已经挽救了无数人的生命,并且于 1980 年在全球消灭了天花,这是人类首次消灭一种病毒性的疾病。

但人类与病毒的斗争远未结束。病毒的遗传结构简单,这便意味着它们能迅速变异。引起普通感冒的病毒通过不断改变蛋白壳体,使人类的免疫系统每次都需要对它们进行重新确认,从而它们就赢得了时间而得以在人群中传播。正是这种变色龙似的天性使得人类消灭普通感冒病毒的努力一直不能成功。一些病毒还进化出一种特殊能力,它们在侵入细胞时不会引起任何症状,因此它们能不为宿主所知地进行传播。

一、病毒的传播方式和感染类型

(一)病毒的传播方式

病毒的传播方式有水平传播和垂直传播两种。

(1)水平传播　病毒在人群个体之间的传播称为水平传播,常见的传播途径包括消化道、呼吸道、血液、泌尿道和生殖道黏膜、皮肤和医源性传播等。

(2)垂直传播　病毒从母体或产道传播给胎儿或新生儿称为垂直传播。很多病毒都可以通过垂直传播由母体传染给胎儿,以乙型肝炎病毒、风疹病毒、巨细胞病毒以及人类免疫缺陷病毒为多见。此外,某些存在于妇女产道的病毒,在分娩时可能感染给新生儿,如单纯疱疹病毒-Ⅱ型,通过产道感染新生儿可使其成为病毒的终身携带者。

(二)病毒的感染类型

病毒侵入机体后,因病毒种类、毒力和机体免疫力的不同,可表现出不同的感染类型。根据有无临床症状分为显性感染和隐性感染;按病毒在机体内滞留时间的长短,可分为急性感染和持续性感染。

1. 隐形感染

病毒进入机体不引起临床症状:由于病毒毒力较弱或机体的防御能力较强,结果使病毒不能大量增殖,没有造成细胞和组织的严重损伤;或者由于病毒不能最后侵犯到靶细胞,故不呈现或极少呈现临床症状。隐性感染者不出现临床症状,但仍可使机体获得特异性免疫力。有些隐性感染者可称为病毒携带者,病毒在体内增殖并向外排毒,但不被自己及周围人发觉,成为重要的传染源,在流行病学上具有重要意义。

2. 显性感染

病毒在宿主细胞内大量增殖引起细胞破坏、死亡,达到一定数量而产生组织损伤或代谢产物积累到一定程度时机体就会出现症状,即显性感染。显性感染根据潜伏期长短、发病缓急、病程长短可分为急性感染和持续性感染。持续性感染可分为慢性感染、潜伏感染和慢发感染。

(1)急性感染　一般潜伏期短,发病急,病程仅数日至数周,恢复后机体内不再存在病毒。因此,又把急性感染称为病原消灭型感染,如普通感冒、流行性感冒、乙型脑炎和甲型肝炎等。

(2)持续性感染　病毒可在机体内持续存在数月至数年,甚至数十年,可出现症状,也可不出现症状,但长期携带病毒者,成为重要传染源。持续性感染可分为慢性感染、潜伏感染和慢发病毒感染。

① 慢性感染　病毒长期存在于血液或组织液中,机体表现出症状,并可查出病毒。其病程长,可达数月至数年,如乙型肝炎病毒引起的慢性肝炎和巨细胞病毒感染引起的传染性单核细胞增多症。

② 潜伏感染　病毒基因存在于一定的组织或细胞中,并不产生感染性病毒,也不出现临床症状。在某些条件下,病毒被激活增殖,感染急性发作而出现症状。

③ 慢发病毒感染　病毒感染后,潜伏期很长,达数月、数年甚至数十年之久,一旦出现症状,疾病呈亚急性进行性加重,直至死亡,如麻疹病毒引起的亚急性硬化性全脑炎(SSPE)。

二、病毒的致病性

（一）使被感染细胞直接受到损伤或改变

（1）杀细胞效应　病毒在感染细胞内增殖可引起细胞溶解死亡。这类病毒主要见于无包膜、杀伤性强的病毒，如脊髓灰质炎病毒、腺病毒等。

（2）细胞膜的改变　病毒在宿主细胞内增殖引起宿主细胞膜发生改变，主要表现为细胞膜出现新抗原，细胞膜相互融合，出现多核巨细胞。

（3）细胞转化　某些 DNA 病毒的全部或部分 DNA 片段以及逆转录病毒的 cDNA 插入宿主细胞基因中，导致宿主细胞遗传性状改变，引起细胞转化，使细胞的生长、分裂失去控制，导致细胞癌变。

（4）细胞凋亡　细胞凋亡是一种由基因控制的程序性细胞死亡。细胞逐渐出现空泡、核浓缩、染色体被降解等变化。

（5）包含体形成　有些病毒感染细胞的细胞核或细胞质，形成用普通光学显微镜可以看到的圆形或椭圆形的不规则斑块状结构，称为包含体。

（二）免疫损伤

许多病毒能诱发细胞表面新抗原的出现，引起对自身组织的免疫应答，导致自身组织的损伤。有的病毒直接攻击免疫系统，引起机体的免疫功能降低，使机体受到感染等伤害。

三、抗病毒免疫

机体抗病毒感染免疫包括非特异性免疫和特异性免疫。

（一）非特异性免疫

（1）屏障作用　皮肤黏膜是抗病毒感染的第一道防线，血脑屏障和胎盘屏障可阻止大多数病毒感染脑细胞和胎儿。

（2）巨噬细胞和 NK 细胞　巨噬细胞是阻止病毒感染和促进病毒感染恢复的重要固有免疫细胞。巨噬细胞通过吞噬消化作用杀伤病毒，活化的巨噬细胞还可产生多种细胞因子发挥免疫效应。NK 细胞对病毒感染细胞均有杀伤作用，活化的 NK 细胞还可通过释放 IFN-α 或 IFN-γ 等细胞因子发挥抗病毒效应。

（3）干扰素（IFN）　干扰素是病毒或其他 IFN 诱生剂诱导人或动物细胞产生的一类糖蛋白，具有抗病毒、抗肿瘤和免疫调节等多种生物学活性。干扰素的抗病毒作用具有广谱性、种属特异性、间接性及活性高等特点。

（二）特异性免疫

（1）特异性体液免疫的抗病毒作用　病毒感染后，机体产生多种特异性抗体，通过抗体与病毒结合、调理作用、活化补体、抗体依赖性细胞介导的细胞毒作用等多种途径发挥抗病毒作用。

（2）特异性细胞免疫的抗病毒作用　细胞毒性 T 淋巴细胞（CTL）通过裂解与凋亡两种机制直接杀伤靶细胞。活化的 Th1 细胞可分泌多种细胞因子如 IFN-γ、IL-2、I-L12、TNF 等，激活 NK 细胞、巨噬细胞和 CTL，发挥抗病毒作用。巨噬细胞和 NK 细胞的抗病毒作用属于非特异性细胞免疫。

第三节　病毒感染的检查与防治原则

目前,常用的病毒感染诊断方法包括病毒的血清学检查、病毒蛋白和核酸的检查、病毒的分离培养。随着现代医学的发展,相继出现了一些快速诊断方法,对提高病毒感染诊断水平起到了推动作用。

一、标本的采集与送检

病毒感染临床标本的采集、处理及运送环节直接影响病毒感染的检查结果。

(一)标本采集

(1)标本采集时间　在病毒感染早期,即机体的特异性免疫尚未产生之前,病毒数量较多,检出率较高。血清学诊断应采集患者急性期和恢复期标本各一份。

(2)标本采集部位　根据临床诊断及病期采集合适标本。如:呼吸道感染一般采集鼻咽洗漱液;肠道感染多采集粪便;皮肤感染可采取病灶组织;脑内感染可采取脑脊液;病毒血症期可采集血液。

(二)标本处理及运送

(1)标本运送　送检的组织及粪便等标本可置于含有抗生素的50%甘油缓冲液中,冷藏运送,最好在1～2 h内送检。暂时不能送检或分离培养的标本须将标本置于−70 ℃的低温冰箱中保存。

(2)标本的处理　标本的采集应严格无菌操作。本身带有杂菌或可能被细菌污染的标本,如呼吸道分泌物、粪便等标本,应加入高浓度青霉素、链霉素处理,以杀灭或抑制杂菌。

二、病毒感染的检查方法

(一)病毒感染的快速诊断

(1)光学显微镜检查　光学显微镜仅用于病毒包含体的检查以及某些大病毒颗粒(如痘类病毒)的检查。

(2)电子显微镜检查　在电子显微镜下可以观察病毒的形态。将含病毒标本制成悬液,加入特异性抗体混合,可使标本中的病毒颗粒凝集成团,再用电镜观察,这种方法叫免疫电镜,用免疫电镜可提高病毒的检出率。

(3)血清学检查法　免疫标记技术已广泛用于病毒特异性抗原或抗体的检查中,免疫标记技术具有特异性强、敏感性高、判断结果迅速等优点,对病毒感染的早期诊断具有重要意义。该法可以检查病毒的抗原标志物,也可以检查特异性抗体。

(4)病毒基因组检查　病毒基因组的检查具有特异性强、速度快、敏感性高、简便等优点。常用的方法有核酸杂交技术、聚合酶链反应、基因芯片技术等。

(二)病毒的分离培养与鉴定

病毒必须在活细胞内才能增殖,实验室分离培养病毒通常所用的方法包括动物接种、鸡胚培养、组织培养。

（1）动物接种　动物接种是原始的病毒培养方法。根据不同病毒种类，选择不同的接种途径，如鼻内、皮下、皮内、腹腔等。常用的动物有小鼠、大鼠、家兔和猴等，接种以后常以动物发病或死亡作为感染指标。

（2）鸡胚培养　鸡胚培养一般采用孵化 9～12 d 的鸡胚，根据病毒种类不同接种于鸡胚的绒毛尿囊膜、尿囊腔、羊膜腔、卵黄囊等不同部位，然后可用血凝或血凝抑制实验做病毒鉴定。

（3）组织培养　在人工条件下培养人或动物细胞，然后可在培养细胞中接种病毒。通过观察细胞的形态学改变、细胞融合与细胞膜改变等作为病毒增殖的指标。

三、病毒感染的防治原则

（一）病毒感染的预防

（1）人工自动免疫　人工自动免疫是指给机体接种疫苗，刺激机体产生抗病毒免疫力，预防相应病毒感染性疾病。常用的疫苗包括灭活病毒疫苗、减毒活疫苗、亚单位疫苗、基因工程疫苗和核酸疫苗等。

（2）人工被动免疫　人工被动免疫常用含有特异性抗体的免疫血清、胎盘蛋白等对病毒感染性疾病进行治疗或紧急预防。如：注射免疫球蛋白可用于甲型肝炎、麻疹、腮腺炎、脊髓灰质炎、水痘等疾病的预防；应用含有高滴度的特异性乙肝免疫球蛋白预防乙型肝炎的母婴传播。

（二）病毒感染的治疗

（1）抗病毒化学制剂　糖苷类化合物是最早用于临床的抗病毒药物，如阿昔洛韦（ACV）、阿糖腺苷（Ara-A）、叠氮脱氧胸苷（AZT）、拉米夫定、3′-氮唑核苷（利巴韦林）等。

（2）病毒蛋白酶抑制剂　有些病毒含有酶，将这些酶作为靶分子，有利于减少药物的副作用，如赛科纳瓦、英迪纳瓦与瑞托纳瓦等。

（3）干扰素和干扰素诱生剂　干扰素抗病毒具有广谱、毒性小、不产生耐药性的特点。干扰素诱生剂可以诱导机体产生干扰素，具有免疫促进作用。聚肌胞为最有效的干扰素诱生剂。二乙氨基葡聚糖（DEAE）、甘草酸、芸芝多糖等中药提取物也属于干扰素诱生剂。

（4）中草药　大量的实验研究和临床应用证实，许多中草药对病毒性疾病有预防和治疗作用，其中有些是直接抑制病毒增殖，有些通过增强机体免疫力而发挥抗病毒作用，如板蓝根、大青叶等能抑制多种病毒增殖；苍术、艾叶在组织培养中可抑制腺病毒、鼻病毒及流感病毒；贯众、胆南星可抑制疱疹病毒。

（5）抗病毒的基因治疗的研究　根据病毒的基因组设计部分能特异地与其互补的寡核苷酸序列片段（又称反义核酸）结合，以达到抑制病毒复制的目的。反义核酸制剂成本高且不稳定，目前进入临床研究的仅限于少数几种反义核酸。

小　结

病毒是一种非细胞型微生物，只含有一种核酸，只能在活细胞内以复制的方式进行增殖。

病毒体积微小,以纳米(nm)为单位衡量其大小,形态多样,结构简单,基本结构由核酸和蛋白质外壳组成,只含有一种核酸 RNA 或 DNA,必须在活细胞内以复制的方式进行增殖,对抗生素不敏感,对化学消毒剂和紫外线敏感,约有 75％的感染类疾病是由病毒引起的,一些非传染性的疾病也与病毒有关。

病毒的传播有水平传播和垂直传播两种方式;病毒感染有隐性感染和显性感染两种类型;病毒的致病作用有使被感染的细胞直接受到损伤或改变及免疫损伤两大类;机体抗病毒免疫有非特异性免疫和特异性免疫两大部分。

在病毒的感染和检查中,要注意标本的采集时间、采集部位,注意标本的处理和及时送检。病毒感染的检查方法有形态学检查、血清学检查、病毒基因检查和病毒的接种分离培养,临床上常用的是血清学检查和病毒基因检查。病毒感染性疾病可以用人工自动免疫和人工被动免疫的方法进行预防,有五类药物可以进行治疗。

复习思考题

一、名词解释

病毒、病毒的干扰现象、包含体、干扰素

二、填空题

1. 病毒的结构有_____和_____,有的病毒还有_____。

2. 人们将病毒复制这一连续过程分成_____、_____、_____、_____、_____几个步骤。

3. 病毒的传播方式有_____、_____;病毒的感染途径有_____、_____、_____、_____、_____。

三、单项选择题

1. 病毒体积微小,常用于衡量其大小的单位是(   )。

A. 微米(μm)   B. 纳米(nm)   C. 厘米(cm)   D. 毫米(mm)   E. 皮米(pm)

2. 病毒的增殖方式为(   )。

A. 有性二分裂法   B. 无性二分裂法   C. 复制

D. 孢子增殖   E. 出芽

3. 下列病毒的结构中,决定病毒各种性状的是(   )。

A. 核心   B. 衣壳   C. 包膜

D. 非结构蛋白   E. 刺突

4. 下列各种因素中,病毒对其不敏感的是(   )。

A. X 线   B. 热   C. 化学消毒剂   D. 抗生素   E. 紫外线

5. 下列病毒结构中,在光学显微镜下可见的是(   )。

A. 衣壳   B. 核酸   C. 包膜   D. 核衣壳   E. 包含体

四、问答题

1. 病毒侵入机体后表现出哪些感染类型?

2. 病毒感染能对机体造成哪些损害？

3. 简述人体抗病毒感染的免疫机制。

4. 病毒感染的治疗可选用哪些药物？

单项选择题答案:1. B　2. C　3. A　4. D　5. E

■ 曹利平 ■

第十四章 常见病毒

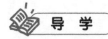

本章主要介绍常见病毒生物学特性、致病性、传播途径、免疫性以及防治原则，麻疹的致病性。学习本章时，要重点掌握：流感病毒抗原变异性、感染途径、所致疾病及流感病毒抗原性变异与流感流行的关系；乙型肝炎病毒的感染途径、乙型肝炎相关三系统的临床意义；乙型脑炎病毒、艾滋病病毒、狂犬病病毒和人乳头瘤病毒的致病性与免疫性与防治原则。了解其他病毒的生物学特性、致病性、传播途径、免疫性以及防治原则。

第一节 呼吸道病毒

呼吸道病毒是指一大类能侵犯呼吸道引起呼吸道局部病变的病毒，或仅以呼吸道为侵入门户，主要引起呼吸道外组织器官病变的病毒。呼吸道病毒包括正黏病毒科中的流感病毒，副黏病毒科中的副流感病毒、呼吸道合胞病毒、麻疹病毒、腮腺炎病毒以及其他病毒科中的一些病毒，如腺病毒、风疹病毒、鼻病毒、冠状病毒和呼肠病毒等。据统计，90％以上的急性呼吸道感染由病毒引起。

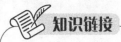

流行性感冒流行历史

流行性感冒简称流感，1934 年分离出的甲型流感病毒是引起人类流感最为频繁并引起全球流行的重要病原体。其中最著名的流感世界大流行发生于 1918—1919 年。当时只有澳洲未曾被波及，世界人口（当时 20 亿）的 50％被感染，死亡人数至少有 2000 万，平均死亡率 3％，高于第一次世界大战死亡总人数。

一、流行性感冒病毒

流行性感冒病毒（简称流感病毒）有甲（A）、乙（B）、丙（C）三型，是引起人和动物（猪、马、海洋哺乳动物和禽类等）流行性感冒（简称流感）的病原体。

（一）主要生物学性状

1. 形态与结构

流感病毒呈球形或丝状，直径 80～120 nm。流感病毒的核衣壳呈螺旋对称、有胞膜，为单链分片段 RNA 病毒。其结构自内向外分为三层：①内层是核心，为分片段的单链负股 RNA 外绕核蛋白，如甲型、乙型流感病毒分 8 个片段，丙型分 7 个片段。这一特点使病毒在复制过程中易发生基因重组，导致新病毒株的出现；②中层为基质蛋白，维持病毒形态；③外层是包膜，为来自宿主细胞的脂质双层膜，甲型和乙型流感病毒包膜上面镶嵌有两种由病毒基因编码的糖蛋白刺突，即血凝素（HA）和神经氨酸酶（NA）（图 14-1）。HA 和 NA 是流感病毒的表面抗原，抗原性不稳定，常发生变异，它们是划分流感病毒亚型的依据。

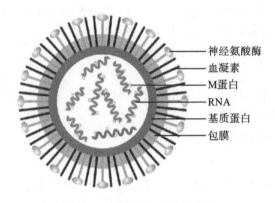

神经氨酸酶
血凝素
M蛋白
RNA
基质蛋白
包膜

图 14-1 流感病毒结构模式图

2. 分型、命名与变异

根据核蛋白和 M 蛋白抗原性的不同，可将流感病毒分为甲、乙、丙三型。甲型又可根据 HA 和 NA 抗原性的不同，再区分为若干亚型，目前从禽类已鉴定出 15 个 HA 亚型（H1～H15）和 9 个 NA 亚型（N1～N9）。目前流行的只有 H1、H2、H3 和 N1、N2 几个亚型，乙型、丙型流感病毒至今尚未发现亚型。

甲型流感抗原变异与流感流行的关系见表 14-1。

表 14-1 甲型流感抗原变异与流感流行的关系

变　异	变异幅度	抗原改变性质	引起流感流行规模
抗原漂移	小	量变	小流行
抗原转换	大	质变	大流行

（二）致病性与免疫性

（1）**致病性** 流感为冬春季节呼吸道传染病，传染源主要为患者。病毒主要经飞沫在人与人之间直接传播，其传染性强，感染后症状轻重不等，最严重者可致病毒性肺炎，但 50% 患者感染后无症状。病毒在呼吸道上皮细胞内增殖，病毒仅在局部增殖，一般不入血，可引起细胞空泡变性，纤毛丧失最终坏死脱落。其潜伏期为 1～4 d，突然发病，有畏寒、发热、头疼、肌痛、厌食、乏力、鼻塞、流涕、咽痛和咳嗽等症状。发热温度可高达 38～40 ℃，持续3～5 d，年老体弱者和婴幼儿在感染后，易发生细菌继发感染，特别是肺炎，病程延长，严重者危及生命。

（2）免疫性　病后可获得对同型病毒的免疫力，一般持续1～2年。免疫的物质基础主要是呼吸道产生的sIgA。血清中HA抗体能中和病毒，能阻断病毒吸附，防止病毒侵入细胞、NA抗体能抑制病毒的释放，组织病毒扩散。但由于病毒抗原性的容易变异，导致流感反复流行。

（三）防治原则

流感病毒传染性强，传播迅速，容易暴发流行。流行期间应尽量避免人群聚集，公共场所每100 m³空间可用2～4 mL乳酸加10倍水混匀，加热熏蒸，能灭活空气中的流感病毒。免疫接种是预防流感最有效的方法，但必须与当前流行株的型别基本相同。

流感尚无特效疗法，主要是对症治疗和预防继发性细菌感染。盐酸金刚烷胺及其衍生物甲基金刚烷胺可用于预防甲型流感，其作用机制主要是抑制病毒的穿入和脱壳。此外，中草药板蓝根、大青叶等也有疗效。干扰素也有一定的疗效。

二、麻疹病毒

麻疹病毒是麻疹的病原体。麻疹是儿童时期最为常见的急性传染病，发病率几乎达100%，常因并发症的发生导致死亡。

（一）主要生物学性状

麻疹病毒颗粒呈球形，直径150 nm，有包膜，核酸为单股RNA，不分节段，核衣壳呈螺旋对称型，包膜上有放射状排列的刺突，在被感染细胞内可形成包含体。

（二）致病性与免疫性

（1）致病性　人是麻疹病毒的自然宿主，急性期患者为传染源，通过飞沫直接或鼻腔分泌物污染玩具、用具等感染易感人群。冬、春季发病率最高，潜伏期为10～14 d。病毒先在呼吸道上皮细胞内增殖，然后进入血液循环，出现第一次病毒血症，病毒随血液循环侵入全身淋巴组织和单核吞噬细胞系统，在其细胞内增殖后，再次进入血液循环形成第二次病毒血症。此时眼结膜、口腔黏膜、皮肤、呼吸道、消化道、泌尿道、小血管受感染产生病变，表现为细胞融合成多核巨细胞，核内和胞浆内形成嗜酸性包含体等，少数病例病毒尚可侵犯中枢神经系统。临床上的表现，除高热、畏光外，还有鼻炎、眼结膜炎、咳嗽三个主要前驱症状。此时患者传染性最强，发病2 d后，口颊黏膜出现Koplik斑，为周围绕有红晕的灰白色小点，对临床早期诊断有一定意义。随后1～2 d，全身皮肤相继出现红色斑丘疹，先是颈部，然后为躯干，最后到四肢，出疹期病情最严重，4 d后可消退、脱屑。麻疹一般可治愈，但患者抵抗力低下，护理不当，死亡率亦可达到25%以上。最严重的并发症为脑炎，发病率为0.5%～1.0%，其死亡率为5%～30%。最常见的并发症为肺炎，占麻疹死亡率的60%。

（2）免疫性　麻疹自然感染后一般免疫力牢固，抗体可持续终生，母亲抗体能保护新生儿。麻疹的恢复主要靠细胞免疫，T细胞缺陷者会产生麻疹持续感染，可导致死亡。但细胞免疫也是引起麻疹出疹、麻疹后脑炎的原因。此外，麻疹感染（包括麻疹减毒活疫苗）还可引起暂时性免疫抑制，如Ⅳ型超敏反应、OT试验的阴转和对新抗原免疫应答的减弱。

（三）防治原则

减毒活疫苗是当前最有效的疫苗之一。麻疹疫苗接种属于我国计划免疫，初次免疫接种我国定在 8 月龄。接种后,抗体转阳率达 90％以上,但免疫力仅维持 10～15 年,因此 7 岁时必须进行再次免疫。

对接触麻疹的易感者,可紧急用丙种球蛋白或胎盘球蛋白进行人工被动免疫,防止发病或减轻症状。

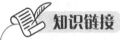

知识链接

小儿感染性肺炎常见的病原体

肺炎是小儿最常见的一种呼吸道疾病,以细菌和病毒引起的肺炎最为多见。回顾性调查表明,小儿肺炎为中国小儿死亡原因的第 1 位。

病毒是本病发生的主要病原体,腺病毒、呼吸道合胞病毒最多见,其他如副流感病毒、流感病毒、轮状病毒等感染的肺炎亦有报导。

细菌多继发于病毒感染,亦有原发即为细菌感染者。而肺炎双球菌、金黄色葡萄球菌、溶血性链球菌、大肠杆菌、流感杆菌等,亦可致肺炎,其他细菌感染少见。

肺炎支原体肺炎多见于年长儿,而真菌性肺炎多见于长期滥用抗生素、肾上腺皮质激素的婴幼儿及营养不良患儿。

三、腮腺炎病毒

腮腺炎病毒是流行性腮腺炎的病原体,呈世界性分布。该病毒只有一个血清型,人是其唯一宿主。

(一)主要生物学性状

腮腺炎病毒颗粒呈球形,直径约 150 nm,基因组为单股负链 RNA,核衣壳呈螺旋对称型。

(二)致病性与免疫性

腮腺炎病毒通过飞沫或人与人直接传播,学龄儿童为易感者,好发于冬春季节,潜伏期为 2～3 周。病毒侵入呼吸道上皮细胞和面部局部淋巴结内增殖后,进入血流再通过血液侵入腮腺及其他器官,如睾丸、卵巢、胰腺、肾脏和中枢神经系统等。主要症状为一侧或双侧腮腺肿大,伴发热、肌痛和乏力等,病程 1～2 周。30％患者感染后无症状,青春期感染者,男性易合并睾丸炎(25％),女性易合并卵巢炎,病毒性脑炎亦常见,病后可获得牢固的免疫力。

(三)防治原则

腮腺炎防治原则为,及时隔离患者,防止传播。疫苗接种是唯一有效的预防措施,目前使用的为减毒活疫苗,可产生长期免疫效果。在美国等国家已将腮腺炎病毒、麻疹病毒、风疹病毒组成了三联疫苗(MMR)。我国目前使用的是 S97 株生产的单价减毒活疫苗,三联疫苗正在研制中。

四、其他呼吸道病毒

其他呼吸道病毒的比较见表 14-2。

表 14-2　其他呼吸道病毒的比较

名　称	SARS 冠状病毒	风疹病毒	腺病毒	鼻病毒	呼吸道 合胞病毒	副流感 病毒
核酸种类	RNA	RNA	DNA	RNA	RNA	RNA
形态	具多形性	球形	球形	球形	多 呈 球形	形态各异
大小/nm	60～200	60	70～90	20～30	150	150～300
传染源	患者	患者	患者	患者	患者及 带病毒者	感染者
传播方式	呼吸道	呼吸道	呼吸道	空气飞沫和 密切接触	空气飞 沫和密切 接触	空气飞沫 和密切接触
所致疾病	严重急性呼 吸综合征	风疹、先 天性风疹综 合征,造成 先天畸形、 流产、死胎、 智力低下等	咽炎、支气 管炎、肺炎、 结膜炎、扁桃 腺炎等	成人普通感 冒、儿童支气 管炎和支气管 肺炎	细支气 管炎、小儿 病毒性 肺炎	普通感 冒、小儿支 气管炎
预防	严密隔离患 者和严格消 毒。无疫苗 时,使用干扰 素和中草药有 一定预防作用	接种风疹 病毒减毒活 疫苗,可获 得牢固免 疫力	隔离患者、 减毒活疫苗 尚未应用,病 后对同型病 毒可获牢固 免疫力	隔离患者、 盐水洗鼻,使 用干扰素等有 一定预防效 果。感染后产 生 sIgA	隔离患 者,无有效 疫苗	无 有 效 疫苗

第二节　肠道病毒

肠道病毒是经消化道传播引起的消化道或其他组织器官病变的病毒,包括:脊髓灰质炎病毒、柯萨奇病毒、埃可病毒、新型肠道病毒等人类肠道病毒;轮状病毒、肠道腺病毒、杯状病毒、星状病毒等急性胃肠炎病毒。在分类上,肠道病毒属于小核糖核酸(RNA)病毒,人肠道病毒至少有 72 个血清型。

肠道病毒的共同特点如下。

(1) 病毒呈球形,衣壳呈二十面体立体对称,无包膜。

(2) 核酸为单股正链 RNA,具有感染性,进入细胞后可直接起 mRNA 的作用。

(3) 在宿主细胞浆内复制,有较强的杀细胞作用。除柯萨奇 A 组病毒的某些血清型外,均可在易感细胞中增殖,引起典型的由肠病毒所致的细胞病变(CPE)。

(4) 抵抗力强,耐乙醚、耐乙醇,但对紫外线、干燥、热敏感,于 56 ℃加热 30 min 可被灭活。其对各种氧化剂如高锰酸钾、双氧水、漂白粉等也很敏感,是有效的消毒剂。

(5)临床表现多样化,主要经粪口途径传播,先在肠道细胞内增殖,但所致疾病多在肠道外,包括中枢神经、心肌损害及皮疹等。

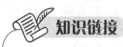 **知识链接**

肠道病毒命名

肠道病毒包括脊髓灰质炎病毒、柯萨奇病毒和在人类肠道致细胞病变的孤儿病毒(ECHO 病毒)。1970 年国际病毒命名委员会将这些病毒归于微小核糖核酸病毒科的肠道病毒属。在上述已命名的 3 种肠道病毒的 67 个型别以后发现的肠道病毒,都按肠道病毒序数编号命名,即 68、69、70、71、72 型肠道病毒等,第 72 型是甲型肝炎病毒。

一、脊髓灰质炎病毒

脊髓灰质炎病毒是脊髓灰质炎的病原体。病毒侵犯脊髓前角运动神经细胞,导致迟缓性肢体麻痹,因多见于儿童,故亦称为小儿麻痹症。

(一)主要生物学性状

脊髓灰质炎病毒呈球形,直径 27 nm,核衣壳呈二十面体立体对称,无包膜。其基因组为单正链 RNA。

(二)致病性与免疫性

脊髓灰质炎病毒的传染源是患者或无症状带病毒者,主要通过粪口途径传播。病毒以上呼吸道、咽喉和肠道为侵入门户,先在局部黏膜和咽、扁桃体等淋巴组织和肠道集合淋巴结中初步增殖,然后释放入血,形成第一次病毒血症,扩散至带有受体的靶组织,在靶组织中再次增殖后,引起第二次病毒血症和临床症状。机体免疫力的强弱显著影响其结局,至少 90% 的感染者表现为隐性感染;约 5% 引起流产感染。患者只出现发热、头痛、乏力、咽痛和呕吐等非特异性症状,并迅速恢复;有 1%～2% 的患者,病毒侵入中枢神经系统和脑膜,产生非麻痹性脊髓灰质炎或无菌性脑膜炎,患者除了有上述非特异性症状外,还有颈背强直、肌痉挛等症状。只有 0.1%～2.0% 的患者产生最严重的症状,包括暂时性肢体麻痹、永久性迟缓性肢体麻痹,极少数患者发展为延髓麻痹而导致呼吸、心脏衰竭死亡。

(三)防治原则

脊髓灰质炎病毒防治原则除隔离患者、消毒排泄物、加强饮食卫生、保护水源等措施外,应主要对婴幼儿和儿童进行人工主动免疫。

二、其他肠道病毒

肠道病毒属病毒引起的传染病,临床表现轻者只有倦怠、乏力、低热等,重者可引起全身感染,脑、脊髓、心、肝等重要器官受损,预后较差,并可遗留后遗症或导致死亡。本类疾病分布于世界各地,在热带和亚热带全年可发病,在温带夏季多见,在温暖、潮湿、卫生条件差、人群拥挤的地区发病率高。

其他肠道病毒的比较见表 14-3。

表 14-3　其他肠道病毒的比较

名称	柯萨奇病毒	埃可病毒	新型肠道病毒				急性胃肠炎病毒			
			EV68	EV 69	EV 70	EV 71	杯状病毒	星状病毒	轮状病毒	肠道腺病毒
核酸	RNA								双股RNA	DNA
形态	球形									
大小/nm	20～30						27	28～30	60～80	70～80
传染源	隐性感染者、健康带病毒者和患者									
传播途径	粪口途径、呼吸道	粪口途径、呼吸道	粪口途径	粪口途径	粪口途径	粪口途径	粪口途径	粪口途径	粪口途径、呼吸道	粪口途径、呼吸道
所致疾病	侵犯多种组织器官引起轻微上呼吸道感染、腹泻、手足口病、心肌炎、中枢神经系统症状等	侵犯多种组织器官引起手足口病、中枢神经系统症状（如无菌性脑膜炎、类脊髓灰质炎等）	气管炎、肺炎	未发现与人类疾病的关系	急性出血性结膜炎、伴发急性腰脊髓脊神经根病（少见）	侵犯多种组织器官导致轻微上呼吸道感染、手足口病、中枢神经系统症状（如脑脊髓膜炎、脑膜炎、脑炎等）	无菌性胃肠炎	婴幼儿和老年人腹泻	60%以上婴幼儿可出现急性胃肠炎	婴儿病毒性胃肠炎腹泻的第二位病原体（病情不重）、呼吸道感染
预防	无特异性疫苗，按肠道与呼吸道传染病原则预防									

第三节　肝炎病毒

　　肝炎病毒是引起病毒性肝炎的病原体，目前公认的人类肝炎病毒至少有五种类型，包括甲型肝炎病毒、乙型肝炎病毒、丙型肝炎病毒、丁型肝炎病毒及戊型肝炎病毒。近年来还发现一些与人类肝炎相关的病毒，如己型肝炎病毒（HFV）、庚型肝炎病毒（HGV）和 TT 型肝炎病毒（TTV）等。流行病学研究发现，HFV 是一类经消化道传播的病原体，由于病毒分离与基因克隆均未成功，本章将不作介绍。HGV 与 TTV 的基因组序列均已明确，但其作为人类肝炎病原体的致病性仍有较大争议。此外，还有一些病毒如巨细胞病毒、EB 病毒、黄热病病毒等也可引起肝炎，但不列入肝炎病毒范畴。

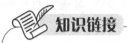

肝 炎

肝炎通常是指由多种致病因素,如病毒、细菌、寄生虫、化学毒物、药物和毒物等侵害肝脏,使肝脏细胞受到破坏的疾病。肝脏的功能受到损害,可以引起身体一系列不适症状,以及肝功能指标的异常。通常我们生活中所说的肝炎,多数指的是由甲型、乙型、丙型、丁型、戊型等肝炎病毒引起的病毒性肝炎,这是肝炎家族中一个最重要的分支。

病毒性肝炎的分布遍及全世界,不同地区各型肝炎的感染率有较大差别。中国属于甲型及乙型肝炎的高发地区,但各地区人群感染率差别较大。甲型肝炎全年均可发病,而以秋冬季为发病高峰,通常为散发。其发病年龄多在14岁以下,在托幼机构、小学及部队中发病率较高,且可发生大的流行。如水源被污染或生吃污染水中养殖的贝壳类动物食品,可在人群中引起疾病暴发流行。乙型肝炎见于世界各地,人群中HBsAg携带率以西欧、北美及大洋洲最低(0.5%以下),而以亚洲与非洲最高(6%～10%),东南亚地区达10%～20%。中国人群HBsAg携带率约10%,其中北方各省较低,西南方各省较高,且农村高于城市。乙型肝炎的发病无明显季节性,患者及HBsAg携带者男多于女,发病年龄在低发区主要为成人,在高发区主要为儿童,而成人患者多为慢性肝炎,一般散发,但常见家庭聚集现象。

一、甲型肝炎病毒

(一)主要生物学性状

现知甲型肝炎病毒(HAV)属小RNA病毒科,肠道病毒72型。其形态、大小与肠道病毒相似,直径约为27 nm,呈球形,二十面体立体对称,无包膜。HAV比肠道病毒更耐热,60 ℃加热1 h仍有活性,对乙醚、酸(pH≤3)有抵抗力。HAV的核酸为单一的正链RNA。

(二)致病性与免疫性

HAV主要通过粪口途径传播,传染源多为患者,潜伏期为15～50 d,病毒常在患者转氨酶升高前5～6 d就存在于患者的血液和粪便中。HAV随患者粪便排出体外,通过污染水源、食物、海产品(毛蚶等)、食具等传播而造成散发性流行或大流行。发病后2周开始,随着肠道中抗-HAVIgA及血清中抗-HAV IgM和HAV抗体IgG的产生,粪便中不再排出病毒。由于HAV比肠道病毒更耐热、耐氯化物的消毒作用,故可在污染的废水、海水及食品中存活数月或更久。1988年上海发生过因生食被HAV污染的毛蚶而使甲型肝炎暴发,患者多达30余万,危害十分严重。

其致病机制是免疫HAV经口侵入人体,在口咽部或唾液腺中早期增殖,然后在肠黏膜与局部淋巴结中大量增殖,并侵入血流形成病毒血症,最终侵犯靶器官——肝脏。由于病毒在细胞培养中增殖缓慢并不直接造成明显的细胞损害,故其致病机制除病毒的直接作用外,机体的免疫应答在引起肝组织损害中也起到一定作用。

在甲型肝炎的显性感染或隐性感染过程中,机体都可产生抗-HAV IgM和HAV IgG

抗体。前者在急性期和恢复早期出现;后者在恢复后期出现,并可维持多年,对病毒的再感染有免疫力。甲型肝炎的预后较好。

(三)防治原则

HAV 主要通过粪便污染饮食和水源经口传染。所以加强卫生宣教工作和饮食业卫生管理,管好粪便,保护水源是预防甲型肝炎的主要环节。患者排泄物、食具、物品和床单衣物等,要认真消毒处理。丙种球蛋白注射对甲型肝炎可起到被动免疫的预防作用。在潜伏期,肌内注射丙种球蛋白(0.02~0.12 mL/kg)能预防或减轻临床症状。

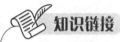 **知识链接**

肝　硬　化

　　肝硬化是一种较为常见的疾病,在我国导致其发病的因素中有 80% 以上为病毒感染所致,其中 25%~30% 慢性乙型肝炎患者可发展为肝硬化。在国外,特别是西欧国家,酒精性肝硬化占全部肝硬化的 50%~60%,在我国近年来其发病率也在日益增高。此外,寄生虫感染、非酒精性脂肪性肝炎、胆汁郁积、肝静脉回流受阻、遗传代谢性疾病、工业毒物或药物、自身免疫性肝炎等原因也可以引起肝硬化。

二、乙型肝炎病毒

乙型肝炎病毒(HBV)是乙型肝炎(简称乙肝)的病原体。据估计,全世界乙型肝炎患者及无症状携带者达 3.5 亿。我国感染率在 10% 以上。乙型肝炎的危害性比甲型肝炎大,容易发展成为慢性肝炎,部分演变成肝硬化或原发性肝癌。

(一)主要生物学性状

1. 形态结构

乙型肝炎患者的血清中可见到三种不同形态的颗粒(图 14-2)。

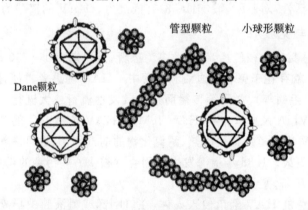

图 14-2　乙型肝炎病毒三种颗粒形态示意图

　　(1)大球形颗粒(Dane 颗粒)　为有感染性的完整的乙型肝炎病毒颗粒,呈球形,直径为 42 nm,有双层衣壳。外衣壳即病毒的包膜,含有 HBV 表面抗原(HBsAg)。内衣壳蛋白为 HBV 核心抗原(HBcAg)。核心含双股未闭合的 DNA 和 DNA 聚合酶。

（2）小球形颗粒 直径为 22 nm，不含 DNA 和 DNA 聚合酶，不具传染性，是病毒装配过程中过剩的外衣壳，含有 HBV 表面抗原（HBsAg）。

（3）管型颗粒 由小球形颗粒聚合而成，直径为 22 nm，长 100～500 nm，也含有 HBV 表面抗原。

2. 抗原组成

（1）HBsAg 存在于三种颗粒的表面。HBsAg 具有免疫原性，是制备乙肝疫苗的主要成分。HBsAg 是诊断 HBV 感染的主要指标。HBsAg 可刺激机体产生抗-HBs 抗体，为保护性抗体，具有防御 HBV 感染的作用，患者血清中出现抗-HBs 抗体，是乙型肝炎恢复的标志。

（2）HBcAg 存在于 Dane 颗粒核心的表面，在血循环中不易被检测到。HBcAg 能刺激机体产生抗-HBc 抗体，但此抗体无保护作用。HBcAg 还与 Tc 细胞破坏清除受感染的肝细胞有关。

（3）e 抗原（HBeAg） 为可溶性抗原，游离存在于血液循环中，其消长与 Dane 颗粒及 DNA 多聚酶基本一致，故 HBeAg 阳性可作为 HBV 复制及血液具有强传染性的一个指标。HBeAg 可刺激机体产生抗-HBe 抗体，抗-HBe 抗体对 HBV 感染具有一定的保护作用。但近年发现有 HBV 变异株在抗-HBe 阳性的机体仍大量复制，所以对抗-HBe 阳性的患者应检测其血中的病毒 DNA，以判断疾病的预后。

3. 抵抗力

HBV 对外界环境抵抗力较强，对低温、干燥、紫外线及一般消毒剂均有耐受性，由于不被 70% 乙醇灭活，因此这一常用的消毒方法并不能用于 HBV 的消毒。高压蒸汽灭菌法、100 ℃加热 10 min、160 ℃干热 1 h、0.5% 过氧乙酸、碘伏、5% 次氯酸钠、3% 漂白粉和环氧乙烷可使 HBV 灭活。

（二）致病性与免疫性

HBV 主要的传染源为患者及无症状的 HBV 携带者。在潜伏期、急性期及慢性活动期，患者的血清都有传染性。HBsAg 携带者因无症状，不易被察觉，其作为传染源的危害性比患者更大。

1. HBV 的传播途径

（1）血液或血制品传播 HBV 可通过输血、注射、手术、针刺、拔牙、内镜、共用剃刀或牙刷、皮肤黏膜的微小损伤等进行传播。

（2）垂直传播 主要是围生期感染，即分娩经产道时，通过婴儿的微小伤口感染；哺乳也被认为是传播 HBV 的途径；在母体子宫内也可被感染。

（3）性传播及密切接触传播 HBV 可通过唾液、经血、阴道分泌物、精液等接触传播。

2. HBV 的致病机理

目前认为主要是通过宿主的免疫病理反应造成肝细胞及机体的损伤所致。由于不同机体免疫应答不尽相同，因而乙型肝炎的临床表现和转归也不一样：有的为无症状的 HBsAg 携带者；有的则表现为隐性感染或急性肝炎或重型肝炎或慢性肝炎。

机体对 HBV 耐受常常是导致无症状 HBsAg 携带者的重要原因。当受感染肝细胞较少、机体免疫应答处于正常范围时，特异性 Tc 细胞可杀伤受感染细胞，释放至细胞外的病毒则被相应中和抗体清除，临床表现为隐性感染或急性肝炎；当受感染的肝细胞数量多、机体免疫应答超过正常范围时,则可引起大量肝细胞迅速坏死,临床表现为重型肝炎;当机体免疫功能低下,不能清除受感染肝细胞及病毒时,病毒不断从肝细胞释放,再感染新的肝细胞,临床表现为慢性肝炎,慢性肝炎患者可继发为肝硬化或肝癌。

抗-HBs 可中和血液循环中的 HBV,阻止病毒与健康肝细胞结合,是清除细胞外病毒的主要因素。如病后长期不出现抗-HBs,急性肝炎可转为慢性。HBV 携带者几乎 100% 查不到抗-HBs。

(三)免疫学检查

(1)目前主要用血清学方法检测 HBsAg、抗-HBs、HBeAg、抗-Hbe 及抗-HBc(俗称"两对半"),HBcAg 存在于病毒的内衣壳中,血清中不易查到,也不用于常规检查。其中,HBsAg 的检测最为重要,可发现无症状携带者,是献血员筛选的必检指标。

(2)各检测指标的意义,见乙型肝炎病毒生物学性状抗原组成介绍部分。

(3)HBV-DNA 检测,可作为疾病诊断及药物疗效的考核指标。

(4)DNA 多聚酶检测,可判断体内是否有病毒复制。

乙型肝炎相关三系统检测结果分析见表 14-4。

表 14-4　乙型肝炎相关三系统检测结果分析

HBsAg	HBeAg	抗-HBs	抗-HBe	抗-HBc	结 果 分 析
+	−	−	−	−	HBV 感染或无症状携带者
+	+	−	−	−	急、慢性乙型肝炎,或无症状携带者
+	+	−	−	+	急、慢性乙型肝炎(传染性强,"大三阳")
+	−	−	+	+	急性感染趋向恢复("小三阳")
−	+	+	+/−		既往感染恢复期
−	−	−	−	+	既往感染或"窗口期"
−	−	+	−		既往感染或接种过疫苗

(四)防治原则

严格筛选献血员,输血及手术器械要进行严格的消毒,提倡应用一次性注射器;患者的排泄物、食具及用具应彻底消毒。

接种乙型肝炎疫苗是最有效的方法。第一代疫苗是 HBsAg 血源疫苗,现已基本不用;第二代疫苗是基因工程疫苗,临床使用的主要是此类疫苗;第三代为 HBsAg 多肽疫苗或 HBV-DNA 核酸疫苗,目前正在研究中。含高效价抗-HBs 的人血清免疫球蛋白可用于乙型肝炎的紧急预防。

治疗乙型肝炎目前尚无特效药物。广谱抗病毒药物和调节机体免疫功能及护肝药物同时使用,可达到较好的治疗效果。其中,抗病毒治疗是关键,只要有适应证,就应该在具有丰富临床经验的专科医师指导下进行规范的抗病毒治疗。贺普丁、病毒唑、Ara-A、干扰素及清热解毒、活血化瘀的中草药等,对部分病例有一定疗效。

三、其他肝炎病毒

其他类型肝炎病毒及其相关知识见表 14-5。

表 14-5　其他类型肝炎病毒及其相关知识

名　称	生物学性状	致　病　性	防治原则
丙型肝炎病毒（HCV）	球形，单股正链 RNA 病毒	所致疾病与乙型肝炎相似，发展成为慢性肝炎较乙型肝炎常见，约 20% 可发展成肝硬化，少数可发展成为重症型肝炎和原发型肝癌。亦是输血后肝炎肝硬化的主要原因	检测抗-HCV 筛选献血人员，抗原性易变异，给疫苗研制带来困难
丁型肝炎病毒（HDV）	单负链 RNA，外壳由 HBsAg 构成	传染源是患者，传播途径与 HBV 相似，HDV 和 HBV 联合感染和重叠感染可使乙型肝炎感染症状加重、病情恶化	防治原则与 HBV 基本相同
戊型肝炎病毒（HEV）	球形，直径 32～34 nm，无包膜。核酸为单正链 RNA	传染源为患者，粪口途径传播，自限性	加强粪便管理，保护水源，注意饮食卫生，疫苗尚在研制中
庚型肝炎病毒（HGV）	单股正链 RNA	主要通过输血、血液制品注射等方式传播，也可经母婴传播，常与 HBV 或 HCV 合并感染。	加强血液制品管理是主要的预防方法，干扰素治疗有一定的效果
TT 型肝炎病毒（TTV）	球形，直径 30～50 nm，无包膜，核酸为单股负链 DNA	通过输血或血制品传播，其致病机制尚不明确	—

第四节　虫媒病毒

　　虫媒病毒属是一大群具有包膜的单正链 RNA 病毒，分别归类于披膜病毒科、黄病毒科、布尼亚病毒科和沙粒病毒科的某些成员病毒。因它们通过吸血的节肢动物（蚊、蜱、白蛉等）传播，故归为虫媒病毒，其共同特征如下。

　　（1）有包膜的小球形病毒，包膜上嵌有糖蛋白刺突，核衣壳呈二十面体立体对称，中心含 RNA 病毒。

　　（2）在 pH 值为 3～5 条件下不稳定，对热、脂溶剂敏感。

　　（3）宿主范围广，最易感染的动物是乳鼠。

　　（4）节肢动物是储存宿主，又是传播媒介。

　　（5）所致疾病有严格季节性和地区性。

一、流行性乙型脑炎病毒

流行性乙型脑炎病毒是由嗜神经病毒所致的中枢神经系统性传染病,简称乙脑。经蚊等吸血昆虫传播,流行于夏秋季,多发生于儿童,临床上以高热、意识障碍、惊厥、呼吸衰竭及脑膜刺激征为主要特征。部分患者留有严重的后遗症,重症患者病死率较高,病死率为10%,大约15%的患者留有不同程度的后遗症。

(一)主要生物学性状

乙脑病毒属黄病毒科,其核心为单股正链 RNA,呈球形,有包膜的圆形病毒颗粒,直径约为 40 nm。该病毒在外界环境中抵抗力不强,对低温和干燥的抵抗力很强,冷冻干燥后在 4 ℃冰箱中可保存数年。

(二)致病性与免疫性

乙脑病毒的主要传染源是家畜、家禽。人感染乙脑病毒后仅发生短期病毒血症且血中病毒数量较少,故患者及隐性感染者作为传染源的意义不大。猪是乙脑病毒的自然感染者,在流行期间,猪的感染率高达 100%,马为 90%以上,为本病重要动物传染源。蚊虫感染猪后,病毒在蚊体内增殖,可终身带毒,甚至随蚊越冬或经卵传代,因此蚊既是传播媒介又是病毒的储存宿主,此外,蝙蝠也可作为储存宿主。乙脑病毒常通过蚊虫叮咬而传播,已被证实能传播本病的蚊虫很多,主要有库蚊、伊蚊、按蚊的某些种,在我国主要传播媒介为三带喙库蚊。

人群对乙脑病毒普遍易感,但感染后出现典型乙脑症状的只占少数,多数人通过临床上难以辨别的轻型感染获得免疫力,成人多因隐性感染而免疫。通常流行区以 10 岁以下的儿童发病较多,但因儿童计划免疫的实施,近来报道发病年龄有增高趋势。

当带毒雌蚊叮咬人时,病毒随蚊虫唾液传入人体皮下。先在毛细血管内皮细胞及局部淋巴结等处的细胞中增殖,随后有少量病毒进入血液成为短暂的第一次病毒血症。此时病毒随血液循环散布到肝、脾等处的细胞中继续增殖,一般不出现明显症状或只出现轻微的前驱症状。经 4～7 d 潜伏期后,在体内增殖的大量病毒,再次侵入血液成为第二次病毒血症引起发热、寒战及全身不适等症状,若不再继续发展,即成为顿挫感染,数日后可自愈。但少数患者体内的病毒可通过血脑屏障进入脑内增殖,引起脑膜及脑组织发炎,造成神经元细胞变性坏死、毛细血管栓塞、淋巴细胞浸润,甚至出现局灶性坏死和脑组织软化,临床上表现为高烧、意识障碍、抽搐、颅内压升高以及脑膜刺激征。重症患者可能死于呼吸循环衰竭,部分患者病后遗留失语、强直性痉挛、精神失常等后遗症。

病后免疫力强而持久,二次发病者罕见。流行区成人大多数都有一定的免疫力,多为隐性感染,10 岁以下儿童及非流行区成人缺乏免疫力,感染后容易发病。

(三)防治原则

疫苗接种,安全有效。搞好环境卫生,防蚊灭蚊是预防本病的有效措施。认真执行疫情报告制度,做到早发现、早隔离、早治疗,减少感染。

治疗仍采用对症处理及支持疗法,包括退热、止痉、抗呼吸衰竭。我国采用中西医结合疗法治疗乙脑,治愈率明显高于国外。

二、其他虫媒病毒

其他虫媒病毒及其相关知识见表14-6。

表 14-6 其他虫媒病毒及其相关知识

病毒类属	病 毒	主要媒介	所致疾病	主要分布
布尼亚病毒科	汉坦病毒	啮齿动物	肾综合征出血热	亚洲、欧洲、非洲、美洲
			汉坦病毒肺综合征	美洲、欧洲
	新疆出血热病毒	蜱	新疆出血热	中国
	克里米亚-刚果出血热病毒	蜱	克里米亚-刚果出血热	非洲、中亚
	Rift 山谷热病毒	蚊	Rift 山谷热	非洲
黄病毒科	登革病毒	伊蚊	登革热	亚洲、南美
	黄热病病毒	蚊	黄热病	非洲、南美
	Kyasanur 森林热病毒	蜱	Kyasanur 森林热	印度
	鄂目斯克出血热病毒	蜱	鄂目斯克出血热	俄罗斯
披膜病毒科	基孔肯雅病毒	蚊	基孔肯雅热	亚洲、非洲
沙粒病毒科	Junin 病毒	啮齿动物	阿根廷出血热	南美
	马丘波病毒	啮齿动物	玻利维亚出血热	南美
	Lassa 病毒	啮齿动物	Lassa 热	非洲
丝状病毒科	埃博拉病毒	未确定	埃博拉出血热	非洲
	马堡病毒	未确定	马堡出血热	非洲

第五节　人类免疫缺陷病毒

人类免疫缺陷病毒(HIV)是获得性免疫缺陷综合征(AIDS)的病原体,俗称艾滋病病毒。HIV 分 HIV-1 型和 HIV-2 型,前者引起全球 AIDS 流行,后者主要分离自西部非洲的艾滋病患者。HIV 感染的范围在逐步扩大,我国自 1985 年发现首例艾滋病患者以来,感染人数正逐年迅速增多。

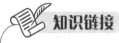 **知识链接**

我国艾滋病疫情现状及性病报告制度

目前全世界艾滋病流行现状十分严峻,特别是在非洲和亚洲地区。我国自 1985 年首次报告艾滋病病例以来,艾滋病的流行呈快速上升趋势。近年来,我国艾滋病的感染与发病人数也增长较快。根据世界卫生组织统计,目前我国艾滋病病毒感染者占总人口的比例虽然很低,但感染人数在亚洲居第 2 位,在全球居第 14 位。

我国 1991 年 8 月 12 日下发《性病防治管理办法》,其部分内容如下。

第二条　本办法所说的性病包括:(一)《中华人民共和国传染病防治法》乙类传染病中的艾滋病、淋病、梅毒;(二)软下疳、性病淋巴肉芽肿、非淋菌性尿道炎、尖锐湿疣、生殖器疱疹。

第二十一条　性病防治机构和从事性病防治诊断治疗业务的个体医生发现艾滋病、淋病、梅毒及其疑似病者时,必须按规定向所在地卫生防疫机构报告。

第二十二条　各级医疗预防保健机构及个体医生发现本办法第二条第(二)款规定性病患者及其疑似病者时,应当按规定向所在地县级性病防治机构报告。

一、生物学性状

HIV 病毒直径 100~120 nm,呈二十面体对称球形结构,核心为两个正链单股 RNA和酶,后者包括逆转录酶、整合酶和蛋白酶。HIV 的最外层为脂蛋白包膜,抵抗力较弱,对热、化学消毒剂较敏感,在液体或血清中 56 ℃加热 10 min 可被灭活,0.2%次氯酸钠、70%乙醇、0.3%过氧化氢溶液或 0.5%来苏尔处理 5 min,均可使其灭活。

二、致病性与免疫性

HIV 主要通过性接触、输血或血液制品、母-婴垂直途径等传播导致艾滋病。临床上艾滋病以机会感染、恶性肿瘤和神经系统症状为特点,是一种引起免疫功能低下的致死性传染病。为了早期发现感染者和控制艾滋病流行,有必要对艾滋病高危人群和临床上不明原因感染、皮肤肿瘤患者及时进行定期检查。HIV 抗体的存在表明感染了 HIV,而检出 HIV则是病毒存在的确凿证据。

HIV 感染 $CD4^+$ T 细胞后,以较快的速度增殖,导致此类细胞的病变和死亡,使 $CD4^+$ T 细胞数量减少和功能缺损,从而造成以 $CD4^+$ T 细胞为中心的免疫功能全面障碍。由于 $CD4^+$ T 细胞数量的减少,$CD8^+$ T 细胞比例则相对增高,出现 $CD4^+$ T/$CD8^+$ T 倒置。$CD4^+$ T 细胞与抗原提呈细胞、B 细胞、细胞毒性 T 淋巴细胞(CTL)以及 NK 细胞的功能密切相关,$CD4^+$ T 细胞的异常必然导致患者机体免疫功能的紊乱。CD4 分子也存在于其他细胞表面,如单核-巨噬细胞、小神经胶质细胞、郎格罕细胞和其他骨髓分化细胞等,这些细胞也是 HIV 的敏感细胞。HIV 包膜的氨基酸序列测定已表明,淋巴细胞和巨噬细胞均可被该病毒感染。$CD4^+$ T 细胞是重要的免疫调节细胞,其数量和功能的改变都将影响其他免疫细胞的状态。

HIV 具有高度变异性,HIV 的高度变异性对制备有效的抗感染疫苗和艾滋病的防治产生较大的影响。在 HIV 感染过程中,机体可产生高效价的抗 HIV 抗体,这些抗体主要在急性期降低血清中的病毒抗原数量,但不能清除细胞内病毒。若抗体为 IgG,则在 NK细胞等的参与下发生抗体依赖细胞介导的细胞毒性作用(ADCC)效应。HIV 感染也可引起细胞免疫应答,包括特异性 CTL 和非特异性 NK 细胞的杀伤作用,其中 CTL 对 HIV 感染细胞的杀伤十分重要,但也不能彻底清除潜伏感染的 HIV 病毒。

三、防治原则

(1) 非医疗措施:

① 广泛开展宣传教育,普及艾滋病的传播途径和预防知识,杜绝性滥交和吸毒等。

② 建立和加强对 HIV 感染的监测体系,及时了解流行状况,采取应对措施。

③ 加强进出口管理,严格国境检疫,防止传入。

④ 应对供血者做 HIV 及其抗体检测,保证血源的安全性。

(2)疫苗研制 目前尚未获得理想的疫苗,在疫苗研究中遇到的最大难题仍然是 HIV 包膜的高度变异性。

(3)抗病毒药物治疗 抗 HIV 的药物包括三大类。①核苷类药物:为逆转录酶抑制剂,可干扰 HIV 的 DNA 合成,常用的有叠氮胸苷、双脱氧次黄嘌呤、双脱氧胸苷、拉米夫定等。②非核苷类药物的作用与核苷类药物一样,具有抑制逆转录酶的作用。③蛋白酶抑制剂的作用是抑制 HIV 蛋白酶的作用,导致大分子聚合蛋白的裂解受阻,影响病毒的装配与成熟。三类药物除分别应用外,也可进行联合用药,以迅速降低患者体液中 HIV-RNA 含量,延缓病程进展。

第六节 其他病毒

一、狂犬病病毒

狂犬病病毒是一种嗜神经病毒,系急性致死性中枢神经系统疾病(狂犬病)的病原体。该病毒主要传播于狼、狐狸、臭鼬和蝙蝠等野生动物,以及犬、猫等家养宠物中,人可因带毒动物咬伤或搔伤而感染。狂犬病俗称疯狗病,是由狂犬病病毒引起的人兽共患的中枢神经系统传染病,临床表现以恐水、畏光、吞咽困难、狂躁等为主要特征,是迄今为止人类唯一病死率高达 100% 的急性传染病。《中华人民共和国传染病防治法》将狂犬病列为乙类传染病。

(一)生物学特性

狂犬病病毒外形似子弹状,大小为 75 mm×(100～300) nm。病毒核心系单负链 RNA,其外有螺旋对称的核衣壳(N 蛋白),表面尚有嵌着糖蛋白刺突(G 蛋白)的包膜,刺突与病毒感染性和毒力有关。

该病毒的动物感染范围较广,在易感细胞(动物和人的中枢神经细胞),如大脑海马回锥体细胞中增殖时,可形成胞浆内嗜酸性包含体(内基小体),在狂犬病的诊断上有重要价值。

该病毒对外界的抵抗力不强,可被有机溶剂或表面活性剂等灭活。病毒对蛋白溶解酶、紫外线和 X 线敏感,pH 值为 4.0 以下和 pH 值为 10.0 以上均可抑制病毒活性;不耐热,于 40 ℃加热 4 h 或 60 ℃加热 30 min 可使其灭活,但于-70 ℃或冷冻干燥条件下它能存活数年。

(二)致病性与免疫性

狂犬病病毒感染导致狂犬病,绝大多数狂犬病均为犬、猫咬伤或抓伤所致。该病毒也有以下感染途径:在犬、猫动物的宰杀及剥皮的过程中感染;犬、猫等动物舔伤口或者肛门时感染;犬、猫等动物排出带有病毒的污染物刺伤皮肤时感染;护理患者时护理者的伤口被患者唾液污染而感染;亲吻犬、猫等动物通过口腔黏膜感染;也可能通过呼吸道和消化道感染。

病毒可经伤口侵入人体并在伤口局部增殖,增殖的病毒进入周围神经并沿传入神经轴索和其外间隙上行,经背根神经节和脊髓传至中枢神经系统,病毒在中枢神经系统的神经细胞内大量增殖损伤脑干和小脑。此后,病毒又经传出神经播散至全身,大量分布于唾液腺、舌部味蕾、毛囊、皮脂腺、嗅神经上皮细胞等处。因迷走神经核、舌咽神经核、舌下神经核损伤,可出现呼吸肌、舌咽肌痉挛而表现出呼吸困难和吞咽困难等症状,甚至闻水声即引起痉挛发作,故有恐水症(hydrophobia)之称。脊髓等处损伤则导致各种瘫痪,交感神经可因病毒感染的刺激而使唾液腺和汗腺分泌增加。上述兴奋性表现经 3～5 d 后转入麻痹状态,患者可出现昏迷、呼吸和循环衰竭,病死率几乎达 100%。该病的潜伏期为 1～3 个月,但也有不到一周或长达数年之久的病例,潜伏期的长短与被狂犬咬伤部位距头部的远近相关,也取决于伤口内感染的病毒量。

（三）防治原则

狂犬病的病死率几乎达 100%,因此狂犬病的预防十分重要。其主要预防措施是捕杀野犬、严管家犬、给家犬注射疫苗;咬过人的家犬、家猫应设法捕获,并隔离观察 10 d,仍存活的动物可确定为非患狂犬病者,可解除隔离。

若发现人被犬咬伤应立即采取以下措施:①立即用 20% 的肥皂水、0.1% 的新洁尔灭或清水反复冲洗犬咬的伤口,然后用碘酒和 70% 乙醇涂擦;②于伤口底部和四周浸润注射高效价狂犬病病毒抗血清,也可采取肌内注射,以进行被动免疫,注射剂量为 20 U/kg;③接种狂犬病疫苗,该病的潜伏期较长,因此早期接种疫苗可预防发病,若抗血清与疫苗联用则更为有效。此外,对有可能接触狂犬病病毒的人员(兽医、动物管理员及野外工作者等),也应进行狂犬病疫苗的预防接种。

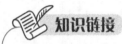 知识链接

狂犬病疫情现状

狂犬病呈全球性分布。在发展中国家,犬等家养动物是狂犬病的主要传染源;在欧美等发达国家,犬等家养动物的狂犬病得到了有效控制,蝙蝠等野生动物为狂犬病的主要传染源。世界卫生组织估计,全球每年死于狂犬病的人数超过 5.5 万。

狂犬病的疫情分布呈现显著的经济相关性。世界卫生组织估计,99% 以上的狂犬病发生在发展中国家,儿童是受狂犬病危害最大的人群。我国是受狂犬病危害最为严重的国家之一,近年的年报告狂犬病死亡人数均在 2400 人以上,仅次于印度,居全球第二位;狂犬病一直位于我国各类传染病报告死亡人数的前三位。

狂犬病从人群分布上看,可概括为"三多":农村地区病例较多、男性病例较多、15 岁以下儿童和 50 岁以上人群病例较多。

狂犬病的流行不但严重威胁人民群众的生命安全,而且造成了患者严重的心理影响和沉重的经济负担。

二、疱疹病毒

疱疹病毒是一大类感染人体后能够引起蔓延性皮疹的病毒。与人类感染有关的疱疹病毒有单纯疱疹病毒、水痘-带状疱疹病毒。其宿主范围广、复制周期短、繁殖速度快。各种疱疹病毒引起的疾病及预防见表 14-7。

表 14-7 各种疱疹病毒引起的疾病及预防

病毒常用名	感染方式	所致主要疾病	预 防
单纯疱疹病毒 I 型（HHV-1，HSV-1）	口腔、污染的手、飞沫	齿龈炎、咽炎、唇疱疹、角膜结膜炎、疱疹性脑炎、脑膜炎、先天畸形	无特异性预防。治疗用碘苷、阿糖胞苷、阿昔洛韦、干扰素，但不能清除潜伏病毒
单纯疱疹病毒 II 型（HHV-2，HSV-2）	性接触	新生儿疱疹、生殖器疱疹	无特异性预防。治疗用碘苷、阿糖胞苷、阿昔洛韦、干扰素，但不能清除潜伏病毒
水痘-带状疱疹病毒（HHV-3，HZV）	呼吸道等	水痘、带状疱疹、胎儿畸形、流产、死胎	减毒活疫苗，治疗用阿昔洛韦、阿糖腺苷、干扰素
EB 病毒（HHV-4）	唾液、血液	传染性单核细胞增多症、鼻咽癌、非洲儿童恶性淋巴瘤	亚单位疫苗和基因工程疫苗正在使用和观察过程中
人巨细胞病毒（HHV-5，CMV）	接触、先天、血源、性接触	巨细胞包含体病、输血后单核细胞增多症、先天性感染、肝炎、间质性肺炎	减毒活疫苗
人类疱疹病毒 6 型（HHV-6）	唾液、飞沫，及密切接触、输血或器官移植	幼儿急疹（攻击 T 细胞、B 细胞，多数人没有明显症状）	更昔洛韦、膦甲酸钠，干扰素有一定疗效，没有疫苗
人类疱疹病毒 7 型（HHV-7）	接触	幼儿急疹、感染人体淋巴细胞	尚未发现特效治疗药物。没有疫苗
人类疱疹病毒 8 型（HHV-8）	性接触	卡波西（Kaposi）肉瘤	尚未发现特效治疗药物。没有疫苗

疱疹病毒具有以下共同特点。

（1）球形、二十面体立体对称衣壳，基因组为线性双股 DNA。核衣壳周围有一层厚薄不等的非对称性披膜，最外层是包膜，有糖蛋白刺突。有包膜的成熟病毒直径为 $180\sim200$ nm，DNA 核心直径为 $30\sim40$ nm。

（2）除 EB 病毒外，均能在二倍体细胞核内复制产生明显的细胞病变效应（CPE），核内出现嗜酸性包含体。病毒可通过细胞间桥直接扩散，感染细胞可与邻近未感染的细胞融合成多核巨细胞。EB病毒和疱疹病毒6型的培养则需人或灵长类淋巴细胞。

（3）病毒可表现为增殖性感染和潜伏性感染。当感染处于潜伏状态时，病毒的基因表达受到抑制，而在某些刺激因素作用下又可转为增殖性感染。潜伏和复发感染是疱疹病毒的突出特点，这一生物学行为可导致某些疱疹病毒的基因组整合于宿主的染色体而构成潜在的癌基因。

三、出血热病毒

出血热不是一种疾病的名称，而是一组疾病或一组综合征的统称。这些疾病或综合征是以发热、皮肤和黏膜出现淤点或淤斑、不同脏器的损害和出血，以及低血压和休克等为主要特征的。引起出血热的病毒种类较多，它们分属于不同的病毒科。目前在我国已发现的有肾综合征出血热病毒（汉坦病毒或流行性出血热病毒）、新疆出血热病毒和登革病毒，见表14-6。

四、人乳头瘤病毒

人乳头瘤病毒是引起皮肤和黏膜的寻常疣、扁平疣和尖锐湿疣（生殖器疣、性病疣）的病原体，并与宫颈癌的发生有密切关系。

（一）生物学特性

人乳头瘤病毒（HPV）为无包膜球形病毒，直径为50 nm，病毒的核心为双链DNA，病毒衣壳为二十面体。HPV的分离培养尚未成功。根据病毒的DNA测序，HPV至少可分为77个型。

病毒基因组有三种存在形式，即共价结合的闭合环状DNA超螺旋结构、开放的环状结构和线状结构。

HPV对皮肤及黏膜上皮细胞具有高亲嗜性，病毒在细胞内的复制受其分化阶段的影响。病毒的感染和复制诱导上皮细胞增生，使表皮变厚，可伴有棘层增生和一定程度的表皮角质化，颗粒层可见核内嗜碱性包含体。上皮增生所形成的乳头状瘤称为疣，这种增生呈局部的且通常呈自发性退行性变。HPV的基因组存在于转化的细胞内，也可通过促进细胞增殖或延长上皮细胞的寿命，维持肿瘤生长。目前，HPV的体外培养尚未成功。

（二）致病性与免疫性

HPV主要通过与感染者的病变部位的直接或间接接触进行传播，其中：生殖器感染主要是性接触传播；有增多趋势的婴幼儿尖锐湿疣，多系分娩过程或出生后与母体的密切接触传染所致；少数患者则可通过内裤、浴巾、浴盆等生活用品感染。近年来，我国HPV带毒者明显增多，生殖器感染已占我国性病的第2位。病毒感染局限于局部，不引起病毒血症。

HPV感染性疾病的潜伏期通常为3个月，也有短至1个月或长达6个月以上的。男性生殖器（阴囊少见）及周围皮肤，女性生殖道、宫颈及肛周等均是好发部位。其临床表现限于感染局部，可因病变发生的部位不同而异。①皮肤损伤的改变：在皮肤黏膜交界处可见多发性乳头瘤样或疣状损伤；在温度较低和干燥部位则表现为小而扁平的疣状改变（如生殖器疣）；温湿部位的病变常呈丝状或乳头样，易融合成团。②其他表现：小的湿疣可有患处痛痒感；直肠内大湿疣有里急后重之感；阴道、宫颈湿疣可呈白带增多或引起性交疼痛。此外，不同 HPV 型别侵犯的部位和所致疾病不尽相同。

HPV 在细胞内的存在方式与细胞发生癌变的可能性相关。病毒 DNA 若游离存在于宿主细胞，病变往往为良性，若病毒 DNA 整合于受感染细胞则易导致细胞癌变。病毒 E6、E7 基因及其表达产物与细胞发生癌变密切相关。

HPV 感染后可刺激机体产生特异性抗体，但对机体并无保护作用。机体的细胞免疫与抗 HPV 感染相关，细胞免疫功能低下者易发此病。

（三）防治原则

接种经福尔马林灭活的 HPV 疫苗或患者损伤部位制备的自身疫苗可发挥一定的效应，但未被广泛应用。鉴于 HPV 与肿瘤发生的关系，疫苗的研究和应用显得十分重要。目前，预防 HPV 感染的最好方法，仍然是避免与感染组织的直接接触。

疣可自发消失，但需数月乃至数年的时间，故常采取人工干预的办法，尤其对有痛感的和大块的损伤。通过外科冷冻疗法、电烙术或化学方法除疣是有效的，但常可再发；应用鬼臼树脂或水杨酸伴福尔马林或戊二醛外用也可奏效；注射干扰素同样是临床应用的有效方法；对喉乳头状瘤往往用外科手术治疗。

小 结

呼吸道病毒能引起病毒性呼吸道疾病，是一组急性自限性常见病。呼吸道病毒性疾病的临床表现呈多样化，轻者如普通感冒等上呼吸道感染，重者可呈细支气管炎和肺炎，甚至可导致死亡。目前尚缺乏有效的防治措施。流感病毒引起流行性感冒的病原体，特点是抗原性容易发生变异，导致感冒反复流行。麻疹病毒引起麻疹的病原体，临床表现主要是引起皮肤黏膜红色斑丘疹，少数人可并发中耳炎、脑膜炎，发病后可获得牢固免疫力。

肠道病毒是经消化道传播引起消化道或其他组织器官病变的病毒，包括：脊髓灰质炎病毒、柯萨奇病毒、埃可病毒、新型肠道病毒等人类肠道病毒；轮状病毒、肠道腺病毒、杯状病毒、星状病毒等急性胃肠炎病毒。临床表现多样化，主要经粪口途径传播，先在肠道细胞内增殖，但所致疾病多在肠道外，包括中枢神经、心肌损害及皮疹等。脊髓灰质炎病毒引起脊髓灰质炎的病原体，多数患者呈隐性感染或仅出现轻度上呼吸道和胃肠症状，仅少数患者因病毒侵入脊髓前角和脑干的运动神经元引起运动肌肉弛缓性麻痹，其抗原性稳定，发病后可获得牢固免疫力。肝炎病毒是一组嗜肝性病毒，引起以肝损害为主的病毒性肝炎。

狂犬病病毒是一种嗜神经病毒，是狂犬病的病原体。人可因带毒动物咬伤或抓伤而感染。狂犬病俗称"疯狗病"，是人兽共患中枢神经系统传染病，是迄今为止人类唯一病死率高达 100% 的急性传染病。

疱疹病毒是一大类感染人体后能够引起蔓延性皮疹的病毒，其中有的病毒能损伤神经系统，有的可导致细胞癌变。出血热不是一种疾病的名称，而是一组疾病或一组综合征的统称。这些疾病或综合征是以发热、皮肤和黏膜出现淤点或淤斑、不同脏器的损害和出血，以及低血压和休克等为主要特征的。人乳头瘤病毒是引起皮肤和黏膜的寻常疣、扁平疣和尖锐湿疣（生殖器疣、性病疣）的病原体，并与宫颈癌的发生有密切关系。

人类免疫缺陷病毒（HIV）是获得性免疫缺陷综合征（AIDS）的病原体，俗称艾滋病病毒。HIV 主要通过性接触、输血,以及母婴垂直途径传播而导致艾滋病。临床上,艾滋病以机会感染、恶性肿瘤和神经系统症状为特点,是一种引起免疫功能低下的致死性传染病。

复习思考题

一、填空题

1. 常见的呼吸道病毒有_____、_____、_____、_____、_____等。

2. 麻疹患儿初期口腔黏膜可出现_____斑。

3. 常见的肠道病毒有_____、_____、_____等。

4. 肝炎病毒主要有_____、_____、_____、_____和_____等。

5. 乙型肝炎患者的血清中可以查到_____、_____和_____三种颗粒。

6. 艾滋病的病原体是_____,可缩写为_____,主要经_____、_____、_____等途径传播,临床上以检测_____抗体作为诊断艾滋病感染的指标。

7. 多数人感染脊髓灰质炎后呈_____,仅少数感染者出现临床症状,其预防措施主要是适龄儿童口服_____。

8. 我国流行的虫媒病毒主要种类有_____、_____、_____等。

9. 人疱疹病毒包括_____、_____、_____、_____等。

二、单项选择题

1. 关于流行性感冒病毒的生物学特征,下列说法不正确的是( )。

A. 单链 RNA 病毒
B. 其核酸是分片段的
C. 抗原变异是最突出的特点
D. 结构分三层

E. 病后免疫力弱,所以导致流感反复流行

2. 流感病毒引起大流行的主要原因是( )。

A. 病毒毒力强
B. 病毒抗原性弱
C. 病毒 HA 和 NA 易发生变异
D. 人对流感病毒免疫力低下

E. 病毒不侵入血流

3. 麻疹病毒的致病性免疫性,下列哪项是错误的?( )

A. 通过呼吸道经飞沫传播
B. 易并发肺炎
C. 病后免疫力不牢固
D. 麻疹疫苗接种能有效预防感染

E. 全身斑丘疹为其特点

4. 目前我国麻疹疫苗初次免疫的年龄是( )。

A. 新生儿　　B. 6 个月　　C. 8 个月　　D. 1 岁　　E. 7 岁

5. 柯萨奇病毒的主要传播途径是( )。

A. 呼吸道
B. 消化道
C. 蚊虫叮咬
D. 血液和血制品
E. 母婴传播

6. 婴幼儿急性胃肠炎的主要病原体是( )。

A. 霍乱弧菌　　B. 轮状病毒　　C. ECHO 病毒　　D. 腺病毒　　E. 葡萄球菌

7. 急性出血性结膜炎的病原是( )。

A. 肠道病毒 70 型
B. 埃可病毒
C. 腺病毒
D. 肠道病毒 69 型
E. 柯萨奇病毒

8. 手足口病的病原是（　　　）。

A. 风疹病毒 　　　　　　　　　　　B. 单纯疱疹病毒

C. 水痘-带状疱疹病毒 　　　　　　　D. 柯萨奇病毒

E. 肠道病毒 70 型

9. 关于腮腺炎病毒的致病性与免疫性，下列各项错误的是（　　　）。

A. 传染源是患者 　　　　　　　　　B. 经飞沫传播

C. 有时病毒侵犯性器官 　　　　　　D. 隐性感染后免疫力不牢固

E. 一侧或两侧腮腺肿大

10. 脊髓灰质炎的传播途径是（　　　）。

A. 呼吸道传染 　　　　B. 粪口途径 　　　　　　C. 虫媒叮咬

D. 接触传染 　　　　　E. 皮肤黏膜

11. 脊髓灰质炎的特异性预防措施是（　　　）。

A. 消灭苍蝇 　　　　　B. 隔离患者 　　　　　　C. 注射丙种球蛋白

D. 口服小儿麻痹糖丸 　E. 以上都对

12. 下列关于甲型肝炎病毒的说法哪项不正确？（　　　）

A. 传染源主要是患者 　　　　　　　B. 粪口途径传播

C. 很少转变成慢性肝炎 　　　　　　D. 病后粪便或血中长期携带病毒

E. 容易暴发流行

13. HAV 的主要传播途径是（　　　）。

A. 输血 　　　B. 母婴垂直 　　C. 共用注射器 　D. 媒介昆虫 　　E. 粪口途径

14. 下列物质中，具有感染性的是（　　　）。

A. 管型颗粒 　　　　　　B. 小球形颗粒 　　　　　C. Dane 颗粒

D. HbeAg 　　　　　　　E. HBcAg

15. HBV 最主要的传播途径是（　　　）。

A. 性传播 　　　　　　　　　　　　B. 垂直传播

C. 医学节肢动物叮咬传播 　　　　　D. 输血和注射传播

E. 接触传播

16. 对 HBeAg 的叙述，错误的是（　　　）。

A. 存在于病毒的包膜上 　B. 是反应传染性强弱的标志

C. 为可溶性蛋白 　　　　D. 其抗体对预防乙型肝炎病毒感染有一定的保护作用

E. 与 Dane 颗粒及 DNA-P 消长一致

17. 目前控制 HCV 传播的主要措施是（　　　）。

A. 接种疫苗 　　　　　　　　　　　B. 注射高效价免疫血清

C. 对献血者进行抗-HCV 筛查 　　　D. 注射丙种球蛋白

E. 注射干扰素

18. 血源中 HBsAg(－)，抗-HBs(＋)，但仍发生了输血后肝炎，可能是由哪种肝炎病毒引起的？（　　　）

A. HAV 　　　　　　　　B. HBV 　　　　　　　　C. HCV

D. HDV 　　　　　　　　E. HEV

19. HBsAg(＋)、HBeAg(＋),说明患者(　　)。

A. 获得了免疫力 　　　　　　B. 无传染性 　　　　　　C. 恢复期

D. 无症状携带者 　　　　　　E. 传染性强

20. 乙型肝炎病毒的传播途径有(　　)。

A. 性接触 　　　　　　B. 共用牙刷、剃须刀等 　　　　　　C. 分娩和哺乳

D. 输血、血浆及血制品 　　　　　　E. 以上均可

21. 下列哪项不是艾滋病预防的主要措施?(　　)

A. 加强宣传,普及预防知识 　　　　　　B. 取缔暗娼、吸毒

C. 接种 HIV 疫苗 　　　　　　D. 加强国境检疫

E. 对输血员和血制品严格检测

22. 艾滋病的病原体是(　　)。

A. 埃可病毒 　　　　　　B. 人类单纯疱疹病毒Ⅱ型 　　　　　　C. 狂犬病病毒

D. 人类免疫缺陷病毒 　　　　　　E. EB 病毒

23. 下列哪项不是艾滋病病毒的传播途径?(　　)

A. 性行为 　　　　　　B. 药瘾者共用被 HIV 污染的注射器

C. 垂直传播 　　　　　　D. 输血和器官移植

E. 日常生活一般接触

24. 关于乙脑病毒的叙述,错误的是(　　)。

A. 节肢动物媒介传播 　　　　　　B. 幼猪是主要的传染源 　　　　　　C. 垂直传播

D. 病后可获得持久的免疫力 　　　　　　E. 可进行乙脑疫苗的特异性预防

25. 虫媒病毒的储存宿主是(　　)。

A. 三带喙库蚊 　　　　　　B. 啮齿类动物 　　　　　　C. 苍蝇

D. 节肢动物 　　　　　　E. 禽类

26. 虫媒病毒的传播媒介是(　　)。

A. 节肢动物 　　　　　　B. 啮齿类动物 　　　　　　C. 苍蝇

D. 蚊子 　　　　　　E. 蜱

27. 虫媒病毒传播的特征是(　　)。

A. 有季节性 　　　　　　　　　　　　B. 有地区性

C. 既有季节性又有地区性 　　　　　　D. 与季节和地区无关

E. 无明显特征

28. 传播流行性乙型脑炎的蚊子种类是(　　)。

A. 三带喙库蚊 　　　　　　B. 伊蚊 　　　　　　C. 按蚊

D. 伊蚊和库蚊 　　　　　　E. 伊蚊和按蚊

29. 流行性乙型脑炎的传染源主要是(　　)。

A. 患者 　　　　　　B. 健康带病毒者 　　　　　　C. 恢复期带病毒者

D. 幼猪 　　　　　　E. 白蛉

30. 登革热病毒是由哪种动物为媒介传播的?(　　)

A. 三带喙库蚊 　　　　　　B. 伊蚊 　　　　　　C. 按蚊

D. 伊蚊和库蚊 　　　　　　E. 白蛉

31. 关于狂犬病病毒,哪一项是错误的?(   )

A. 传染源是患病动物　　　　　　　　　　B. 发病后病死率几乎达 100%

C. 只有一个型　　　　　　　　　　　　　　D. 狂犬咬伤后发病率几乎达 100%

E. 可以引起人的"恐水症"

32. 观察怀疑为狂犬病的动物是否发病的期限是(   )。

A. 10 d　　　　　B. 5 d　　　　　C. 3 d　　　　　D. 1 d　　　　　E. 7 d

33. 下列组合哪项是错误的?(   )

A. Ⅱ型疱疹病毒—生殖器疱疹　　　　B. EB 病毒—传染性单核细胞增多症

C. 水痘病毒—带状疱疹　　　　　　　　D. 巨细胞病毒—鼻咽癌

E. HIV-人类获得性免疫缺陷综合征

34. 肾病综合征出血热病毒的主要中间宿主是(   )。

A. 家禽　　　　　B. 猪　　　　　C. 鼠类　　　　　D. 鸟类　　　　　E. 蜱

35. 与鼻咽癌有关的病毒是(   )。

A. 腺病毒　　　　　　　　　　　　　　　B. 单纯疱疹病毒

C. 水痘带状疱疹病毒　　　　　　　　　　D. EB 病毒

E. 乙型肝炎病毒

36. 怀孕期感染,下列哪种病毒易引起胎儿畸形?(   )

A. 流感病毒　　　　　　　B. 脊髓灰质炎病毒　　　　　　　C. 风疹病毒

D. 轮状病毒　　　　　　　E. 甲型肝炎病毒

三、问答题

1. 简述流感病毒抗原性变异程度与流感流行的关系。

2. 简述乙型肝炎相关三系统各指标的临床意义。

3. 艾滋病病毒为什么会导致人类免疫缺陷?

4. 艾滋病病毒通过哪些途径进行传播?

单项选择题答案:1. E　2. C　3. C　4. C　5. B　6. B　7. A　8. D　9. D　10. B
11. D　12. D　13. E　14. C　15. D　16. A　17. C　18. C　19. E　20. E　21. C
22. D　23. E　24. C　25. D　26. A　27. C　28. A　29. D　30. B　31. D　32. A
33. D　34. C　35. D　36. C

■ 曹利平 ■

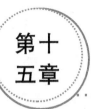

第十五章　其他病原微生物

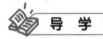 导　学

其他病原微生物包括支原体、衣原体、立克次体、放线菌、螺旋体和真菌六类。本章对这六类微生物的生物学特性、致病性、防治原则进行介绍。

掌握其他病原微生物的致病性；了解真菌的主要生物学性状；熟悉真菌的防治原则以及常见病原性真菌的致病性。

第一节　支　原　体

支原体是一类广泛分布在自然界，也存在于人体、家禽、实验动物体内，缺乏细胞壁，呈多形性，能通过滤菌器并能在无生命培养基中独立生长繁殖的最小原核细胞型微生物。支原体因缺乏细胞壁，故呈高度多形性，有球形、杆状、长丝、分支与颗粒等形态。革兰氏染色阴性，但着色较难。一般以姬姆萨法（Giemsa）染色较佳，呈淡紫色。支原体营养要求比一般细菌高，在含有 20％血清、酵母浸膏及胆固醇的培养基中生长缓慢，2～3 d 后才形成"油煎蛋"样微小菌落，在低倍显微镜下才能看到。能够引起人类致病的支原体包括肺炎支原体和溶脲脲原体。

肺炎支原体主要引起人的原发性非典型性肺炎，一般认为是外源性感染，传染源是患者或带菌者。肺炎支原体常发生于夏末秋初，青少年多见，主要通过咳嗽、飞沫经呼吸道感染。临床表现为头痛、发热、咳嗽、胸痛、淋巴结肿大等，可以选用喹诺酮与红霉素类抗生素进行治疗。

溶脲脲原体主要通过性接触传播。溶脲脲原体感染造成的女性生殖器官病理性改变，是不孕不育的重要原因。典型的急性期症状与其他非淋病性生殖泌尿系统感染相似，表现为尿道刺痛，有不同程度的尿急、尿频、排尿刺痛，特别是当尿液较浓时明显。女性患者多见于以子宫颈为中心扩散的生殖系炎症，多数无明显自觉症状，少数重症患者有阴道坠感，当感染范围扩大到尿道时，尿频、尿急是引起患者注意的主要症状。可用红霉素、四环素等抗生素进行治疗。

第二节 衣 原 体

衣原体是一类能通过滤菌器、严格细胞内寄生、有独特发育周期的原核细胞型微生物。衣原体有独特的发育周期,其原体存在于细胞外,具有高度感染性。当原体吸附在易感细胞上时,通过吞饮作用而进入细胞内,宿主细胞膜形成空泡将原体包围,此时原体增大并分化成始体(或网状体),再经始体以二分裂方式繁殖而变成原体,受感染细胞破裂,大量原体释放到细胞外,再感染新的细胞。衣原体完成一次发育周期需 48～72 h。

衣原体广泛寄生于人类、鸟类及哺乳动物。能引起人类疾病的有沙眼衣原体、肺炎衣原体和鹦鹉热衣原体。

(1)沙眼主要由沙眼生物变种的 A、B、Ba、C 型引起,传播途径主要通过眼—手—眼,即公用的脸盆、毛巾等间接接触传播。沙眼衣原体感染结膜上皮细胞并在其中繁殖,在胞浆中可形成包含体。沙眼的早期症状是流泪、黏液脓性分泌物、结膜充血以及滤泡性增生,随后出现角膜血管翳和瘢痕形成、眼睑畸形(内翻、倒睫),由于反复发作,瘢痕加剧,角膜变浑浊,最终可导致失明。目前沙眼是世界上致盲的主要原因。

(2)呼吸道感染由肺炎衣原体及鹦鹉热衣原体引起。肺炎衣原体急性呼吸道感染以肺炎多见,也可致气管炎、咽炎等。鹦鹉热衣原体为野生鸟类及家禽的自然感染,也可经呼吸道传染给人,发生呼吸道感染和肺炎。

(3)泌尿生殖道感染经性接触传播,主要由 D-K 型沙眼生物变种引起,是引起非淋病性尿道炎的主要病原体。

衣原体感染后能诱导产生型特异性细胞免疫和体液免疫,但免疫力不强。

预防沙眼目前尚无特异性免疫方法,预防的关键是改善卫生状况和普及卫生知识。鹦鹉热的预防主要是避免与病鸟接触。衣原体感染的治疗可用四环素、红霉素、强力霉素、利福平等。

第三节 立 克 次 体

立克次体是一类天然寄生于节肢动物(蚤、蜱、螨等)体内,以节肢动物作为媒介进行传播,介于细菌与病毒之间的严格细胞内寄生的原核细胞型微生物,为纪念因研究斑疹伤寒受感染而牺牲的美国青年立克次医生而命名。

立克次体种类很多,我国常见的致病性立克次体主要有引起斑疹伤寒的普氏与莫氏立克次体,引起恙虫病的恙虫热立克次体。

(一)生物学性状

(1)形态及染色 立克次体大小为(0.3～0.6)μm×(0.8～2)μm,多为球杆形,结构与革兰氏阴性菌相似。立克次体革兰氏染色阴性,但不易着色,姬姆萨染色可染成紫色或蓝色,马基维罗染色则染成红色。

(2)培养特性 立克次体培养的要求近似于病毒的培养。立克次体只能在活的宿主细胞内生长,以二分裂方式繁殖。常用的培养方法有鸡胚卵黄囊内接种、组织培养和动物接种。一般认为宿主细胞新陈代谢不太旺盛时更有利于立克次体的生长。

（3）抵抗力　立克次体对理化因素的抵抗力较弱，于 56 ℃加热 30 min 可杀死。对低温、干燥抵抗力较强，如：在冷藏肉类中可存活 1 个月以上；在干燥虱粪中立克次体能保持传染性半年以上；0.5％石炭酸、0.5％来苏尔及 75％乙醇中数分钟即可将其杀死；对氯霉素和四环素等敏感；磺胺类药物不仅无抑制作用，反而能刺激其生长。因此，应用此类药物治疗立克次体病时可加重病情，故立克次体病禁用磺胺类药物。

（4）抗原性　立克次体大多具有耐热的多糖抗原，可与变形杆菌某些 X 株菌体抗原（OX）发生交叉反应，因而可利用这些变形杆菌 X 菌株（即 OX19、OXK、OX2 株）代替相应的立克次体做抗原进行凝集反应，以检查患者或动物血清中相应的抗体，这种交叉凝集反应称为外-斐氏反应。

（二）致病性与免疫性

立克次体的致病物质主要为内毒素，它侵入机体后，先在局部小血管内皮细胞内增殖，导致细胞肿胀破裂，使小血管阻塞，造成组织坏死。立克次体进入血液循环，引起立克次体血症。立克次体经血液循环又可侵入全身小血管内皮细胞内大量增殖，导致细胞破裂，造成第二次立克次体血症。病原体死亡裂解释放出大量内毒素样物质，临床表现为发热、皮疹、实质器官损害及毒血症，严重时可导致微循环障碍、弥散性血管内凝血（DIC）、休克。立克次体的抗感染免疫以细胞免疫为主，病愈后可获得较强的免疫力。

我国发生的立克次体病主要有斑疹伤寒与恙虫病等，虽然目前已基本控制，但是，由于立克次体在自然界动物间的循环仍然存在，所以在一定条件下仍有可能暴发流行斑疹伤寒与恙虫病。常见立克次体及所致疾病见表 15-1。

表 15-1　常见立克次体及所致疾病

立 克 次 体	传播媒介	储存宿主	所致疾病
普氏立克次体	人虱	人	流行性斑疹伤寒
莫氏立克次体	鼠蚤	家鼠	地方性斑疹伤寒
恙虫病立克次体	恙螨幼虫	野鼠	恙虫病

（三）防治原则

预防立克次体病的重要措施是灭虱、灭蚤、灭鼠、灭螨，防止恙螨叮咬及注意个人卫生。对其可进行特异性预防接种，目前主要是应用灭活疫苗。我国生产的斑疹伤寒鼠肺灭活疫苗有一定预防效果，免疫力可保持一年，但有副作用。也可用氯霉素、四环素等抗生素进行治疗。

第四节　放　线　菌

放线菌是介于细菌与真菌之间的一类原核细胞型微生物。放线菌以裂殖方式繁殖，呈分枝状或丝状，革兰氏染色阳性。该菌广泛存在于土壤中，大多数为腐物寄生菌，是制造抗生素如链霉素、氯霉素等的重要菌株来源。对人致病的放线菌主要是伊氏放线菌和星形诺卡菌。

伊氏放线菌多存在于正常人口腔、齿垢、齿龈周围、扁桃体和咽部等部位，属正常菌群。当机体抵抗力下降或拔牙、口腔黏膜损伤时引起内源性感染,导致慢性或亚急性肉芽肿性炎症和坏死性脓肿,以及多发性瘘管。在患者病灶组织和脓样物质中可找到肉眼可见的黄色小颗粒,称为硫黄颗粒。将硫黄颗粒压片或做组织切片,在显微镜下可见菌丝向四周放射呈菊花状(由此而得名为放线菌)。硫黄颗粒核心由分枝菌丝交织组成,周围部分长丝排列呈放射状,用革兰氏染色,核心部分为革兰氏染色阳性,周围部分多为革兰氏染色阴性。

大约50%的放线菌病初发病灶在面颈部,累及面部、颈部、舌或下颌;约有20%的病例,其病变主要在肺部(肺部放线菌病),有脓肿或脓胸;约有20%的初发病灶发生在盲肠、阑尾或盆腔器官,并有多个瘘管(腹部放线菌病)。

预防应重视口腔卫生,及时治好牙病及口腔破损。治疗可用青霉素、四环素及磺胺类药物,对于脓肿、瘘管应及时手术切除。

星形诺卡菌主要通过呼吸道进入人体引起人的原发性、化脓性肺部感染,可出现肺结核的症状,如咳嗽、发热、寒战、胸痛、衰弱、纳差和体重减轻,但这些症状都是非特异性的,并且与肺结核或化脓性肺炎相似,胸腔积液也可发生。约1/3的病例可发生转移性脑脓肿,通常可有严重头痛和局灶性神经系统异常。肺部病灶可转移到皮下组织,形成脓肿、溃疡和多发性瘘管,也可扩散到其他器官,如引起脑脓肿、腹膜炎等,表现为化脓性肉芽肿样改变,在感染的组织内及脓液内也有类似"硫黄样颗粒",呈淡黄色、红色或黑色,称为色素颗粒。局部治疗主要为手术清创,切除坏死组织。各种感染应用磺胺药治疗,有时还可加用环丝氨酸。

第五节 螺 旋 体

螺旋体是一类细长、柔软、呈螺旋状、运动活泼的原核细胞型微生物。在生物学特性上介于细菌与原虫之间。螺旋菌具有细菌基本结构,为二分裂繁殖,对抗生素敏感,这个特点与细菌相似。螺旋菌借助轴丝伸缩能活泼运动,这个特点与原虫相似。

一、钩端螺旋体

(一)主要生物学性状

(1)形态与染色 钩端螺旋体(简称钩体)为圆柱形,长为6~20 μm,直径为0.1~0.2 μm。在暗视野显微镜下观察可见螺旋盘绕细密、规则,形似一串发亮的微细串珠,菌体一端或两端弯曲成钩状,运动活跃。常用镀银染色法,菌体染成棕褐色,菌体呈C、S形状(见图15-1)。

(2)培养特性 营养要求不高,常用柯氏培养基(含蛋白胨,磷酸盐缓冲液,10%兔血清,pH7.4)培养,生长良好。在需氧环境,28 ℃左右培养1~2周,可见其液体培养基呈半透明云雾状生长。钩端螺旋体生化反应不活泼,不分解糖类和蛋白质,能产生过氧化氢

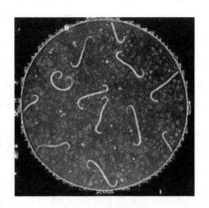

图15-1 钩端螺旋体

酶,有些菌株能产生溶血素。

(3) 抗原构造与分类　致病性钩端螺旋体有表面抗原和内部抗原。前者为多糖蛋白质复合物,具型特异性,是钩端螺旋体分型的依据;后者为类脂多糖复合物,具有属特异性,为钩端螺旋体分群的依据。目前全世界已发现 25 个血清群、200 多个血清型,且新的型别仍在不断发现。我国的钩端螺旋体约有 19 个血清群、74 个血清型,已选定 14 个群,包括14 个型作为标准,供鉴定分型用,习惯上称作钩端螺旋体标准菌株。

(4) 抵抗力　钩端螺旋体对理化因素抵抗力较其他致病螺旋体强。夏季在中性的湿土或水中能活 20 d 以上,甚至数月之久,这对钩端螺旋体的传播有重要意义;对干燥、热、直射日光的抵抗力均弱,于 56 ℃加热 10 min 即死亡,在 2～4 ℃冰箱中可保存 2 周以上;常用消毒剂如 0.5%来苏尔、1%漂白粉 10～30 min 可杀死;对青霉素、金霉素敏感。

(二) 致病性与免疫性

1. 致病物质

钩端螺旋体的致病物质包括如下三种。①溶血素:破坏红细胞膜而溶血。②细胞毒因子:将其注射小鼠脑内,1～2 h 后,小鼠出现肌肉痉挛、呼吸困难,最后死亡。③内毒素样物质:为脂多糖样物质,能使动物发热,引起炎症和坏死。

2. 所致疾病

钩端螺旋体所致的钩端螺旋体病为人畜共患传染病,广泛在野生动物和家畜中流行,鼠类和猪为主要传染源和储存宿主,动物感染后大多呈带菌状态。钩端螺旋体能长期在肾脏的肾曲小管中生长繁殖,不断从尿中排出,污染水源、泥土等。人由于接触疫水或疫土,钩端螺旋体穿过破损的皮肤或黏膜侵入机体而感染。孕妇感染钩端螺旋体后也可经胎盘感染胎儿引起流产。钩端螺旋体病多流行于夏秋季,是由于其气候温和(25～30 ℃)、多雨,庄稼成熟,鼠类等动物觅食活动频繁,以及农忙季节人们接触疫水多之故。

钩端螺旋体自皮肤黏膜侵入人体后,即在局部繁殖,经血液循环散布至肝、肾、脾、肺及肌肉等处繁殖增多,经 1～2 周潜伏期后,大量钩端螺旋体持续侵入血流发生钩端螺旋体血症。由于钩端螺旋体及其释放的毒性产物作用,引起发热、恶寒、全身酸痛、头痛、结膜充血、腓肠肌剧痛、淋巴结肿大等症状,可涉及全身毛细血管、肺、肝、肾、心脏及中枢神经系统。患者有全身毛细血管内皮细胞损伤并伴有微循环障碍,以及肝、肾功能损害,严重者可出现休克、弥散性血管内凝血(DIC)、黄疸、出血、心肾功能不全、脑膜炎等。临床上常见的类型有流感伤寒型、黄疸出血型、肺出血型、脑膜脑炎型、肾功能衰竭型、胃肠炎型等。钩端螺旋体致病机理可能与其内毒素样物质有关,部分患者恢复期退热后可出现眼葡萄膜炎、脑动脉炎、失明、瘫痪等,可能为超敏反应所致。

3. 免疫性

隐性感染或病后可获得对同型菌株持久性免疫力,但对异型钩端螺旋体仅有部分免疫力或无免疫力,以体液免疫主。

(三) 防治原则

(1) 消灭传染源和切断传播途径　消灭鼠类,加强带菌家畜管理,防止动物粪、尿污染水源。

(2)提高人群免疫力 对易感人群进行多价死疫苗接种,所用疫苗必须是当地流行的血清型。近年国内试用的钩端螺旋体外膜亚单位疫苗有一定效果。

(3)治疗 治疗首选青霉素,对过敏者可改用庆大霉素或强力霉素。

二、梅毒螺旋体

梅毒螺旋体又称为苍白螺旋体,是人类梅毒的病原体。

(一)生物学性状

(1)形态与染色 梅毒螺旋体纤细,螺旋致密规则,两端尖直,运动活泼。普通染色不易着色,一般采用镀银染色,螺旋体染成棕褐色。

(2)培养特性 人工培养至今尚未真正成功,保存培养基(含兔血清、还原剂、维生素、辅助因子)能使刚离体螺旋体存活 $1\sim6$ d。

(3)抵抗力 梅毒螺旋体抵抗力极弱,对温度和干燥特别敏感,离体后干燥 $1\sim2$ h 死亡。在血液中 4 ℃放置 3 d 可死亡,故血库冷藏 3 d 以上的血液就无传染梅毒的危险。于 50 ℃加热 5 min 即死亡。对化学消毒剂亦敏感,在 $1\%\sim2\%$ 石炭酸内数分钟死亡。对青霉素、四环素等敏感。

(二)致病性与免疫性

在自然情况下,梅毒螺旋体只感染人类,人是梅毒的唯一传染源。梅毒传播方式可分先天和后天两种,前者从母体通过胎盘传给胎儿,后者通过性接触传染。

(1)后天性梅毒 后天性梅毒分为三期。①Ⅰ期梅毒感染后 3 周左右局部可出现无痛性硬下疳(即在侵入的皮肤黏膜形成硬结及溃疡),多见于外生殖器,常可自愈。②Ⅱ期梅毒发生于硬下疳出现后 $2\sim8$ 周,全身皮肤黏膜出现梅毒疹,周身淋巴结肿大,有时累及骨、关节、眼等其他脏器,Ⅰ、Ⅱ期梅毒一般传染性强而破坏小。③Ⅲ期梅毒发生于感染 2 年或长达 $10\sim15$ 年后,病变波及全身组织器官,致肉芽肿样变,严重者可引起心血管及中枢神经系统病变,导致梅毒瘤、动脉瘤、脊髓结核及全身麻痹等,此期梅毒病程长、传染性小而破坏性大,可危及生命。

(2)先天性梅毒 患有梅毒的孕妇大约从妊娠第 10 周开始,梅毒螺旋体通过胎盘传入胎儿,导致受感染胎儿死亡或发生晚期流产,另一些胎儿可于孕期满时产出,在儿童时期出现先天性梅毒特征,如间质性角膜炎、先天性耳聋、锯齿形牙、塌鼻、骨膜炎以及各种中枢神经系统异常。

(3)免疫性 梅毒的免疫是传染性免疫,即有梅毒螺旋体感染时才有免疫力,以细胞免疫为主。其免疫力不持久,病愈后可再次感染。

(三)防治原则

梅毒是一种性病,应加强性卫生宣传教育和严格社会管理。对患者要早期确诊,早期用青霉素彻底治疗,疗效短、效果好。但用青霉素要剂量足、疗程够并定期检查患者血清中抗体的动态变化。在治疗 3 个月至 1 年后血清学转阴者为治愈,否则要继续治疗。

第六节 真 菌

一、真菌概述

(一)生物学特性

1. 形态与结构

真菌按形态可分为单细胞型和多细胞型两大类,单细胞型真菌呈圆形或卵圆形,常见于酵母菌或类酵母菌,对人致病的主要有新生隐球菌和白色念珠菌。多细胞型真菌多呈丝状分枝交织成的丝状体,称为丝状菌(皮肤丝状菌),又称霉菌。多细胞真菌的构造包括菌丝和孢子。

(1)菌丝 真菌的孢子以出芽方式繁殖。在环境适合的情况下由孢子长出芽管,逐渐延长呈丝状,称为菌丝。菌丝又可长出许多分枝,交织成团称菌丝体。有的菌丝伸入培养基内吸收营养,称为营养菌丝;有的向上生长,称为气中菌丝;气中菌丝产生孢子的,称为生殖菌丝。菌丝具有多种形态,包括螺旋状、球拍状、结节状、鹿角状和梳状等(图 15-2)。不同种类的真菌有不同形态的菌丝,故菌丝形态有助于鉴别真菌。

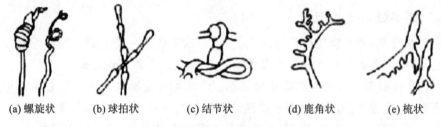

| (a)螺旋状 | (b)球拍状 | (c)结节状 | (d)鹿角状 | (e)梳状 |

图 15-2 真菌的各种菌丝形态

(2)孢子 为真菌的繁殖器官,一条菌丝可长出多个孢子。在适宜条件下孢子可发芽伸出芽管,发育成菌丝。真菌孢子分为有性孢子与无性孢子两大类。致病性真菌多为无性孢子,无性孢子根据形态可分为叶状孢子、分生孢子和孢子囊孢子三种类型。①叶状孢子是由菌丝内细胞直接形成的,包括芽生孢子、厚膜孢子、关节孢子。②分生孢子依其大小、组成和细胞多少分为大分生孢子和小分生孢子两类。③孢子囊孢子是由菌丝末端膨大形成孢子囊,内含许多孢子,孢子成熟则破囊而出。

2. 培养特性

大多数真菌营养要求不高,只需供给水、无机盐、简单的碳源及氮源即可生长,常用沙保培养基培养,最适 pH 值为 4~6,最适温度为 22~28 ℃,深部真菌为37 ℃,但需要较高湿度与氧。多数病原性真菌生长缓慢,需培养 1~4 周才能形成典型的菌落。真菌菌落包括如下三大类。

(1)酵母型菌落是单细胞真菌的菌落形式,菌落光滑、湿润、柔软、边缘整齐,形态与一般细菌菌落相似,如新生隐球菌的菌落。

(2)有部分单细胞真菌在出芽繁殖后,芽管延长不与细胞脱离,形成假菌丝。假菌丝由菌落向下生长,伸入培养基,这种菌落称为类酵母型菌落,如白假丝酵母菌的菌落。

（3）丝状菌落是多细胞真菌的菌落形式，由菌丝体组成。菌落呈棉絮状，绒毛状或粉末状，菌落正背两面可显示各种不同的颜色。丝状菌落的这些特征是鉴定真菌的依据之一。

3. 抵抗力

真菌对干燥、日光、紫外线及一般消毒剂有较强的抵抗力。对热抵抗力较差，于 60 ℃ 加热 1 h 菌丝与孢子均被杀死。对 1％～3％石炭酸、2.5％碘酊、1％升汞及 10％甲醛等比较敏感，故常用甲醛液熏蒸被真菌污染的物品、房间等。真菌对一般抗生素及磺胺药都不敏感。制霉菌素、二性霉素 B、克霉唑等对某些真菌有抑制作用。

（二）致病性与免疫性

病原性真菌致病机理尚未十分清楚。其致病作用可能是真菌在组织内顽强生长繁殖而产生的机械性刺激作用，也可能是真菌在代谢过程中产生酶及酸类等代谢产物引起的炎症和组织病变。不同的真菌致病方式不同，真菌引起的疾病可归纳为以下几种。

（1）致病性真菌感染　致病性真菌感染主要是一些外源性真菌感染，它可引起皮肤、皮下和全身性真菌感染。皮肤癣菌感染是由于这些真菌有嗜角质性，在皮肤局部大量繁殖后，通过机械性刺激和代谢产物的作用引起局部的炎症和病变。深部真菌感染后被吞噬，能在吞噬细胞内繁殖，引起组织慢性肉芽肿性炎症和组织坏死。

（2）条件致病性真菌感染　条件致病性真菌感染主要由内源性真菌引起。这些真菌致病性不强，只有在机体免疫力降低时发生或在菌群失调时发生。如肿瘤、糖尿病及免疫缺陷患者，长期使用广谱抗生素、皮质激素、免疫抑制剂、放射治疗等也易伴发这类真菌感染，给治疗带来很大困难。

（3）真菌超敏反应性疾病　真菌的菌丝、孢子或代谢产物污染空气，经呼吸道、消化道进入体内或经皮肤黏膜接触，可引起各种类型的超敏反应，如荨麻疹、接触性皮炎、哮喘、过敏性鼻炎等。

（4）真菌性中毒　有些真菌在粮食或饲料上生长产生毒素，人、畜食后可导致急性中毒，称为真菌中毒症。我国东北地区的臭玉米面霉变食后可引起中毒。长江流域等地区的赤霉病麦中毒由镰刀菌等产毒真菌引起，表现为肝、肾、心肌、脑等器官的病变。河北、河南的霉甘蔗中毒主要由节菱孢菌等引起，主要作用于脑，引起抽搐、昏迷，死亡率在 20％左右，有的可引起肾损害、血液系统变化，也有的作用于神经系统等。

（5）真菌毒素与肿瘤　已证实真菌毒素有致癌作用，研究最多的是黄曲霉毒素，其毒性很强，小剂量即有致癌作用。在肝癌高发区的花生、玉米、油粮作物中，黄曲霉污染率很高。其他致癌的真菌毒素包括：赭曲霉产生的黄褐毒素可诱发肝肿瘤；镰刀菌 T-2 毒素可诱发大鼠胃癌、胰腺癌、垂体肿瘤和脑肿瘤等。

（三）标本采集与送检

（1）标本采集　浅部真菌感染可取病变部位皮屑、毛发、指（趾）甲屑等标本检查，皮肤癣病以取病变区与健康皮肤交界处材料更好。深部真菌感染可根据病情取痰、脑脊液检查。

（2）直接镜检　皮肤、毛发标本经 10％ KOH 微加温处理，使被检标本软化，压盖玻片，再用低倍或高倍镜检查，如看到菌丝和成串的孢子可初步诊断为真菌病。如疑为新生隐球菌感染,则取脑脊液沉淀物用墨汁做负染色后镜检,若见有肥厚荚膜的酵母型细胞即可诊断。

(3)分离培养 皮肤、毛发标本菌,接种于沙保培养基培养,观察菌落特征,镜下观察菌丝、孢子的特征,进行鉴定。必要时做动物试验。若为血液标本,需先行增菌;脑脊液则取沉淀物培养。

(4)血清学试验 为辅助检查,可用酶联免疫吸附试验(ELISA)夹心法、免疫酶斑点法等方法检查患者体内相应抗原或抗体,多用于辅助诊断深部真菌感染。

(四)防治原则

真菌感染疾病的主要预防措施是注意公共卫生和个人卫生,避免直接或间接与患者接触。治疗常用制菌霉素、克霉唑、灰黄霉素等,应注意合理使用抗生素。

二、常见病原性真菌

(一)浅部感染真菌

皮肤丝状菌又称皮肤癣菌。皮肤癣菌具有嗜角质蛋白的特性,侵犯部位仅限于角化的表皮、毛发和指(趾)甲,引起各种癣症,如手足癣、体癣、股癣、叠瓦癣等,常因间接接触或直接接触而引起。

糠秕状癣斑癣菌常引起糠秕孢子菌毛囊炎,患者发病多在 30 岁左右,女多于男,好发于背、胸、颈、面及肩等处。皮疹多为毛囊性炎症丘疹,直径 2～4 mm,间有脓疱,散在分布,且对称。临床表现可伴有痒感、刺痛或烧灼感,搔抓时常可出现风团和潮红反应。

(二)深部感染真菌

白假丝酵母菌又称白色念珠菌,广泛存在于自然界,也存在于正常人口腔、上呼吸道、肠道及阴道,一般在正常机体中数量少,不引起疾病。该菌为条件致病性真菌,可引起鹅口疮、口角炎、阴道炎、脑膜炎、肠炎等。

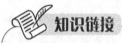

鹅 口 疮

白色念珠菌在健康人皮肤表面、肠道、阴道寄生。鹅口疮是由白色念珠菌引起的口腔黏膜炎症,又称口腔念珠菌病,是婴幼儿常见的口腔炎,尤其在新生儿期该病较为常见。通常多发生在口腔不清洁、营养不良的婴儿中,在体弱的成年人中亦可发生。由于乳具消毒不严、乳母奶头不洁或喂奶者手指污染所致;也可在出生时经产道感染;或见于腹泻、使用广谱抗生素、使用肾上腺皮质激素的患儿。

新生隐球菌又称溶组织酵母菌,广泛分布于自然界,正常人体内有时也能检查出此菌。该菌可侵犯皮肤、黏膜、淋巴结、骨、内脏等,引起慢性炎症和脓肿,尤其易侵袭中枢神经系统导致亚急性或慢性脑膜炎。

肺孢子菌可引起呼吸系统疾病,广泛存在于人和某些哺乳类动物肺组织内。患者和隐性感染者为本病传染源,主要通过空气飞沫传播。隐性、亚临床或潜在性感染相当多见。临床表现为发热、干咳、呼吸急促、呼吸困难等,病死率高。

（三）产毒真菌

真菌有 150 种以上能够产生毒素，大部分能引起人或动物急性或慢性毒素中毒。其中有些真菌毒素与癌症发生有关。比如花生和玉米等粮油作物污染黄曲霉较多，可引起肝细胞变性、坏死和肝硬化；橘青霉素由橘青霉产生，可引起急性或者慢性肾脏病变。

小 结

微生物类型	主要病原体	常见疾病	防治原则
支原体	肺炎支原体、溶脲脲原体	支原体肺炎、非淋病性尿道炎	治疗用青霉素和四环素等
衣原体	沙眼衣原体、肺炎衣原体、鹦鹉热衣原体	沙眼、包含体性结膜炎、泌尿生殖道感染、性病、淋巴肉芽肿	治疗可用四环素、红霉素、强力霉素、利福平等
立克次体	普氏立克次体、莫氏立克次体、恙虫病立克次体	流行性斑疹伤寒、地方性斑疹伤寒、恙虫病	预防需要注意个人卫生，灭鼠、灭蚤和灭虱。治疗可用氯霉素和环丙沙星等
放线菌	伊氏放线菌、星形诺卡菌	慢性或亚急性肉芽肿性炎症和坏死性脓肿，以及多发性瘘管，原发性、化脓性肺部感染	治疗可用青霉素、四环素及磺胺类药物
螺旋体	钩端螺旋体、梅毒螺旋体	钩端螺旋体病、先天性梅毒、获得性梅毒	防鼠、灭鼠，保护水源，治疗用青霉素等抗生素
真菌	浅部感染真菌、深部感染真菌、产毒真菌	癣病、鹅口疮、肺炎、脑膜炎、肝炎、肝癌	注意公共卫生和个人卫生。治疗常用制菌霉素、克霉唑、灰黄霉素等。注意合理使用抗生素

复习思考题

单项选择题

1. 支原体是一类单细胞的原核型微生物，其主要特点是（ ）。

A. 个体很小　　　　　　B. 必须在活细胞内繁殖　　　　C. 繁殖速度快

D. 缺乏细胞壁　　　　　E. 一般没有致病性

2. 真菌与细菌的不同点主要是（ ）。

A. 具有真核结构和细胞器　　　　　　　B. 为无性繁殖

C. 细胞壁缺乏肽聚糖　　　　　　　　　D. 营养要求低

E. 必须在活细胞内繁殖

3. 皮肤丝状菌的感染方式主要是（ ）。

A. 呼吸道感染　　　　　　　　　　　　B. 直接或间接接触感染

C. 消化道感染　　　　　　　　　　　　D. 媒介昆虫感染

E. 呼吸道传播

4. 下列哪项不是立克次体的特点？（　　）

A. 多为球杆形　　　　　　　　B. 节肢动物传播为主

C. 致病物质主要为内毒素　　　D. 与变形杆菌的某些菌株有共同抗原

E. 有完整的酶系统

5. 引起鹅口疮的真菌是（　　）。

A. 新型隐球菌　　　　　　　B. 小孢子菌　　　　　　　　C. 白色念珠菌

D. 毛癣菌属　　　　　　　　E. 支原体

6. 引起人类原发性非典型性肺炎的病原体是（　　）。

A. 肺炎支原体　　　　　　　B. 肺炎链球菌　　　　　　　C. 金黄色葡萄球菌

D. 副流感病毒　　　　　　　E. 白色念珠菌

7. 可形成"油煎蛋"菌落的微生物是（　　）。

A. 衣原体　　　B. 立克次体　　　C. 放线菌　　　D. 支原体　　　E. 肺炎链球菌

单项选择题答案：1. D　2. B　3. B　4. E　5. C　6. A　7. D

■ 高　原 ■

第三篇

人体寄生虫学

 RENTI JISHENGCHONG XUE

第十六章 人体寄生虫学概述

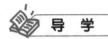

掌握常见的寄生现象,寄生虫和宿主的概念、类别,寄生虫的生活史及其与宿主之间的关系。熟悉寄生虫病的流行情况与防治原则。了解宿主对寄生虫的作用。

第一节 基本概念

一、寄生生活与寄生虫

在生物界,两种生物在一起生活的现象称为共生(symbiosis)。根据两种生物之间利害关系,共生分为三种类型。

互利共生(mutualism)即两种生物在一起生活,彼此受益。如牛马胃内生活的纤毛虫,能分解植物纤维而获得营养,被分解的植物纤维有助于牛马的消化吸收,而纤毛虫的繁殖和死亡又能为牛、马提供蛋白质。

片利共生(commensalism)即两种生物在一起生活,一方受益,另一方既不受益也不受害。如印鱼用其背鳍所形成的吸盘吸附在大型鱼类的体表,被带到各处觅食,这对印鱼有利,对大鱼也无害。

寄生(parasitism)即两种生物在一起生活,一方受益,另一方受害。如病原微生物、寄生虫,不仅寄居于人、畜体内,而且能致病,甚至危及生命。

1. 寄生生活(parasitism)

在生物界有一些低等动物,长期或暂时寄居另一中生物体内或体表,取得营养,给对方带来损害,这种生活方式称为寄生生活。

2. 寄生虫

永久或暂时地生活在其他动物的体内或体表,获取营养,使对方受害的多细胞无脊椎动物和单细胞的原生生物,称为寄生虫(parasite)。寄生于人体的寄生虫称为人体寄生虫或医学寄生虫。根据寄生虫与宿主的关系,可将寄生虫分为以下几种。

(1)专性寄生虫(obligatory parasite) 其生活史各阶段都营寄生生活,如丝虫,或生活史某个阶段营寄生生活,如钩虫,其幼虫发育为丝状蚴时,必须侵入宿主体内营寄生生活,才能发育成成虫。

（2）兼性寄生虫（facultative parasite）　它既可营自生生活，又能营寄生生活。如粪类圆线虫成虫，既可寄生于宿主肠道内营寄生生活，也可在土壤中营自生生活。

（3）偶然寄生生活（accidental parasite）　因偶然机会进入非正常宿主体内寄生的寄生虫，如某些蝇蛆进入人体腔道而偶然寄生。

（4）机会寄生虫（opportunistic parasite）　在宿主体内通常处于隐性感染状态，当宿主免疫力降低时，可异常增殖且致病力增强，如弓形虫、卡氏肺孢子虫、隐孢子虫等。

（5）体内寄生虫（endoparasite）和体外寄生虫（ectoparasite）　前者如寄生于肠道、组织内或细胞内的蠕虫或原虫；后者如蚊、蚤、螨和蜱等，吸血时与宿主接触，饱食后离开。

（6）永久性寄生虫（permanent parasite）和暂时性寄生虫（temporary parasite）　前者如蛔虫，其成虫期永久寄生宿主肠道；后者如吸血节肢动物，仅在吸血时才接触宿主。

二、宿主

被寄生虫寄生并遭其损害的动物或人称为宿主（host）。

寄生虫要有适宜的宿主才能完成其生长、发育和繁殖过程。有的寄生虫只需一个宿主，有的需要两个或两个以上的宿主。寄生虫不同发育阶段所寄生的宿主包括中间宿主、终宿主和保虫宿主。

（1）中间宿主（intermediate host）　寄生虫的幼虫或无性生殖阶段所寄生的宿主为中间宿主。若有两个以上的宿主，可按寄生先后分为第一、第二中间宿主等。例如，某些种类的淡水螺和淡水鱼分别是华支睾吸虫的第一、第二中间宿主。

（2）终宿主（definitive host）　寄生虫成虫或有性生殖阶段所寄生的宿主，如人是日本血吸虫的终宿主。

（3）保虫宿主（reservoir host）　某些蠕虫成虫或原虫某一发育阶段，既可寄生于人体，也可寄生于某些脊椎动物，在一定条件下可传播给人，在流行病学上称这些脊椎动物为保虫宿主或储存宿主。如日本血吸虫成虫可寄生于人和牛，牛即为日本血吸虫的保虫宿主。

三、寄生虫生活史（life cycle）

寄生虫完成一代的生长、发育和繁殖的整个过程及其所需的外界环境称为寄生虫生活史。各种寄生虫的生活史不同：有的生活史比较简单，如蛔虫、钩虫只需要一个终宿主；有的生活史比较复杂，它有两个或两个以上的宿主。寄生虫在生活史中，并不是每个阶段都可使宿主受感染，而是必须发育到某些特定的阶段才能侵入宿主体内生存和发育，这个阶段称为感染阶段。如血吸虫有虫卵、毛蚴、胞蚴、尾蚴和成虫阶段，只有尾蚴才是血吸虫的感染阶段。

第二节　寄生虫与宿主的相互关系

人体感染寄生虫后，寄生虫与宿主之间的相互关系是非常复杂的。寄生虫与宿主相互作用会出现何种结果，与宿主遗传因素、营养状态、免疫功能，及寄生虫种类、数量等有关。其结果可有三种：一种是宿主将寄生虫全部清除，并具有完全抵御再感染能力；另一种是宿主清除部分寄生虫,并具有部分抵御再感染的能力,寄生虫可在宿主体内存活,宿主不出现明显的临床症状,称为带虫者(carrier),大多数属于此类型;再一种是宿主不能有效地控制寄生虫,寄生虫在宿主体内发育甚至大量繁殖,出现明显的临床症状,称为寄生虫病(parasitosis)。

一、寄生虫对宿主的致病作用

(1)掠夺营养 寄生虫在宿主体内发育及繁殖所需的营养,主要来源于宿主。如蛔虫以宿主消化或半消化的食糜为食,钩虫和血吸虫以宿主血液为食,常引起宿主营养不良、贫血等。

(2)机械性损伤 寄生虫在寄生部位或在移行过程中可对组织造成伤害。如:大量蛔虫寄生,可引起肠梗阻;钩虫咬附于小肠黏膜,可使黏膜糜烂出血;猪囊尾蚴寄生在脑部,压迫组织,可出现癫痫样症状。

(3)毒性与免疫损伤 寄生虫的分泌物、排泄物和虫体崩解物质对宿主均有毒性,可引起组织损伤或免疫病理反应。如溶组织阿米巴分泌组织酶,可破坏组织,有助于虫体侵入形成肠壁溃疡和肝脓肿;猪囊尾蚴和棘球蚴的囊液可引起Ⅰ型超敏反应,严重者可引起过敏性休克,甚至死亡。

二、寄生虫对宿主的免疫作用

宿主对寄生虫的作用是多方面的,但最主要的作用是抗寄生虫感染免疫,包括先天性免疫和获得性免疫。先天性免疫是宿主在进化过程中形成的,具有遗传性和种的特征,表现为皮肤黏膜的屏障作用、胃液等消化液的杀灭消化作用、吞噬细胞的吞噬作用、炎症反应、嗜酸性粒细胞参与、体液中补体和溶菌酶的作用等。获得性免疫是宿主的免疫系统对寄生虫特异性抗原的识别和排斥,是免疫活性细胞与寄生虫抗原相互作用的全过程,包括体液免疫应答和细胞免疫应答。与微生物相比,寄生虫抗原比较复杂,有虫体抗原、代谢抗原(包括分泌抗原和排泄抗原)和表面抗原等多种抗原成分,因此,抗寄生虫感染免疫的效应,不如抗微生物感染免疫显著。在免疫学检测方法中,由于共同抗原的存在,经常产生交叉反应,影响了寄生虫病的正确诊断。因此,临床诊断工作时,分离和提纯抗原,对提高免疫诊断的特异性具有重要意义。

1. 特异免疫的类型

(1)消除性免疫(sterilizing immunity) 宿主能消除寄生虫,并对再感染具有完全的抵抗力,如皮肤黑热病原虫所产生的免疫。这类免疫类型在寄生虫感染病例中较为少见。

(2)非消除性免疫(non-sterilizing immunity) 寄生虫再感染病例中常见的免疫类型。①带虫免疫(premunition):人体感染寄生虫后,对寄生虫再感染产生一定程度的免疫力,但体内原有的寄生虫未被完全消除,维持在一个低水平,临床表现为不完全免疫,这种免疫状态称为带虫免疫。如人体感染疟原虫后,体内疟原虫并未消除,而维持在低虫血症水平,宿主对同种疟原虫的再感染便具有一定抵抗力。如果用药物清除体内残存的疟原虫,宿主所获得的这种免疫力便消失。②伴随免疫(concomitant immunity):感染血吸虫后,活的成虫使宿主产生特异性的免疫力,这种免疫力对体内存在的成虫没有明显的影响,可继续存活,但对再感染入侵的童虫具有一定的抵抗力,这种活动性感染与免疫力并存的免疫状态称为伴随免疫。

2. 免疫逃避(immune evasion)

寄生虫能在具有免疫力的宿主体内生存的现象称为免疫逃避,其机制包括以下几种。

(1) 抗原变异　寄生人体的非洲锥虫,其表面抗原经常发生变异,因而不受宿主体内抗体的作用,从而能在宿主体内长期存活下去。

(2) 抗原伪装　寄生虫的体表可结合宿主的抗原性物质,或被宿主的抗原包被,从而妨碍了宿主免疫系统的识别和清除抗原异物的作用。如日本血吸虫体表结合宿主的血型抗原,这种抗原伪装有助于虫体逃避宿主的免疫攻击。

(3) 释放可溶性抗原　寄生虫释放的可溶性抗原,可干扰宿主的免疫效应。这类抗原与特异性抗体结合后,形成抗原抗体复合物,能阻断由特异性抗体参与的对虫体的免疫杀伤作用,如疟疾与血吸虫患者血清中存在的可溶性抗原。

(4) 解剖位置的隔离　寄生于肠道的寄生虫如蛔虫,虽可受到局部分泌的抗体的作用,但因解剖位置的隔离,可避开血液中抗体的免疫攻击。

3. 寄生虫性超敏反应

宿主感染寄生虫后,能导致超敏反应引起宿主局部或全身组织损害和(或)生理功能紊乱。寄生虫导致的超敏反应按其发病机制常分为四型。①Ⅰ型超敏反应:多见于对蠕虫的过敏性感染,如日本血吸虫尾蚴引起的尾蚴性皮炎,包生绦虫囊壁破裂,囊液吸收入血而产生的过敏性休克。②Ⅱ型超敏反应:如黑热病原虫引起的贫血。③Ⅲ型超敏反应:如疟疾和血吸虫患者出现的肾小球肾炎。④Ⅳ型超敏反应:如血吸虫的虫卵引起的肉芽肿。

在寄生虫感染中,有的寄生虫可同时存在几型超敏反应,复杂多变,如血吸虫病可同时存在Ⅰ型、Ⅲ型及Ⅳ型超敏反应。

第三节　寄生虫病流行与防治原则

一、寄生虫病流行的基本环节

寄生虫病能在一个地方流行,除受一定的自然因素和社会因素的影响外,还需传染源、传播途径、易感染人群三个基本条件。

(1) 传染源　被人体寄生虫寄生的人和动物,包括患者、带虫者和保虫宿主。

(2) 传播途径　寄生虫从传染源传播到易感宿主的过程。人体寄生虫常见的传播途径包括经口感染、经皮肤感染、经节肢动物感染及接触感染等。

(3) 易感染人群　对寄生虫缺乏免疫力或免疫力低下的人群。

二、寄生虫病的防治原则

根据寄生虫病的流行环节和因素,对寄生虫病的流行必须采取综合的防治措施,以阻断寄生虫生活,有效地控制和消灭寄生虫病。寄生虫病的防治是一项艰巨、复杂和长期的任务,切断寄生虫病流行的三个环节是防治寄生虫病的基本措施,具体为如下三点。①消灭传染源:在流行区普查普治带虫者和患者以及保虫宿主是控制传染源的重要措施,做好流动人口检测,控制流行区传染源的输入和扩散也是必要的手段。②切断传播途径:加强粪便和水源管理,注意环境和个人卫生,控制和杀灭媒介节肢动物和中间宿主是切断传播途径的重要手段。③保护易感染人群:人类对人体寄生虫普遍易感,因此对人群采取必要的保护措施,如加强健康教育,改变不良的饮食习惯和行为方式,提高自我保护意识是防止寄生虫感染的最直接方法,必要时可用皮肤涂抹驱避剂。

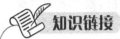 **知识链接**

我国寄生虫病流行状况

我国是寄生虫病危害最严重的国家之一,20 世纪 50 年代初曾在我国流行的五大寄生虫病:血吸虫病患病人数约 1000 万;疟疾年发患者数愈 3000 万;黑热病患病人数约 53 万;钩虫感染者及钩虫病患病人数约 2.5 亿;丝虫病患病人数约 3000 万。经过 30 多年的防治,我国已向世界卫生组织宣布,丝虫病在中国已达到传播阻断或基本消灭的标准。日本血吸虫病在我国南方 12 个省(市、自治区)流行,危害十分严重,目前已有 70% 以上的原流行区达到了消灭或基本消灭的状况;疟疾病例自 20 世纪 80 年代以后逐年下降;曾流行于长江以北 16 个省(市、自治区)的黑热病,1958 年也得到了有效的控制,目前只有 6 个省(市,自治区)的 30 余个县有散在病例。

我国在控制和消灭寄生虫病过程中所取得的成绩是举世瞩目的,但我们应看到寄生虫病在我国仍然是危害人民健康和阻碍流行区经济发展的严重问题。如:疟疾的防治,形势不容乐观,南方周边国家的疟疾,特别是抗药性疟疾的不断扩散,给我国疟疾防治增加了新的困难;血吸虫病在部分地区疫情有所回升,钉螺分布面积扩大;丝虫病虽已基本消灭,但传染源仍未能全部控制,据估计 1999 年全国尚有微丝蚴血症患者 10 万多人,有丝虫病临床表现者 139 万人;黑热病基本消灭已有 40 多年,但新发病例每年均有报道;据调查,1988—1992 年全国钩虫平均感染率为 17.166%,以此推算,全国钩虫感染人数约 1.94 亿。在 1988—1992 年的全国首次人体寄生虫分布调查工作中,共查到人体肠道寄生虫 56 种,平均感染率为 62.632%,感染率最高的海南省为 94.735%,全国蛔虫、鞭虫感染人数分别为 5.31 亿和 1.12 亿。此外还有组织寄生虫病,如旋毛虫病、囊虫病、包虫病等,在我国西南、西北等省也是常见病和多发病种。寄生虫病控制不但在我国是个突出问题,也是长期困扰着世界的问题,它是一项复杂的系统工程,它既与医学科技进步密切相关,也涉及文化素质提高、宣传教育普查、经济发展、资金投入等多方面因素。因此,要控制和消灭寄生虫仍是摆在广大医务工作者面前的一项长期而艰巨的任务。

小 结

两种生物在一起生活,一方受益,另一方受害,受害的一方为受益的一方提供营养物质和居住场所,这种生活关系称为寄生。

永久或暂时地生活在其他动物的体内或体表获取营养,使对方受害的多细胞无脊椎动物和单细胞的原生生物,称为寄生虫。

被寄生虫寄生并遭其损害的动物或人,称为宿主。

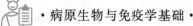

寄生虫完成一代的生长、发育和繁殖的整个过程及其所需的外界环境称为寄生虫生活史。

在寄生虫生活史发育的各个阶段之中具有感染人的能力的某一特定的发育阶段称为感染阶段。寄生虫对宿主的致病作用包括掠夺营养、机械性损伤、毒性与免疫。

宿主对寄生虫的作用是多方面的,但最主要的是抗寄生虫感染免疫,包括先天性免疫和获得性免疫。先天性免疫是宿主在进化过程中形成的,它具有遗传性和种的特征;获得性免疫是宿主的免疫系统对寄生虫特异性抗原的识别和排斥,它是免疫活性细胞与寄生虫抗原相互作用的全过程,包括体液免疫应答和细胞免疫应答。与微生物相比,寄生虫抗原比较复杂,有虫体抗原、代谢抗原(包括分泌抗原和排泄抗原)和表面抗原等多种抗原成分,因此抗寄生虫感染免疫的效应不如抗微生物感染免疫的效应显著。在免疫学检测中,由于共同抗原的存在而经常产生交叉反应,从而影响了寄生虫病的正确诊断。因此,在临床诊断工作中,分离和提纯抗原,对提高免疫诊断的特异性具有重要意义。寄生虫病的流行环节包括传染源、传播途径和易感人群。

■ 李　华 ■

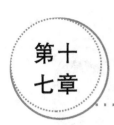

第十七章 常见人体寄生虫

人体寄生虫分为医学蠕虫、医学原虫和医学节肢动物。蠕虫是多细胞软体动物,借肌肉的伸缩而蠕动,在自然界营自生生活或寄生生活。凡是寄生在人体与医学有关的蠕虫,称为医学蠕虫,包括线虫纲、吸虫纲和绦虫纲三类。

第一节 线 虫 纲

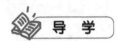 导 学

本节介绍线虫纲寄生虫的形态、生活史、致病性及防治原则,主要掌握蛔虫、蛲虫及其虫卵的形态特征,蛔虫、蛲虫、钩虫、丝虫的致病特点和预防原则。

一、似蚓蛔线虫

似蚓蛔线虫又称蛔虫,寄生在人体小肠,可引起蛔虫病,本虫呈世界性分布,遍布全国各省、市、区,农村高于城市,是我国常见的寄生虫之一。我国古代称其为蛟蛕、蚘虫,并对该病的症状及驱治方法有详细记载。

（一）形态

1. 成虫

虫体呈长圆柱形,似蚯蚓,头端较细,活时略带粉红色或微黄色,死后为灰白色。体表有横纹,两条侧线明显。虫体头端有三个唇瓣,排列成"品"字形围绕口孔。雌虫长 20～35 cm,尾端尖直;雄虫长 15～31 cm,尾部向腹部卷曲。

2. 虫卵

蛔虫虫卵有受精卵与未受精卵。

（1）受精卵呈宽椭圆形,大小(45～75) μm×(35～50) μm。卵壳厚而透明,壳的表面有一层凹凸不平排列较均匀的蛋白质膜,可被胆汁染成棕黄色,卵内含有未分裂的圆形卵细胞,在卵细胞与两端卵壳之间有新月形的间隙。

（2）未受精卵呈棕黄色,较狭长,形状不规则,多为长椭圆形,大小(88～94) μm×(39～44) μm。该虫蛋白质膜及卵壳均较薄,卵内含有许多大小不等、折光性强的卵黄颗粒。

（3）受精卵或未受精卵的蛋白质膜有时可脱落,称为脱蛋白质膜卵。蛔虫虫卵脱去蛋白质膜后无色透明,检查时应注意与钩虫虫卵相鉴别(图 17-1、图 17-2)。

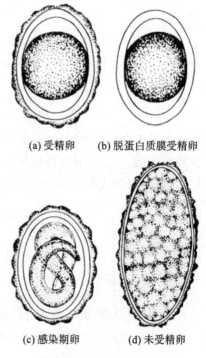

(a) 受精卵　　(b) 脱蛋白质膜受精卵

(c) 感染期卵　　(d) 未受精卵

图 17-2　蛔虫虫卵

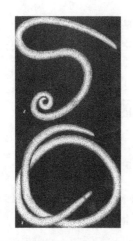

图 17-1　蛔虫成虫自然形态

（二）生活史

蛔虫在生长发育过程中不需要中间宿主。成虫寄生在人体小肠中,以肠内半消化的食糜为营养。雌、雄成虫交配后,雌虫产卵,卵随宿主粪便排出体外,只有受精卵才能进一步发育,比如在适宜的温度(20～32 ℃)、潮湿、荫蔽和氧气充足的泥土中,约经 2 周发育为含蚴卵,再经 1 周幼虫在卵内脱皮一次成为感染性虫卵。该卵若污染食物、蔬菜被人误食后,进入小肠,卵内幼虫分泌的孵化液可消化卵壳,幼虫孵出,钻进肠黏膜和黏膜下层的静脉或淋巴管,沿门静脉或胸导管,经右心至肺,穿过肺毛细血管进入肺泡,在肺泡内幼虫脱皮 2 次,然后沿支气管、气管向上移动至咽喉,随吞咽动作经食道、胃回到小肠,再次脱皮后,逐渐发育为成虫。从误食感染性虫卵到发育成成虫产卵需 60～75 d,蛔虫的寿命一般为 1 年(图 17-3)。

（三）致病性

（1）幼虫的致病性　幼虫钻入肠壁,经肝、肺移行,在移行过程中,发育、蜕皮、释放变应原物质,引起人体超敏反应。人体最易受损的器官是肺,可出现肺出血、肺水肿、支气管扩张及黏液分泌增加等,临床表现为发热、咳嗽、哮喘、血痰及血中嗜酸性粒细胞增高等,即肺蛔虫症。

（2）成虫的致病性　成虫寄居在人体小肠中,引起蛔虫病。成虫的致病因素主要为机械损伤、夺取营养及毒性和抗原物质的作用。由于夺取营养、损伤肠黏膜影响吸收,常可导致机体营养不良,临床表现为食欲不振、恶心、呕吐、腹痛等,儿童重度感染可出现发

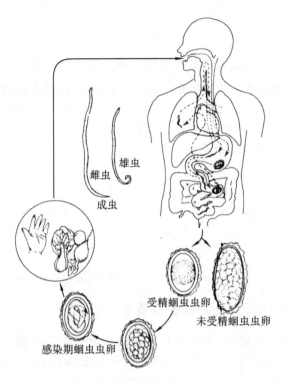

图 17-3 蛔虫生活史

育障碍。成虫有钻孔的习性,如钻入胆道、胰管、阑尾等处,可引起胆道蛔虫症、蛔虫性胰腺炎和阑尾炎,严重者可穿通肠壁引起肠穿孔,导致腹膜炎。此外,成虫大量扭结成团,堵塞肠管或使蛔虫寄生部位的肠段蠕动障碍,可引起肠梗阻,肠梗阻是常见的并发症之一。蛔虫变应原被人体吸收后,引起Ⅰ型超敏反应,临床表现为荨麻疹、皮肤瘙痒、血管神经性水肿等。

（四）寄生虫学检查

（1）虫卵的检查　蛔虫产卵量多,一般用直接涂片法检查粪便即可查获蛔虫虫卵,必要时也可采用沉淀集卵法和盐水浮聚法检查虫卵。

（2）成虫的检查　由粪便排出、呕吐及由其他部位取出的成虫,可根据虫体的形态特征进行确诊。若为雄虫单性感染,粪便中查不到虫卵时,可用试验驱虫法,如驱出蛔虫,便能诊断。

（五）防治原则

（1）加强卫生宣传教育,主要包括卫生饮食,饭前洗手,蔬菜、瓜果等洗净后再吃,防止食入感染期虫卵,消灭传播媒介苍蝇与蟑螂。

（2）加强粪便管理,使用无害化粪便做肥料。防止粪便污染环境,改善环境卫生,减少土壤中及地面上的虫卵。

（3）治疗患者,常用的驱虫药有左旋咪唑、噻嘧啶、川楝素等。

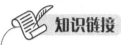

胆道蛔虫病有哪些表现？应如何诊断？

（1）腹痛　常为突然发作的剑突下钻顶样剧烈绞痛，患者面色苍白、坐卧不宁、大汗淋漓、弯腰捧腹、哭喊不止、十分痛苦，腹部绞痛时可向右肩背部放射，但也可突然缓解。腹痛多为阵发性、间歇发作，持续时间长短不一，疼痛过后，可如常人，也可能精神萎靡。这种症状是胆道蛔虫病的特点，有助于诊断。

（2）恶心呕吐　常有发生，多在绞痛时相伴发生，吐出物中可含胆汁或黄染蛔虫。有的为"干呕"，患者不能正常进食。

（3）全身症状　早期无明显发冷、发热，当并发急性化脓性胆管炎、胆囊炎时，可有发冷、发热和黄疸。如并发肝脓肿、膈下感染、败血症等，则出现寒战高热，甚至中毒性休克等。

二、十二指肠钩口线虫及美洲板口线虫

寄生在人体的钩虫有数种，我国常见的钩虫主要有十二指肠钩口线虫（ancylostoma duodenale），简称十二指肠钩虫；美洲板口线虫（Necator americanus），简称美洲钩虫。钩虫寄生在人体小肠，可引起钩虫病。钩虫分布几乎遍及全世界，在热带和亚热带国家更为广泛。钩虫是我国主要的寄生虫之一，除西藏等干寒地区外，其他各地均有分布，农村多于城市、南方多于北方。北方以十二指肠钩虫为主，南方以美洲钩虫为主，但多数地区为两种钩虫混合感染。

（一）形态

1. 成虫

虫体细长、略弯曲，长约 10 mm，虫体半透明，活时肉红色，死后呈灰白色，前端末向背侧仰屈。有的有发达的圆形角质口囊（十二指肠钩虫），口囊内含成对的钩齿，虫体前端与尾端均向背侧弯曲，成 C 形。美洲钩虫有板齿一对，虫体前端向背侧弯曲，尾端向腹侧弯曲，呈 S 型。钩虫咽管较长，后端膨大，管壁肌肉发达，肌肉胞交替收缩与松弛，使咽管具有唧筒样作用，能将食物吸进并挤入肠道。虫体前端两侧有一对头腺，能分泌一种抗凝血的物质，即抗凝素。钩虫雄虫尾部膨大；雌虫较雄虫大，尾尖直。

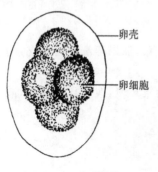

图 17-4　钩虫虫卵

2. 虫卵

两种钩虫虫卵的形态不易区别，均为椭圆形，大小（55～76）μm×（36～40）μm。两端钝圆，壳薄，无色透明。新鲜粪便中的虫卵，卵内含 2～4 个卵细胞，卵壳与卵细胞之间有明显的间隙。粪便放置过久或患者便秘，卵内细胞可发育、分裂，成为桑葚胚或发育为幼虫，钩虫虫卵与脱蛋白质膜的受精蛔虫虫卵有时易混淆，应注意鉴别（图 17-4）。

3. 幼虫

钩虫的幼虫简称钩蚴，分杆状蚴和丝状蚴两个时期。钩

蚴呈蛇形,前端钝圆,后端尖细,无色透明。由卵刚孵出的幼虫称为杆状蚴,长 0.23～0.4 mm,其口腔细长,咽管前段较粗,后段则膨大呈球状。丝状蚴长 0.5～0.7 mm,口处封闭,咽管细长,约占虫体的 1/5,两者连接处腔壁的背面和腹面各有 1 个角质矛状结构,称为口矛或咽喉管矛,其形状有助于虫体鉴定,丝状蚴具有感染能力。

由于两种钩虫的分布、致病力及对驱虫药物的敏感程度等有明显差异,因此明确钩蚴的种别在流行病学、生态学以及防治方面都有实际意义。

（二）生活史

两种钩虫的生活史基本相同,均不需中间宿主,成虫寄生在人体小肠上段,借其口囊及钩齿或板齿咬附在肠黏膜上,以血液、肠黏膜等为食。雌、雄成虫交配后,雌虫产卵,虫卵随粪便排出体外,在适宜温度(25～30 ℃)、潮湿荫蔽、含氧充分的松土中,约 1 d 卵内幼虫即可孵出。刚孵出的第一期杆状蚴,以细菌、有机物为食,生长很快,2～3 d 内开始脱皮,发育成丝状蚴,即感染性幼虫。丝状蚴靠体内储存的营养物质生存,多生活在松土的表层,头部向上,并具有向温、向湿等特性,当接触人体皮肤时,表现出活跃的穿刺运动,可从手指或足趾间皮肤较薄处或破损部位侵入皮下微血管或淋巴管,随血液循环流经右心至肺,穿过肺微血管进入肺泡,沿支气管、气管上行至咽部,然后经吞咽而入小肠,再蜕皮 2 次发育为成虫。

此外,丝状蚴也可经口感染,少数未被胃酸杀死的幼虫也有可能直接在肠腔发育成长,而从口腔或食道黏膜侵入血管的幼虫,则仍须循上述移行途径发育成虫。从丝状蚴侵入人体到发育为成虫产卵需 5～7 周。钩虫的寿命通常为 3 年,长者可生存 10 余年(图 17-5)。

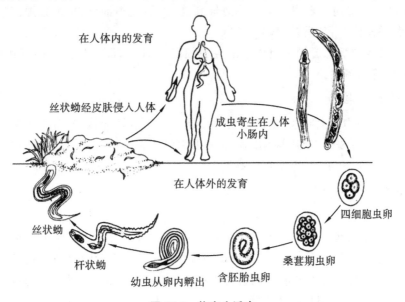

图 17-5 钩虫生活史

（三）致病性

钩虫的幼虫和成虫对人体都有损害,以成虫致病为主。两种钩虫的致病性相似,但十二指肠钩虫的致病性更为严重。

1. 幼虫致病

（1）钩蚴性皮炎俗称"粪毒"、"着土痒"或"地痒症"等。丝状蚴钻入皮肤后，数分钟到1 h即可引起局部皮肤奇痒、灼痛，继而出现充血斑点或丘疹，1～2 d内成为水疱，若继发感染，则形成脓包后结痂、脱皮而自愈。钩蚴性皮炎好发于经常与泥土接触的足趾、手趾间等皮肤薄嫩处或足背及其他暴露部位的皮肤。

（2）钩蚴性肺炎是指当大量丝状蚴穿过肺泡毛细血管进入肺泡时，引起局部出血及炎症细胞浸润，表现为发热、咳嗽、咳痰、哮喘、血中嗜酸性粒细胞增多等症状，多不需治疗即可自愈。

2. 成虫致病　成虫主要引起宿主慢性失血和消化道症状。

（1）慢性缺铁性贫血又称慢性低色素小细胞型贫血，为钩虫病重要的临床症状。引起贫血的原因：①虫体的吸血以及血液迅速经其消化道排出造成宿主失血；②虫体分泌抗凝素导致咬附部位黏膜伤口不断渗血；③虫体不断更换咬附部位，造成多部位出血；④钩虫损伤肠黏膜，影响宿主对营养物质的吸收。患者表现为面色苍白、头晕、乏力、食欲减退、心慌气短，严重者可导致贫血性心脏病，儿童可出现发育障碍，妇女出现闭经、流产等。十二指肠钩虫由于虫体较大等原因，它所造成的慢性缺铁性贫血的程度较美洲钩虫更为严重。

（2）消化道症状和异嗜症。成虫咬附于黏膜上，可造成散在的出血点及小溃疡，引起患者出现上腹隐痛不适、恶心、呕吐、腹泻和便秘等症状。少数患者表现为异嗜症，食欲多明显增加，喜食生米、茶叶，甚至破布、头发等。异嗜症的发生机制不清，可能与机体缺铁有关，患者服用铁剂后症状常可自行消失。

（3）婴幼儿钩虫病常表现为急性便血性腹泻，大便呈柏油样、食欲减退，贫血严重，生长发育迟缓，并发症多，预后差，病死率高。

另外，急性钩虫病患者周围血中嗜酸性粒细胞比率达15％以上，最高可达86％，表现为嗜酸性粒细胞增多症。

（四）寄生虫检查

从粪便中查到钩虫虫卵，孵出钩蚴或检出成虫均是确诊的依据，常采用饱和盐水浮集法检查虫卵，该法可提高虫卵的检出率，也可采用粪便直接涂片法，但由于钩虫产卵量少，故检出率低，若检不出虫卵，可采用钩蚴培养法，该法检出率高，孵出的钩蚴进入水中游动，便于直接观察，又可鉴别虫种。

（五）防治原则

（1）加强粪便管理　使用无害化粪便做肥料，减少外界环境中的钩虫虫卵。

（2）预防感染　提倡穿鞋下地，减少皮肤接触泥土的机会，防止丝状蚴感染人体。

（3）寄生虫治疗　常在冬春季进行寄生虫普治，常用药物有噻嘧啶、左旋咪唑、甲基咪唑等。钩蚴性皮炎可采用热敷法治疗。

三、蠕形住肠线虫

蠕形住肠线虫（enterobius vermicularis）又称蛲虫，主要寄生于人体的回盲部，引起蛲虫病。蛲虫呈世界性分布，我国流行也很广泛，城市高于农村，儿童高于成人，尤以集体机构的儿童感染率为高。

（一）形态

1. 成虫

虫体呈乳白色,细小似线头,虫体前端角皮膨大形成其特征性的头翼。咽管末端膨大呈球状,称为咽管球。雌雄虫体大小差异悬殊,雄虫大小(2～5) mm×(0.1～0.2) mm,尾部向腹面弯曲;雌虫大小(8～13) mm×(0.3～0.5) mm,略呈长纺锤形,体中部因内含充盈虫卵的子宫而较宽,尾端直而尖细。

2. 虫卵

蛲虫虫卵略呈椭圆形,无色透明,大小(50～60) μm×(20～30) μm,卵壳厚,一侧扁平,另一侧凸出,形似柿核。自虫体产出时,卵内细胞已发育成蝌蚪期胚,在外界与空气接触后,蝌蚪期胚很快发育为幼虫,在卵内经一次蜕皮后成为感染期虫卵(图17-6、图17-7)。

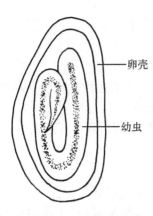

图 17-6 蛲虫虫卵

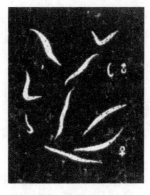

自然形态

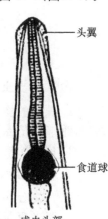

成虫头部

图 17-7 蛲虫成虫

（二）生活史

蛲虫的生活史简单,不需中间宿主,成虫寄生在人体回盲部,借助其头翼附着在肠黏膜上,以肠腔内容物、组织液和血液为食。雌、雄成虫交配后,雄虫很快死亡,随宿主粪便排出体外。孕卵的雌虫逐渐向宿主肛门移动,当宿主睡眠后,肛门括约肌松弛,部分雌虫移行至肛门周围皮肤上产卵,肉眼有时可见白色的虫卵团块。雌虫产卵后多数枯萎死亡,少数可返回肛门或误入阴道、尿道等处引起异位寄生。因卵壳具有黏性,黏附在肛周的虫卵,约经6 h卵细胞发育为胚蚴,蜕皮一次即为感染性虫卵。该卵污染手指或散落在食物上,经口进入人体,也可随空气吸入再吞入消化道,幼虫在小肠内孵出后下行,途中蜕皮2次,至结肠再次蜕皮发育为成虫。自误食感染性虫卵到发育为成虫产卵约需1个月。雌虫在人体内可存活2～4周(图17-8)。

（三）致病性

雌虫产卵活动所引起的肛门及会阴部皮肤瘙痒是蛲虫病的主要症状。患者常有烦躁不安、失眠、食欲减退、夜惊、夜间磨牙等表现,抓破皮肤可致继发感染。虫体的异位寄生可形成以虫体或虫卵为中心的肉芽肿病变,引起蛲虫性阑尾炎、蛲虫性泌尿生殖系统和盆腔炎症。因虫体附着肠黏膜会有轻度损伤,有时也会导致宿主消化功能紊乱或慢性炎症。

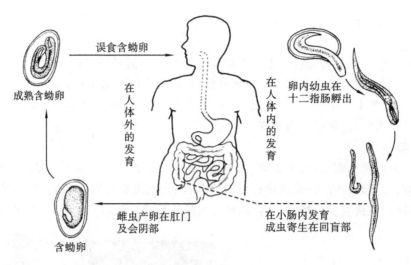

图 17-8　蛲虫生活史

（四）寄生虫学检查

（1）虫卵的检查　常采用肛门拭擦法检查虫卵，多用透明胶纸法和棉拭漂浮法。一般在清晨便前检查虫卵，如为阴性，可连续检查2～3次，能提高检出率。

（2）成虫的检查　如在粪便中或夜间在患者肛门周围检获雌虫，即可确诊为蛲虫病。

（五）防治原则

（1）注意公共卫生，家庭及个人卫生，防止相互感染。

（2）患者夜间不穿开裆裤，避免手指直接搔抓肛周皮肤，以防自身反复感染。

（3）积极治疗患者，常用药物有甲苯咪唑、噻嘧啶，也可外用蛲虫膏，有止痒和杀虫作用。

 知识链接

蛲 虫 病

　　蛲虫感染者大多数没有严重的症状，因而没有引起人们的足够重视。值得注意的是，蛲虫可异位寄生于尿道等部位引起外阴炎，泌尿生殖道炎，子宫、输卵管炎，阑尾炎，肛周脓肿或肉芽肿等；有文献报道，蛲虫感染与盆腔脓肿、瘘、结肠癌、卵巢癌等也有相关性。临床发现有蛲虫感染的儿童其遗尿的发生率较正常儿童高，究其原因是因为蛲虫雌虫的产卵部位是肛周，产卵后可异位寄生于尿道，由于蛲虫的活动刺激尿道口、尿道或因蛲虫进入膀胱后刺激膀胱内膜，引起逼尿肌的收缩而导致遗尿。多数家长认为儿童遗尿不是病，所以没有引起足够重视，但遗尿症可危害儿童身心健康，导致儿童缺乏自信心、处世能力差、焦虑等；少数病情严重者甚至出现难以与他人沟通、偏执、暴力倾向等精神障碍。因此对不明原因的遗尿患者，有必要进一步检查有无蛲虫感染，以明确诊断并及早治疗。蛲虫寿命短，易于治疗，由蛲虫感染引起的遗尿一经确诊即可很快治愈。临床上发现年龄的高低与感染率成反比，其差异有显著性意义，这表明，儿童随着年龄的长大、卫生习惯的改善，蛲虫的感染率会逐渐降低，还发现蛲虫感染者其遗尿的发生率女性高于男性，但差异无显著性意义。

四、毛首鞭形虫

毛首鞭形虫(Trichuris trichiura)简称鞭虫,寄生于人体盲肠,导致肠壁组织慢性炎症反应,引起鞭虫病。鞭虫广泛分布于热带及亚热带地区,我国各地都有分布,常与蛔虫分布相一致。

(一)形态

成虫外形似马鞭,前端细长,约占虫体的 3/5,后端为粗管状。该虫雌雄异体,雌虫大于雄虫,雄虫长 30～45 mm,尾部向腹面弯曲呈螺旋形;雌虫长 30～45 mm,尾端钝圆。虫卵为腰鼓形,黄褐色,两端各有一个透明塞状小栓,虫卵大小(50～45) μm×(22～23) μm,卵内含一个卵细胞(图 17-9、图 17-10)。

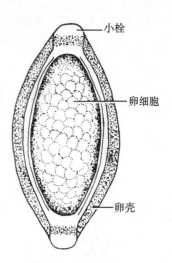

图 17-9 鞭虫虫卵

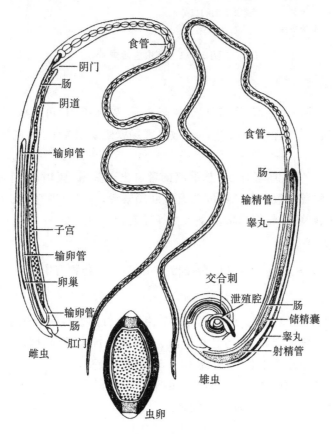

图 17-10 鞭虫的成虫与虫卵

(二)生活史

成虫主要于寄生于人体盲肠等部位,以其细长的前端钻入肠壁,吸食血液和组织液。雌雄虫交配后,雌虫产卵,虫卵随粪便排出,在适宜的条件下,经 3～5 周发育为感染期虫卵。感染期虫卵随污染的食物,饮水等进入人体,在小肠内孵出幼虫并钻入肠黏膜发育,经

8～10 d后返回肠腔,再移行至回盲部发育为成虫。自误食感染期虫卵至成虫发育成熟需1～3个月。雌虫每日产卵1000～7000个,成虫寿命3～5年(图17-11)。

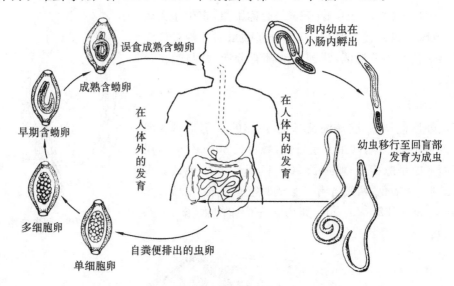

图 17-11　鞭虫生活史

(三) 致病性

成虫细长的前端钻入黏膜、黏膜下层甚至肌层,破坏组织,可致肠壁黏膜组织出现充血、水肿、出血或溃疡等慢性炎症反应。少数患者肠壁组织明显增厚,在炎症的基础上形成肉芽肿等病变。

轻度感染者一般多无明显症状;严重感染者可出现头晕、腹泻、慢性腹泻、消瘦及贫血等;营养不良或并发肠道致病菌感染的儿童重度感染者,容易出现直肠脱垂;部分患者还可出现发热、荨麻疹、嗜酸性粒细胞增多及水肿等现象。

(四) 寄生虫学检查

常用粪便直接涂片和饱和盐水浮聚法检查虫卵,治疗药物有甲苯咪唑、丙硫咪唑等。

(五) 流行与防治

人是鞭虫病的唯一传染源。鞭虫病分布特点和流行因素与蛔虫病基本相同,两种虫体常合并感染,但由于鞭虫产卵量少,且对低温、干燥的抵抗力较弱,因此感染率一般低于蛔虫,且南方的感染率明显高于北方,以海南省66.7%为最高。

鞭虫感染的预防措施与蛔虫相同,常用的治疗药物有阿苯达唑、甲苯达唑,但驱虫效果较蛔虫差,需反复治疗才能达到理想的效果。

五、旋毛形线虫

旋毛形线虫(Trichinella spiralis)简称旋毛虫,主要寄生于猪、羊、犬、猫、鼠等哺乳动物的小肠中,也可寄生于人体的小肠中。幼虫寄生于同一宿主的横纹肌内,引起旋毛虫病。旋毛虫分布于全世界,我国西藏、云南、黑龙江、吉林、辽宁、广西、四川、湖北、河南等地均有流行。

（一）形态

（1）成虫 虫体细如线状，前端较后端细。该虫雌雄异体，雄虫大小 1.4 mm～(1.6×0.04) mm，雌虫大小为(3～4) mm×0.06 mm。

（2）囊包蚴 在横纹肌内的成熟幼虫，长约 1 mm，卷曲于梭形囊包中。囊包与肌纤维纵轴平行，大小为 0.37 μm×0.3 mm，内含 1～2 条幼虫，也可多至 6～7 条幼虫（图 17-12）。

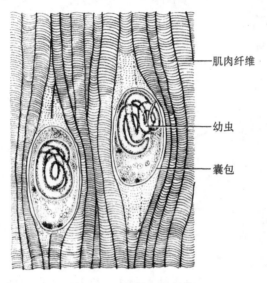

肌肉纤维

幼虫

囊包

图 17-12　旋毛虫囊包蚴

（二）生活史

人、猪、羊、犬、猫、鼠等多种哺乳动物均可作为本虫的宿主。成虫寄生于小肠，主要是十二指肠和空肠上段，囊包蚴寄生于同一宿主的横纹肌内。两者均不需在外界发育，但必须转换宿主才能完成生活史。成熟囊包蚴是旋毛虫的感染阶段，当宿主食入生的或半生的含活囊包蚴的肉类后，在消化液的作用下，幼虫在小肠上段自幼虫囊包中逸出，侵入小肠黏膜。经 24 h 返回肠腔，48 h 内发育为成虫。雌、雄虫交配后，雄虫死亡，雌虫重新钻入肠黏膜，甚至到腹腔和肠系膜淋巴结处寄生。感染后 5 d 雌虫产出幼虫，幼虫进入小血管或淋巴管，经右心、肺、左心、主动脉，到达身体各部，但只有在横纹肌中才能继续发育。感染后 1 个月，在横纹肌内形成囊包蚴。经 6～7 个月，幼虫囊包两端开始钙化，囊内幼虫随之死亡。雌虫寿命为 1～2 个月，有时可长达 3～4 个月（图 17-13）。

（三）致病性

旋毛虫感染后的致病过程可分为如下三期。①侵入期：约为 1 周，幼虫及成虫钻入肠壁损害肠黏膜及虫体的分泌物、排泄物可引起十二指肠炎和空肠炎，表现为恶心、呕吐、腹痛等消化道症状，并伴有乏力、低热等全身症状。②幼虫移行期：2～3 周，幼虫随淋巴、血液循环侵入全身各器官及横纹肌内发育，导致血管炎和肌炎等；患者表现为全身肌肉酸痛、压痛，全身性血管炎、水肿、发热、血中嗜酸性粒细胞增高等，严重者多因心肌炎、心力衰竭、毒血症及呼吸系统感染而死亡。③囊包形成期为 4～16 周，幼虫周围形成梭形囊包。随着囊包的逐渐形成，组织炎症逐渐消失，症状减轻，但肌肉疼痛仍可持续数周。

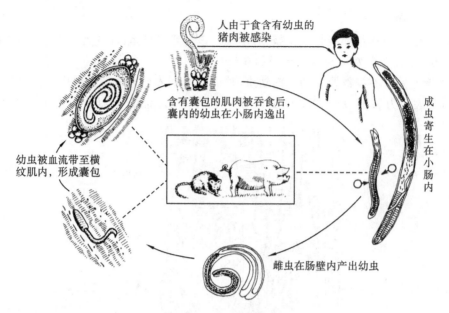

人由于食含有幼虫的
猪肉被感染

含有囊包的肌肉被吞食后，
囊内的幼虫在小肠内逸出

幼虫被血流带至横
纹肌内，形成囊包

雌虫在肠壁内产出幼虫

成
虫
寄
生
在
小
肠
内

图 17-13　旋毛虫生活史

（四）寄生虫学检查

常用活检法检查幼虫，通常取腓肠肌或肱二头肌近肌腱处一小块组织，置于两块载玻片中间，镜下检查幼虫。也可用旋毛虫幼虫制作的抗原物质作免疫学检查，如皮内试验等。

（五）防治原则

应以预防为主，加强肉的管理，不吃生的或半生的肉，改善养猪的方法以及捕灭老鼠等。也应积极治疗患者，常用的药物有丙硫咪唑，甲苯咪唑，噻苯咪唑等。

六、班氏吴策线虫和马来布鲁线虫

寄生于人体的丝虫有数种，我国有班氏吴策线虫（又称班氏丝虫）和马来布鲁线虫（又称马来丝虫）两种。成虫寄生在人体淋巴系统，可引起丝虫病。丝虫病为我国五大寄生虫病之一。

（一）形态

（1）成虫　两种丝虫的成虫外形及内部结构相似，虫体细长如丝线，体表光滑，呈乳白色。雌虫尾端向腹面卷曲 2～3 圈，雌虫尾部钝圆，略向腹面歪曲。班氏丝虫雌虫长 72～105 mm，雄虫长 28～42 mm。马来丝虫雌虫长 50～62 mm，雄虫为 20～28 mm。

（2）微丝蚴　雌虫子宫内虫卵的卵细胞直接发育为幼虫、卵壳也随着幼虫的伸展而延伸，成为包囊幼虫的鞘膜，这种幼虫即为微丝蚴。微丝蚴细长，头端钝圆，尾端尖端，外被鞘膜，体内有许多圆形或椭圆形的体核，头部无核部位称为间隙。马来微丝蚴头间隙长，体态硬直，大弯中有小弯，体核密集不易分清，尾部有 2 个尾核，尾核处的虫体膨大。班氏微丝蚴头间隙短，体表柔和，弯曲大而自然，体核清晰可数，尾部无尾核（图 17-14）。

（二）生活史

班氏丝虫和马来丝虫的生活史基本相似，都需经历两个阶段的发育，即幼虫在中间宿

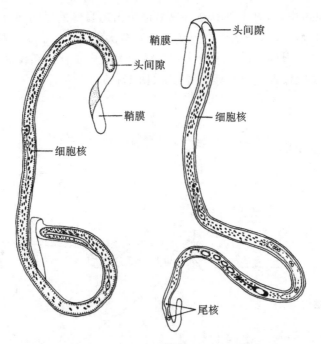

图 17-14　班氏微丝蚴与马来微丝蚴

主蚊体内的发育和成虫在终宿主人体内的发育。

1. 在蚊体内的发育

当雌蚊叮吸含有微丝蚴的血液时,微丝蚴随血液进入蚊胃,经 1~7 h 消失,脱去鞘膜,穿过胃壁,经血腔侵入胸肌。胸肌内的幼虫经 3~5 d 发育为形似腊肠的腊肠蚴,再脱皮 2次,发育为体形细长的丝状蚴。丝状蚴是丝虫的感染阶段,丝状蚴离开胸肌经蚊血腔移到蚊下唇,当蚊再次叮吸人血时,丝状蚴自蚊下唇逸出,经吸血伤口或正常毛孔侵入人体。

微丝蚴在蚊体内的发育与温度、湿度和营养有关。通常以温度 20~30 ℃,湿度 75%~95% 最为适宜。在此条件下,班氏丝蚴在易感蚊体内发育需 10~14 d,马来微丝蚴需 6~6.5 d。温度高于 35 ℃ 或低于 10 ℃ 均不利于幼虫在蚊体内的发育。

2. 在人体内的发育

丝状微丝蚴经蚊刺破的皮肤伤口侵入人体后迅速进入皮下小淋巴管,然后移行到大的淋巴结及淋巴管,经 2 次脱皮后发育为成虫。雌雄成虫交配后,雌虫产出微丝蚴,绝大多数微丝蚴随淋巴液经胸导管进入血液循环,少数可停留与淋巴系统或移行到周围组织内。自丝状蚴侵入人体到成虫产出微丝蚴需 3 个月到 1 年的时间。成虫寿命一般为 4~10 年,最长可达 40 年。

班氏丝虫和马来丝虫寄生于人体淋巴系统的部位不同,马来丝虫多寄生于上、下肢浅表淋巴系统,以下肢多见;班氏丝虫除在浅部淋巴系统寄生外,更多地寄生于深部淋巴系统中,主要见于下肢、阴囊、精索、腹腔沟和肾盂等部位。此外,班氏丝虫还可以异位寄生于眼前房、乳房、肺、心包或脾等部位。

人是班氏丝虫的唯一终宿主,马来丝虫除寄生于人体外,还可以感染恒河猴、长爪沙鼠等动物。

微丝蚴在外周血液中具有明显的周期性。丝虫微丝蚴白天滞留于肺部毛细血管内,夜间则出现在外周血液中,这种微丝蚴在外周血液中出现高峰的时间略有不同,班氏微丝蚴为晚上 10 时至次日晨 2 时,马来丝蚴为晚上 8 时至次日晨 4 时。关于微丝蚴夜现周期性的机制,目前研究尚不十分清楚。一般认为与宿主大脑皮质神经系统的兴奋与抑制、动静血氧分压差、体温及蚊媒吸血习性等因素有关(图 17-15)。

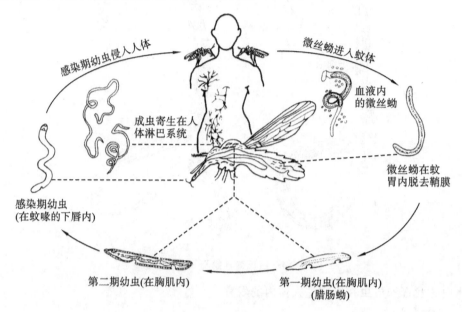

图 17-15 丝虫生活史

（三）致病性

丝虫病的发生和发展取决患者的免疫状况、感染与重复感染程度、丝虫寄生的部位及继发感染等因素。丝虫病的潜伏期多为 4～5 月,也有 1 年甚至更长者,病程可达数年至数十年。

1. 微丝蚴血症

潜伏期后血中出现微丝蚴,达到一定密度后相对稳定,成为带虫者。患者一般无任何症状或仅有发热和淋巴管炎表现,如不治疗,微丝蚴血症可持续 10 年以上。

2. 急性期超敏反应及炎症反应

幼虫和成虫的代谢产物、幼虫蜕皮液和蜕下的外皮、雌虫子宫分泌物、死虫及其分解产物等均可刺激机体产生超敏反应及炎症反应,导致淋巴管内膜肿胀、内皮细胞增生,管壁增厚,周围组织发生炎症细胞浸润,临床表现为周期性发作的淋巴管炎、淋巴结炎、丹毒样皮炎。发生上、下肢淋巴管炎时,可见一条红线离心性延伸,即逆行性淋巴管炎,俗称"流火",淋巴结肿大,有压痛。丹毒样皮炎为皮肤表浅微细淋巴管炎所致,发生时皮肤出现一片红肿,状似丹毒,发作部位多见于下肢小腿内侧及内踝上方。成虫寄生于阴囊内的淋巴管时可出现精索炎、附睾炎及睾丸炎,同时常伴有畏寒、发热等症状,临床上称为丝虫热。有的患者仅有寒热症而无局部症状,可能为深部淋巴管炎和淋巴结炎所致。

3. 慢性期阻塞性病变

随着病情发展,症状反复发作,导致大量的纤维组织增生,淋巴管和淋巴结内出现增生性肉芽肿,引起淋巴管腔狭窄或阻塞,淋巴液回流受阻。由于阻塞部位以下的淋巴管内压力增高,致使淋巴管曲张甚至破裂,大量的淋巴液流入周围组织。阻塞部位不同,临床表现也不同。

（1）象皮肿 淋巴液蛋白质含量高，流入皮下组织可刺激皮下组织增生、增厚、粗糙变硬，形似大象皮，故名象皮肿。象皮肿多见于下肢和阴囊，也可发生于上肢、乳房和阴唇等部位。象皮肿的产生使局部血液循环发生障碍，皮肤抵抗力下降，易引起细菌感染，导致局部炎症和慢性溃疡，这些病变又可加重象皮肿的发展（图 17-16）。

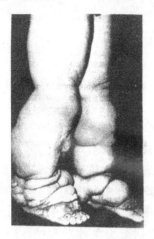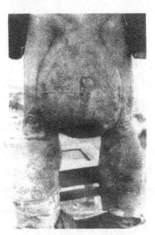

图 17-16 象皮肿患者

（2）睾丸鞘膜积液 阻塞发生在精索、睾丸淋巴管时，淋巴液可流入鞘膜腔内，引起睾丸鞘膜积液。

（3）乳糜尿 腹主动脉前淋巴结或肠淋巴干阻塞后，从小肠吸收的乳糜液经腰淋巴干反流至肾淋巴管，引起肾淋巴管曲张破裂，乳糜液随尿液排出，使尿液呈乳白色，即为乳糜尿。

（四）寄生虫学检查

可从外周血或静脉血中检出微丝蚴，也可取体液检查微丝蚴。采血时间应从晚上 9 时至翌晨 2 时为宜，最后在患者入睡后采血。常用检查可分为以下几种。

（1）厚血膜法 取耳垂血或指尖血三大滴做成厚血膜，干后溶血镜检。经品蓝染色镜检，可以防止漏检，也可鉴别虫种。

（2）鲜血镜检法 取耳垂血或指尖血一滴，置于载玻片上镜检。本法可观察到微丝蚴在血液中做蛇形运动的情况，常用于流行区的卫生宣传教育。

（3）海群生白天诱出法 对于夜间采血不便者，可在白天口服海群生（乙胺嗪）后取血检查微丝蚴。但本法检出率较低，轻度感染者，容易漏检。

（4）离心浓集法 取静脉血 2 mL，经溶血后进行离心沉淀，取沉淀检查微丝蚴。

（5）体液检查法 取鞘膜积液、淋巴液、胸水、腹水、乳糜尿直接涂片或离心沉淀检查微丝蚴。

（五）防治原则

（1）灭蚊防蚊 采用综合措施，清除蚊虫滋生地，杀灭成蚊和幼虫。挂蚊帐、点蚊香、涂擦驱蚊油，防止蚊虫叮吸。

（2）进行普查普治 普查普治工作常在冬春季进行，及早发现和治愈患者，可减少丝虫病的传染源。常用药物有海群生等。对象皮肿患者，除用海群生杀虫外，还可采用烘绑

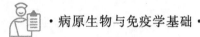

疗法;对鞘膜积液患者常用手术治疗。

(3) 服含海群生的食盐 在丝虫病流行区,全民服用含海群生的食盐,对于预防丝虫病有较好的效果。

小 结

线虫成虫一般为圆柱状,大多数为雌雄异体。除个别线虫(如丝虫)外,绝大多数不需要中间宿主,为土源性蠕虫。

蛔虫的感染阶段为感染期虫卵,经口感染。成虫在人体小肠寄生,引起肺蛔虫症、蛔虫症及胆道蛔虫症、肠梗阻等。

钩虫的感染阶段是丝状物,经皮肤、黏膜感染,成虫寄生在人体小肠,引起钩蚴性皮炎、钩蚴性肺炎和钩虫病,由于慢性失血,常可导致缺铁性贫血。

蛲虫的感染阶段为感染期虫卵,经口感染,成虫在人体回盲部寄生,引起蛲虫病。

丝虫的感染阶段为丝状蚴,经蚊叮咬感染,蚊是丝虫的中间宿主与传播媒介,成虫寄生在人体淋巴系统。微丝蚴白天滞留在肺毛细血管内,夜间出现于外周血液中,称为夜现周期性,故多在夜间9时后采血检查微丝蚴。丝虫病分为急性期和慢性期,慢性期可出现象皮肿、睾丸鞘膜积液、乳糜尿等。

鞭虫的感染阶段为感染期虫卵,经口感染,成虫寄生在人体回盲部,引起鞭虫病。

复习思考题

单项选择题

1. 寄生虫病的流行特点,除地方性和季节性外,还具有( )。

A. 社会性   B. 自然疫源性   C. 广泛性

D. 多样性   E. 反复性

2. 在我国曾被称为五大寄生虫病的不包括下列哪项?( )

A. 疟疾   B. 杜氏利什曼原虫病   C. 蛔虫病

D. 日本血吸虫病   E. 钩虫病

3. 夜间采血涂片检查诊断的寄生虫病是( )。

A. 蛔虫病   B. 疟疾   C. 鞭虫病   D. 丝虫病   E. 血吸虫病

4. 透明胶纸法只用于检查( )。

A. 蛲虫虫卵   B. 日本血吸虫病   C. 蛔虫卵

D. 华支睾吸虫   E. 姜片虫

5. 通过肛门—手—口感染的线虫是( )。

A. 钩虫   B. 蛲虫   C. 蛔虫   D. 鞭虫   E. 旋毛虫

6. 蛔虫虫卵的形态与其他线虫虫卵的主要不同之点是( )。

A. 椭圆形   B. 卵壳透明   C. 卵内含幼虫

D. 呈棕黄色   E. 有明显的凹凸不平的蛋白膜

单项选择题答案: 1. B 2. C 3. D 4. A 5. B 6. E

第二节　吸　虫　纲

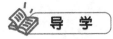

导　学

掌握吸虫纲寄生虫虫卵的形态特征及致病性,特别是日本血吸虫的致病性。熟悉有终宿主和中间宿主。

一、日本裂体吸虫

人体寄生的血吸虫主要有日本血吸虫、埃及血吸虫、曼氏血吸虫、间插血吸虫和湄公血吸虫。我国只有日本血吸虫,日本血吸虫又称血吸虫。血吸虫成虫寄生在人的肠系膜静脉内引起血吸虫病。血吸虫病严重危害人体健康,是我国五大寄生虫病之一。我国长江流域及长江以南的湖北、湖南、江西、安徽、江苏、云南、四川、浙江、广东、广西、上海、福建等 12个省、市、自治区均有流行。

(一)形态

(1)成虫　该虫雌雄异体,雄虫活时为乳白色,长为 12~20 mm,前端有发达的口、腹吸盘,自腹吸盘以下虫体向两侧延展呈扁平状,并向腹面卷曲,形成抱雌沟,睾丸有 7 个,呈串珠状排列,位于腹吸盘背侧,雌虫圆柱形,前细后粗,长为 20~28 mm,活时为深褐色。卵巢呈椭圆形,位于虫体中部。消化道有口、食管、肠道、肠管,肠管在腹吸盘前背侧分为两支,向后延伸到虫体后端 1/3 处汇合成单一盲管。

(2)虫卵　成熟虫卵呈淡黄色,椭圆形,大小为(74~106) μm×(55~80) μm。卵壳薄、无盖,卵壳一侧有一逗点状小棘,因位置不定及虫卵表面常附有坏死组织等污染物,有时不易见到小棘。卵内含有一毛蚴,毛蚴于卵壳之间有一些大小不等的油滴状毛蚴分泌物。

(3)毛蚴　血吸虫毛蚴呈梨形或长椭圆形,前端稍尖,大小为 99 μm×35 μm。灰白色,半透明,周身纤毛。体内前端有顶腺和一对侧腺,两种腺体开口于虫体前端,能分泌溶组织物质;体内后半部含许多胚胎细胞。

(4)尾蚴　尾蚴分体部和尾部,尾部又分尾干和尾叉。尾蚴大小 280~360 μm。尾叉长度小于尾干长度 1/2 的为日本血吸虫尾蚴的特征。体前端有口吸盘,腹吸盘位于体后部。在体的中后部有 5 对穿刺腺,开口于虫体前端,能分泌多种酶类。

(5)童虫　尾蚴穿入宿主的皮肤、黏膜后,脱去尾部,直到发育为成虫前的一阶段,称为童虫。童虫与尾蚴的不同之处是童虫没有尾部,穿刺腺内容物也已排空(图 17-17、图17-18)。

(二)生活史

成虫寄生于人或牛等哺乳动物的门静脉-肠系膜静脉系统,以血液为食。雌虫在宿主肠黏膜下层的静脉末梢内产卵。虫卵随血流进入肝或沉积在肠壁中。成熟虫卵内毛蚴分

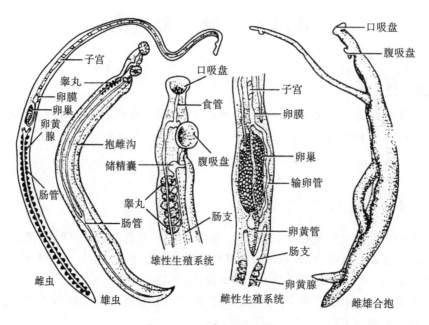

图 17-17　日本血吸虫成虫

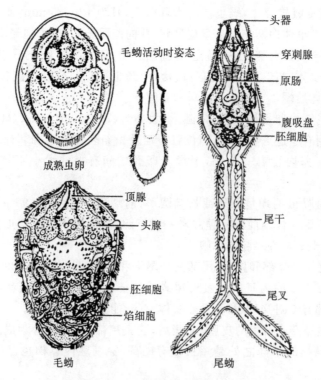

图 17-18　日本血吸虫虫卵与幼虫

泌的溶组织物质能透过卵壳,破坏血管及周围肠黏膜组织。随着肠蠕动,虫卵随破溃组织落入肠腔并随粪便排出体外。虫卵进入水中,在 25～30 ℃条件下经 2～32 h 孵出,如遇中间宿主钉螺,即主动侵入钉螺体内,经母胞蚴、子胞蚴等无性繁殖阶段后,形成大量尾蚴。尾蚴自螺体逸出后,主要分布在水表面,该阶段是日本血吸虫的感染阶段。

尾蚴遇到人和哺乳动物时,以吸盘吸附在皮肤上,凭借其尾叉的摆动、体部的伸缩推进以及穿刺腺分泌的溶蛋白酶类对皮肤组织的溶解作用,迅速穿入皮肤,并脱去尾部成为童虫。童虫经末梢血管或淋巴管入血,随血流至右心,经肺、左心进入体循环,到达肠系膜动脉,穿过毛细血管进入门静脉,待发育到一定程度,雌、雄虫合抱,性器官发育成熟。合抱的虫体再回到肠系膜下静脉中寄居、交配、产卵。自尾蚴侵入人体到成虫产卵约需 24 d。感染后 7~9 周可在宿主粪便中查到虫卵。成虫的寿命一般为 4.5 年,最长可达 40 年(图17-19)。

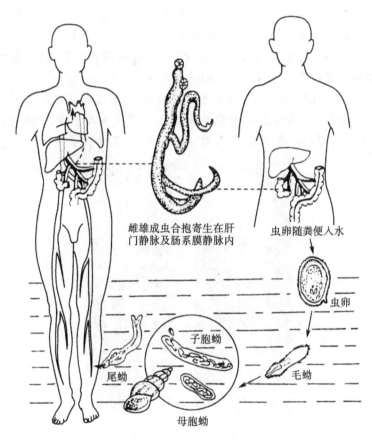

雌雄成虫合抱寄生在肝门静脉及肠系膜静脉内

虫卵随粪便入水

虫卵

毛蚴

子胞蚴

尾蚴

母胞蚴

图 17-19 日本血吸虫生活史

(三)致病性

血吸虫在人体的不同发育阶段,如尾蚴、童虫、成虫和虫卵,对宿主均可产生机械性损伤,并引起复杂的病理反应,尤其以虫卵的致病性最为严重。

1. 尾蚴和童虫的致病

当尾蚴钻入人体的皮肤时,由于机械性刺激,穿刺腺分泌物的毒性作用以及抗原引起的变态反应,可使局部发生炎症反应,出现瘙痒和丘疹,称为尾蚴性皮炎。当童虫移行经过肺时,由于机械性损伤,局部可出现点状出血和细胞浸润,临床上有发热、咳嗽、全身不适等症状。若多次重复感染,还可出现荨麻疹、血液中嗜酸性颗粒细胞增多等。

2. 成虫的致病

成虫寄生于人的肠系膜静脉,由于虫体机械性损伤,可引起静脉内膜炎和静脉周围炎,但成虫的致病是轻微的。

3. 虫卵的致病

虫卵沉积在肠壁毛细血管内,由于虫卵的机械性压迫和卵内毛蚴腺头分泌物的毒性作用,可引起急性炎症反应,形成许多嗜酸性脓肿和成纤维细胞虫卵结节,属于Ⅳ超敏反应。脓肿溃破后,内容物进入肠腔,形成许多小溃疡。因此,患者早期可出现腹痛、腹泻、里急后重、脓血便等痢疾症状。此外,还可有肝脾肿大、发热、荨麻疹、嗜酸性颗粒增多等,以上症状在初次感染严重者常见。随着组织的修复,脓肿逐渐被吸收,急性炎症消退,纤维组织增生,包围虫卵形成肉芽肿结节,肠壁增厚,瘢痕形成,致使虫卵不易落入肠腔,随血流进入并沉积于肝脏,形成许多肉芽结节。所以,慢性期患者主要表现为肝脾肿大、肝功能减退、贫血、消瘦等。由于虫卵不断沉积,纤维化不断扩大,晚期患者出现肝硬化、腹水、巨脾、门脉高压等症状,并发生消化道出血、肝昏迷、结肠息肉、癌变等。

女性患者还可以出现闭经和不育;儿童则影响发育,形成侏儒症。血吸虫若在人体其他部位寄生,称异位寄生。常见的有肺型血吸虫病,患者可出现干咳、少痰,偶有痰中带血。脑型血吸虫病患者出现脑膜炎症状,如头痛、嗜睡、偏瘫、癫痫等(图 17-20)。

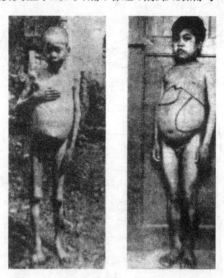

图 17-20　血吸虫病患者

(四) 寄生虫学检验

从患者粪便中检获虫卵或孵化出毛蚴,即可确诊为血吸虫病。

(1) 虫卵的检查及毛蚴孵化　常用的方法有粪便直接涂片法。这种方法简单,但检出率低,适用于重度感染的早期患者。水洗沉淀毛蚴孵化法检出率较高,检查程序是先将粪便多次清洗,沉淀后检查虫卵,如检出虫卵即可确诊本病。如未检出虫卵,可在沉淀物中加清水,使虫卵内的毛蚴在 24 h 内孵化出来,根据毛蚴的形态及运动特点即可确诊。

(2) 黏膜活组织检查　本法适用于慢性血吸虫病患者及粪便检出率低的血吸虫病患

者。对未经治疗的患者,检出的虫卵不论死活,均有诊断价值;对于经过治疗的患者,若检出活虫卵或近期变性虫卵,表明受检者体内有成虫寄生,也有诊断意义。

（3）免疫学检查 常用方法有皮内试验、环卵试验、间接红细胞凝集试验、酶联免疫吸附试验、循环抗原检测等。

（五）防治原则

（1）查治患者、病畜,减少传染源 治疗药物有吡喹酮、硝硫氰胺等,吡喹酮疗效好、疗程短、副作用少,是当前治疗血吸虫病的理想药物。

（2）消灭钉螺,切断传播途径 采用结合农田水利建设、改造环境、消灭钉螺滋生地为主,辅以土埋、火烧、药杀等方法,积极消灭钉螺。常用灭螺药物有五氯酚钠、氯硝柳胺、氯乙酰胺等。

（3）加强卫生管理,保护易感人群 管好人、畜粪便,防止血吸虫虫卵随粪便污染水源。做好个人防护工作,下水时皮肤涂搽防护剂,如磷苯二甲酸二丁酯、氯硝柳胺等;也可穿胶鞋、桐油布袜、塑料防护裤等,防止尾蚴侵入皮肤。提倡安全用水,在流行区提倡井水或分塘用水,加强饮水的消毒等。

二、中华分支睾吸虫

中华分支睾吸虫(clonorchis sinensis)简称华支睾吸虫,又称肝吸虫,成虫寄生于人体肝胆管引起肝吸虫病。肝吸虫病主要分布于中国、日本、朝鲜、越南和中南亚国家,我国除青海、宁夏、新疆、内蒙古及西藏等地尚无报道外,其余24个省、市、自治区均有不同程度流行。

（一）形态

（1）成虫 肝吸虫成虫形态狭长,背腹扁平、前端较尖、后端钝圆,葵花籽仁状,大小为(10～25) mm×(3～5) mm。该虫活时为肉红色,死后为灰白色。口吸盘位于虫体前端,腹吸盘位于虫体前1/5处,略小于口吸盘,雌雄同体。一对睾丸前后排列于虫体后1/3处,呈分支状,故名华支睾吸虫。

（2）虫卵 肝吸虫虫卵呈黄褐色,略似芝麻形。大小为(27～35) μm×12 μm,为最小的蠕虫虫卵。一端较窄且有卵盖,卵盖两侧有肩峰突起;另一端稍宽且钝圆,有一小疣状突起。卵从子宫排出时已发育成熟,内含毛蚴(图17-21)。

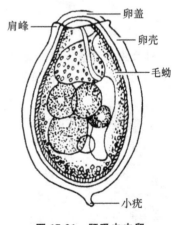

图 17-21 肝吸虫虫卵

（二）生活史

成虫寄生于人、猫、犬、猪等哺乳动物的肝胆管内,以肝胆管黏膜、分泌物和血细胞等食物。虫卵随胆汁进入肠腔,随粪便排出体外。卵入水后,被第一宿主沼螺或豆螺吞食,在其消化道内浮出毛蚴,经胞蚴、雷蚴增殖发育成大量尾蚴。尾蚴自螺体逸出进入水中,遇到第二中间宿主淡水鱼、虾时,钻入到皮下、肌肉等处,脱去尾部形成囊蚴,人若食入含有活囊蚴的生或不熟的淡水鱼、虾就可造成感染。囊蚴经胃液、肠液的消化作用,在十二指肠内幼虫从囊内逸出,称为童虫,经胆总管到肝胆管或胆囊内寄生。实验证明,童虫也可以经血管或穿过肠壁经腹腔进入肝脏后,再侵入肝胆管。从食入囊蚴到发育为成虫卵,需1个月左右,成虫的寿命为20～30年(图17-22)。

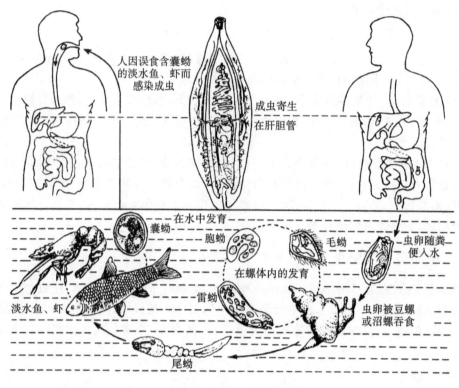

人因误食含囊蚴的淡水鱼、虾而感染成虫

成虫寄生在肝胆管

在水中发育
囊蚴
胞蚴
毛蚴
虫卵随粪便入水

在螺体内的发育

雷蚴
虫卵被豆螺或沼螺吞食

淡水鱼、虾

尾蚴

图 17-22 肝吸虫生活史

(三)致病性

肝吸虫的致病作用主要是机械刺激和代谢产物引起的变态反应造成的肝胆管内膜及胆管周围的炎症反应,使管腔变窄、周围纤维组织增生。严重时,可使肝实质萎缩和坏死,甚至导致肝硬化、腹水,易并发细菌感染。虫卵死亡的虫体及脱落肝管组织,易形成结石的核心,发生胆石症,使胆汁淤滞。患者常有上腹部胀满、钝痛、食欲不振、厌油腻、消瘦、不规则的腹泻、便秘等。儿童若严重感染,可引起发育不良或侏儒症。此外,肝吸虫感染与肝癌的发生有一定关系(图17-23)。

(四)寄生虫学检查

(1)虫卵的检查 常用各种集卵法检查虫卵,优点是速度快,能提高检出率。粪便直接涂片法简便易行,但由于虫卵小且产卵量低,故常易漏检。十二指肠引流胆汁进行离心沉淀,检出率高,但由于患者较痛苦,常不易被接受。

(2)免疫学检查 常用的方法有皮内试验、间接血凝试验、酶联免疫吸附试验、间接荧光抗体试验等。

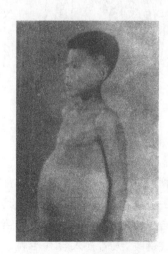

图 17-23 肝吸虫病患者

（五）防治原则

（1）开展卫生宣传教育,不吃生的或半生的鱼、虾,防止囊蚴感染人体。

（2）加强粪便管理,防止污染水源,改变养鱼习惯,清理鱼塘。杀灭中间宿主螺类,切断传播途径,妥善处理保存宿主,减少传染源。

（3）积极治疗患者及带虫者,常用的药物有吡喹酮等。

三、布氏姜片吸虫

布氏姜片吸虫(fasciolopsis buski)简称姜片虫,是寄生于人体小肠中的一种大型吸虫,引起姜片虫病。姜片虫病主要分布于亚洲,我国除东北、内蒙古、新疆、西藏、青海、宁夏等尚无报道外,其余24个省、市、自治区均有报道。我国隋朝已有文字记载和描述姜片虫。从明朝干尸的粪便中检出姜片虫卵证实在400多年前,我国就有姜片虫病的流行。

（一）形态

（1）成虫　虫体肌肉丰富肥厚,呈椭圆形,背腹扁平,前窄后宽,大小为(20～75) mm×(8～20) mm,厚0.5～3 mm。该虫活时呈肉红色,死后为青灰色,口吸盘位于虫体前端,腹吸盘位于靠近口吸盘后方,漏斗状,大小为口吸盘的4～5倍,雌雄同体。

（2）虫卵　姜片虫虫卵呈椭圆形,淡黄色,大小为(130～140) μm×(80～85) μm,为人体蠕虫虫卵中最大的虫卵。其卵壳薄,一端有不明显的卵盖,卵内含有一个卵细胞和2～40个卵黄细胞(图17-24)。

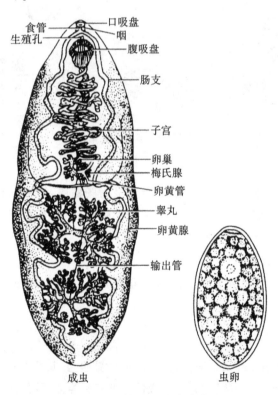

食管　口吸盘
生殖孔　咽
腹吸盘
肠支
子宫
卵巢
梅氏腺
卵黄管
睾丸
卵黄腺
输出管

成虫　虫卵

图17-24　姜片虫成虫与虫卵

（二）生活史

成虫寄生在人和猪的小肠中。虫卵随粪便排出体外，入水后，在适宜温度（27～32 ℃）下，经 3～7 周的发育，浮出毛蚴，若遇到中间宿主扁卷螺，则钻入螺体内，经胞蚴、母雷蚴、子雷蚴繁殖发育成大量的尾蚴。尾蚴自螺体内逸出到水中，遇到水生植物荸荠、菱角、茭白等，就附着于表面，脱去尾部，形成囊蚴。人若生食入含有囊蚴的水生植物，囊蚴经消化液的作用，在十二指肠内脱囊为童虫。童虫吸附在小肠黏膜，经 1～3 个月，发育为成虫，成虫寿命一般为 1～5 年（图 17-25）。

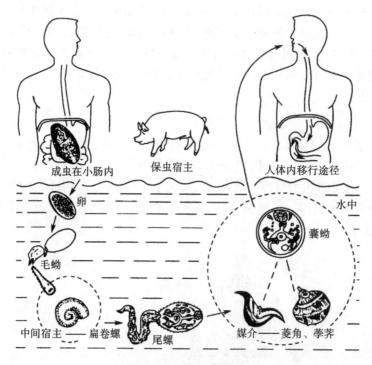

图 17-25　姜片虫生活史

（三）致病性

成虫寄生在小肠上端，由于口吸盘、腹吸盘吸附肠黏膜，造成机械性损伤，使肠壁局部出现点状出血、水肿、炎症、脓肿、溃疡。患者出现腹痛、腹泻和消化不良等症状；若虫体较多时，还可出现消瘦、贫血、浮肿或肠梗阻等。儿童重度反复感染，可导致其发育障碍。

（四）寄生虫学检查

采用粪便直接涂片法和沉淀法查虫卵即可确诊，也可根据吐出或随粪便排出的成虫形态特征进行诊断。

四、卫氏并殖吸虫

卫氏并殖吸虫（Paragonimus westermani）简称肺吸虫，可寄生于多种器官，但主要寄生于肺脏，引起肺吸虫病。本病流行于日本、朝鲜、东南亚等地，我国东北、山东、云南等 26 个省、市、自治区均有流行。

（一）形态

（1）成虫　肺吸虫成虫虫体肥厚，呈长椭圆形，腹面扁平，背部隆起，形如半粒黄豆，大小为(7.5～12) mm×(4～6) mm×(3.5～5.0) mm。该虫活时为红褐色，死后呈灰白色。口、腹吸盘大小略同，口吸盘位于虫体前端，腹吸盘位于虫体中横线之前。该虫雌雄同体，卵巢与子宫并列于腹吸盘之后，分支状的睾丸左右并列在虫体后端1/3处，故名并殖吸虫。

（2）虫卵　肺吸虫虫卵为金黄色，呈椭圆形，大小为(80～118) μm×(48～60) μm，无卵盖端较厚，卵内含一个卵细胞和十多个卵黄细胞(图 17-26)。

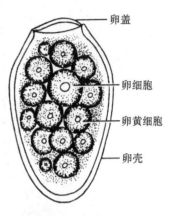

卵盖
卵细胞
卵黄细胞
卵壳

图 17-26　肺吸虫虫卵

（二）生活史

成虫寄生在人或猫、犬、虎、豹等动物的肺，以坏死的组织和血液为食，产出的虫卵随痰液或粪便排出体外。

（1）在川卷螺内的发育　肺吸虫虫卵入水，在 25～30 ℃水温中，经 2～3 周的发育，虫卵孵化出毛蚴。毛蚴侵入第一中间宿主川卷螺，经过胞蚴、母雷蚴、子雷蚴等无性生殖阶段，最后形成大量的尾蚴。

（2）在淡水蟹或蝲蛄内的发育　成熟的尾蚴自螺体逸出，在水中游动，如遇第二中间宿主淡水蟹、蝲蛄即钻入。尾蚴也可随川卷螺一起被淡水蟹、蝲蛄食入。尾蚴在淡水蟹、蝲蛄的肌肉或内脏中分泌成囊物质，形成囊壁成为囊蚴。囊蚴是肺吸虫的感染阶段，如淡水蟹、蝲蛄死亡裂解，囊蚴也可脱落散布于水中。

（3）在人或其他哺乳动物体内的发育　人或猫、犬及其他野生肉食类动物食入含有活囊蚴的淡水蟹、蝲蛄或生水后被感染。囊蚴进入消化道经消化液的作用，幼虫在小肠脱囊而出，成为童虫。童虫活动能力强，可穿过肠壁进入腹腔，再穿过膈，经胸腔到达肺寄居，并在肺中发育为成虫。自囊蚴进入人体发育为成虫并产卵，约需 2 个月。童虫在进入腹腔后，在移行过程中可停留在沿途各处，或侵入皮下、肝、脑、脊髓、肌肉、眼眶等处，引起异位寄生，异位寄生的虫体成熟时间长，不一定能发育成熟。成虫在体内的寿命一般为 5～6 年，也有长达 20 年者(图 17-27)。

（三）致病性

当肺吸虫童虫在组织内游走或定居时，对肺等组织器官造成机械性损伤；虫体的代谢产物等也具有毒性作用并可引起免疫病理反应。临床表现为胸痛、咳嗽、痰中带血或咯铁锈色痰。此外，并殖吸虫病常累及全身多个器官，症状较复杂；若虫体移行到脑，还可引起癫痫、偏瘫等；若虫体移行至皮下组织，则可引起皮下移行性包块及结节。

（四）寄生虫学检查

（1）虫卵的检查　采集痰液或粪便标本，用直接涂片法、沉淀法检查肺吸虫虫卵，如查获虫卵，即可确诊。

（2）免疫学检查　常用的方法有皮内试验、酶联免疫吸附试验及循环抗原的检测等。

（3）活组织检查　如患者出现皮下结节，可手术摘除，置镜下检查，若检出肺吸虫虫

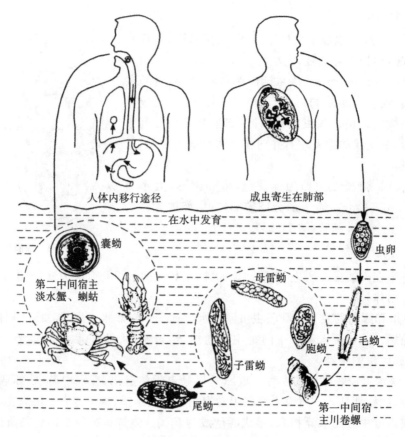

人体内移行途径　　成虫寄生在肺部

在水中发育

囊蚴

第二中间宿主
淡水蟹、蝲蛄

母雷蚴

胞蚴

子雷蚴

毛蚴

虫卵

尾蚴

第一中间宿
主川卷螺

图 17-27　肺吸虫生活史

卵、童虫及成虫,均有诊断意义。

（五）防治原则

（1）做好卫生宣传教育工作,不生食淡水蟹、蝲蛄,不饮用生水,以防囊蚴侵入人体。妥善处理保虫宿主,减少传染源。

（2）普查治疗患者,常用的药物有硫黄双二氧酚和吡喹酮等。

小　结

吸虫成虫除血吸虫外,多为背腹背平、两侧对称,呈叶状或长舌状,有口,腹部两个吸盘,雌雄同体。吸虫生活史复杂,均需中间宿主,为生物源性蠕虫。除日本血吸虫以尾蚴感染人体外,其余均以囊蚴感染人体。

肝吸虫的中间宿主为淡水螺（豆螺、沼螺等）及淡水鱼、虾,人是它的终宿主,猫、犬、猪等为保虫宿主。感染阶段为囊蚴,经口感染。成虫寄生在人体肝胆管中,引起肝吸虫病,可继发胆石症,晚期患者常出现肝硬化。

姜片虫的中间宿主为扁卷螺,在荸荠、菱角、茭白等水生植物表面形成囊蚴,人为终宿主,猪为保虫宿主。感染阶段为囊蚴,经口感染。成虫寄生在人体小肠,引起姜片虫病。

肺吸虫的中间宿主为川卷螺及淡水蟹（如溪蟹）、蝲蛄,人是它的终宿主,犬、猫及某些野生肉食动物为保虫宿主,感染阶段为囊蚴,经口感染。成虫寄生在人体肺部,引起肺吸虫病。

日本血吸虫的中间宿主为钉螺,人为终宿主,保虫宿主有牛、猪等,感染阶段为尾蚴,经皮肤黏膜感染。成虫寄生在人体门脉、肠系膜静脉血管中,引起血吸虫病,晚期常可导致肝硬化。

第三节 绦 虫 纲

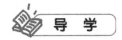 导 学

掌握猪带绦虫成虫、虫卵的形态特征、生活史、致病性,熟悉牛带绦虫。

一、链状带绦虫

链状带绦虫(taenia solium)也称猪带绦虫或猪肉绦虫。成虫寄生于人体小肠,引起猪带绦虫病;幼虫寄生于猪体外,亦可寄生于人体组织内,引起猪囊虫病。猪带绦虫在全世界广泛分布,我国的东北、华北、西北及云南等地均有分布。

（一）形态

（1）成虫 成虫呈乳白色,扁长如带,薄而透明,前端较细,向后渐扁阔,长为 2~4 m。该虫前端较细,向后渐扁阔,由 700~1000 个节片组成。整个虫体可分为头节、颈部和链体三部分。

① 头节近似球形,似小米粒,直径约 1 mm,有 4 个吸盘,顶端还具有能伸缩的顶突,其上有内外两圈小钩。

② 颈节纤细,直径约为头节的一半,长为 5~10 mm。颈节具有生发作用,向后不断长出新的节片形成链体。

③ 根据节片形状和结构特点的不同,链体分为幼节、成节和孕节三种。幼节又称未成熟节片,短而宽,生殖器官发育不成熟,结构不明显。成节即成熟节片,近方形,每一节片内均有成熟的雌、雄生殖器官各一套;睾丸呈滤泡状,有 150~200 个,分布于节片的两侧,卵巢在节片后 1/3 的中央,分为左右两大叶和中央一小叶;卵黄腺位于卵巢之后。孕节又称妊娠节片,长度大于宽度,仅有充满虫卵的子宫。子宫两侧呈不规则的树状分支,每侧7~13 支,每一孕节中约含 4 万个虫卵。

（2）虫卵 虫卵呈球形或近似球形,直径 31~43 μm,棕黄色。卵壳很薄,易脱落,镜检时一般难以见到。猪带绦虫胚膜厚,其上具有放射状条纹,卵内含一球形的六钩蚴。

（3）囊尾蚴 囊尾蚴又称囊虫,为白色半透明的囊状物,大小 5~8 mm,囊内充满透明的囊液,囊壁上有一向内翻卷收缩的头节(图 17-28)。

（二）生活史

人是猪带绦虫的唯一终宿主。成虫寄生于人体小肠,以头节固着在肠壁上,靠体表吸

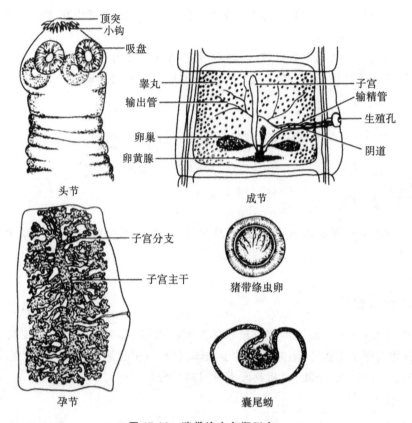

顶突
小钩
吸盘

睾丸
输出管

子宫
输精管
生殖孔
阴道

卵巢
卵黄腺

头节

成节

子宫分支

子宫主干

猪带绦虫卵

孕节

囊尾蚴

图 17-28　猪带绦虫各期形态

收肠腔中的营养物质。孕节常单独或数节相连不断地从虫体末端脱落后随粪便排出。当孕节受挤压时,虫卵可从孕节中散出。猪、野猪等为猪带绦虫的中间宿主。当虫卵或孕节被中间宿主猪或野猪等吞食后,在消化液的作用下经 24～72 h 胚膜破裂,六钩蚴逸出并钻入小肠壁,随血液循环到达周身各处,多寄生于肌肉、脑及眼等处,经 60～70 d 发育为囊尾蚴。有囊尾蚴寄生的猪肉俗称"米猪肉"。囊尾蚴是猪带绦虫的感染阶段。

当人误食生的或半生的含活囊尾蚴的猪肉后,囊尾蚴在小肠内经胆汁的作用,头节翻出,附着于肠壁,并从颈部不断长出链体,经 2～3 个月发育为成虫并排出孕节。成虫寿命可达 25 年以上。

人也可作为猪带绦虫的中间宿主。从孕节散出的虫卵若被人误食,卵内孵化出六钩蚴,到达人体各部位发育为囊尾蚴引起囊虫病。囊尾蚴一般寄生在人体的皮下组织、肌肉、脑、眼、心脏等处。囊尾蚴在人体的寿命一般为 3～5 年,人感染虫卵的方式有三种:①异体感染:误食他人排出虫卵污染的食物、水而感染。②体外自身重复感染:患者误食自己排出的虫卵而感染。③体内自身重复感染:如绦虫病患者因恶心、呕吐时,肠道的逆蠕动将孕节排入胃中引起感染(图 17-29)。

(三)致病性

(1)成虫　成虫寄生于人体小肠,引起猪带绦虫病,多为一条成虫寄生。猪带绦虫病的临床症状一般较轻,少数有上腹痛、腹泻、恶心、乏力、体重减轻等症状,偶可引起肠穿孔或肠梗阻。

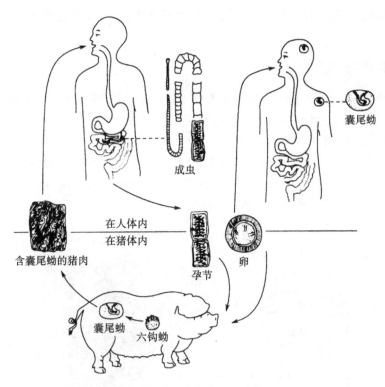

图 17-29 猪带绦虫生活史

（2）囊尾蚴 囊尾蚴寄生于人体多种组织、器官内,引起猪囊虫病。囊尾蚴的致病性较成虫强,其危害程度可因囊尾蚴寄生的部位和数量而异。常见的有皮下及骨肉囊尾蚴病,可形成皮下结节,多见于头部及躯干,硬度如软骨,多可活动,无压痛。患者可有骨肉酸痛、发胀、痉挛等症状。脑囊虫病危害更大,可引起患者癫痫、颅内压增高或精神症状,表现为头痛、恶心、呕吐、失语、瘫痪和痴呆等,严重者可致死。眼囊虫病可引起患者视力下降等,虫体死亡后,产生强烈的刺激,可致视网膜炎、脉络膜炎或化脓性全眼球炎,甚至产生视网膜脱离并发白内障、青光眼,终致失明。

（四）寄生虫学检查

（1）孕节和虫卵的检查 检查随患者粪便排出的孕节,根据其形态特征进行诊断。也可采用直接涂片法、饱和盐水漂浮法检查患者粪便中的虫卵。

（2）免疫学检查 取囊尾蚴的囊液制成抗原进行间接血凝试验和酶联免疫吸附试验等血清学试验,该检查对于猪囊虫病的诊断具有一定意义。

（3）囊尾蚴的检查 手术摘除患者的皮下结节或浅部肌肉的囊尾蚴,置镜下检查,如发现囊内头节上的吸盘和小钩,即可确诊猪囊虫病。

（五）防治原则

（1）注意个人卫生及肉食加工卫生,不吃生的或半生的猪肉,饭前便后洗手。加强肉类检查,不准出售"米猪肉"。

（2）改进猪的饲养立法,猪应圈养,猪圈与厕所应分开。

（3）积极治疗患者,猪带绦虫病多采用槟榔和南瓜子合剂驱虫,也可用吡喹西酮、氯硝

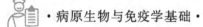

柳胺、甲基咪唑等药物治疗。猪囊虫病可用吡喹酮等药物治疗,并通过手术摘除浅表部位的猪囊尾蚴。

二、肥胖带吻绦虫

肥胖带绦虫(taenia saginata)又称牛带绦虫、牛肉绦虫,寄生于人体小肠中,引起牛带绦虫病。牛带绦虫病呈世界性分布,我国的新疆、内蒙古、西藏、云南、宁夏,四川的藏族地区,广西的苗族地区,贵州的苗族、侗族地区,以及台湾的局部地区等均有分布。

牛带绦虫的形成、生活史、致病性、寄生虫学检查法及防治原则与猪带绦虫相近似(图17-30、图17-31、图17-32)。牛带绦虫虫卵和猪带绦虫虫卵不易区别,故发现虫卵时,只能诊断为带绦虫病。猪带绦虫和牛带绦虫的区别见表17-1。

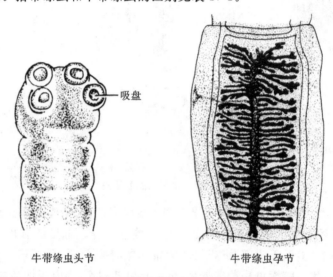

牛带绦虫头节　　　　　　　牛带绦虫孕节

图 17-30　牛带绦虫头节与孕节

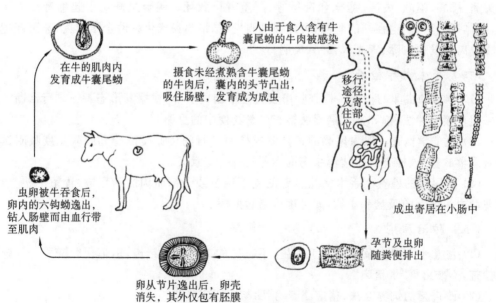

图 17-31　牛带绦虫生活史

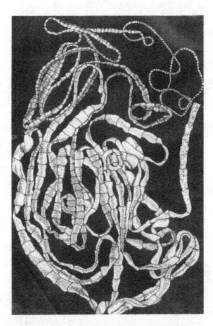

图 17-32 牛带绦虫成虫自然形态

表 17-1 猪带绦虫与牛带绦虫的主要区别

比 较 项 目		猪 带 绦 虫	牛 带 绦 虫
形态	体长/m	2～4	4～8
	节片数	700～1000	1000～2000
	头节	圆球形,直径约 1 mm,具有顶突及小钩	方形,直径 1.5～2.0 mm,无顶突及小钩
	孕节	子宫分支不整齐,每侧分支数为 7～13 支,略透明	子宫分支整齐,每侧分支数为 15～30 支,不透明
生活史	感染阶段	猪囊尾蚴,猪带绦虫虫卵	牛囊尾蚴
	中间宿主	猪、人	牛
	孕节脱落情况	数节连在一起脱落,被动排出	单节脱落,常主动爬出肛门
致病性	幼虫	引起猪囊虫病	引起牛带绦虫病
	成虫	引起猪带绦虫病	
	孕节、虫卵检查	粪检孕节、虫卵	粪检孕节,肛门拭擦法易检获虫卵
	囊尾蚴检查	手术摘除皮下结节检查囊尾蚴	—
	免疫学检查	用囊液做抗原进行间接血凝试验等	—
防治原则		防治绦虫病 防治囊虫病	防治绦虫病

复习思考题

单项选择题

1. 能引起肺部病变的寄生虫有（　　）。
  A. 蛔虫和钩虫 　　　　　　　　　　B. 姜片虫和蛲虫
  C. 卫氏并殖吸虫和鞭虫 　　　　　　D. 华支睾吸虫和蛲虫
  E. 溶组织内阿米巴

2. 在痰液或粪便检查时可能找到夏科-雷登晶体的寄生虫病是（　　）。
  A. 血吸虫病　　B. 肺吸虫病　　C. 姜片吸虫病　　D. 肺蛔虫症　　E. 丝虫病

3. 日本血吸虫虫卵肉芽肿导致肝病变的特点是（　　）。
  A. 门脉性肝硬化 　　　B. 胆汁性肝硬化 　　　C. 干线型肝硬化
  D. 淤血性肝硬化 　　　E. 坏死性肝硬化

4. 引起人脑部病变的寄生虫为（　　）。
  A. 链状带绦虫 　　　　　　　　　　B. 肥胖带绦虫
  C. 链状带绦虫囊尾蚴 　　　　　　　D. 布氏姜片吸虫
  E. 丝虫

5. 人体蠕虫虫卵中最小者为（　　）。
  A. 华支睾虫虫卵 　　　B. 日本血吸虫虫卵 　　　C. 肺吸虫虫卵
  D. 姜片虫虫卵 　　　　E. 猪带绦虫虫卵

6. 人是猪带绦虫的哪种宿主?（　　）
  A. 中间宿主 　　　　　B. 终宿主 　　　　　　C. 转续宿主
  D. 保存宿主 　　　　　E. 既是中间宿主又是终宿主

7. 预防旋毛虫病首先应做到（　　）。
  A. 不吃未熟牛肉 　　　B. 不吃未熟蛙肉 　　　C. 不吃未熟鱼虾肉
  D. 不吃未熟猪肉 　　　E. 不吃未熟鸡肉

8. 下列虫体呈扁平葵花籽仁状的是（　　）。
  A. 华支睾吸虫 　　　　B. 日本血吸虫 　　　　C. 布氏姜片吸虫
  D. 卫氏并殖吸虫 　　　E. 斯氏狸殖吸虫

单项选择题答案: 1. A　2. B　3. C　4. C　5. A　6. E　7. D　8. A

李　华　石艳春

第四节　原　虫

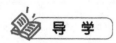 导　学

本节主要介绍阴道毛滴虫和疟原虫的形态特征、生活史、致病性、标本采集送检

232 ·

以及防治原则；简要介绍痢疾阿米巴、蓝氏贾第鞭毛虫、弓形虫、杜氏利什曼原虫、隐孢子虫的生活史、各阶段名称、感染阶段、传染源、传播途径与所致疾病。学习时要重点掌握阴道毛滴虫和疟原虫的形态特征、生活史、致病性、标本采集送检及其防治原则。

原虫为单细胞真核动物，体积微小而能独立完成生命活动的全部生理功能。在自然界分布广泛，种类繁多，迄今已发现65000余种。原虫多数为营自生或腐生生活，分布在海洋、土壤、水体或腐败物内，部分可致病。重要的致病原虫有阴道毛滴虫、疟原虫、阿米巴原虫、杜氏利什曼原虫、弓形虫等。

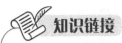

知识链接

什么是原虫

原虫是单细胞真核生物，整个机体虽仅由一个细胞构成，但却能够完成生命活动的全部功能，如摄食、代谢、呼吸、排泄、运动及生殖等。原虫外形多样，呈球形、卵圆形或不规则形。

原虫的结构由胞膜、胞质和胞核三部分构成。

原虫的胞膜亦称表膜或质膜，是寄生性原虫与宿主细胞和其寄生环境直接接触的部位。表膜参与原虫的营养、排泄、运动、感觉、侵袭，以及逃避宿主免疫效应的多种生物学功能。原虫的胞质由基质、细胞器和内含物组成。基质的主要成分是蛋白质，有些原虫的胞质有内、外质之分，具有运动、摄食、排泄、呼吸、感觉及保护等生理功能，内质为溶胶状，细胞器、内含物和细胞核含于其内。大多数原虫具有线粒体、内质网、高尔基体、溶酶体、动基体等膜质细胞器，它们主要参与细胞的能量合成代谢。

原虫还具有伪足鞭毛和纤毛等三种运动细胞器。鞭毛虫还同时具有波动膜。原虫的营养细胞器包括胞口、胞咽、胞肛等，其主要功能是摄食和排出废物。寄生性纤毛虫体内含伸缩泡，为一种呈周期性收缩和舒张的泡状结构，具有调节细胞内外水分的功能。除上述三种主要的细胞器外，胞质中还有食物泡、糖原泡、拟染体等营养储存小体等。

原虫的生殖方式有两种，即无性生殖（二分裂、多分裂、出芽生殖）和有性生殖（结合生殖、配子生殖）。有些原虫的正常生活史具有无性生殖和有性生殖两种方式交替进行的世代交替生殖方式。

一、阴道毛滴虫

阴道毛滴虫是寄生在人体阴道和泌尿道的鞭毛虫，主要引起滴虫性阴道炎和尿道炎，是以性传播为主的一种传染病。

（一）形态

阴道毛滴虫的生活史仅有滋养体阶段，而无包囊阶段。活体呈无色透明，有折光性，体态多变,活动力强。固定染色后滋养体呈梨形,体长 $7 \sim 23\mu m$,前端有一个泡状核,核上有 5 颗排列成环状的基体,由此发出 5 根鞭毛(4 根前鞭毛和 1 根后鞭毛)。一根纤细透明的轴柱纵贯虫体,自后端伸出体外。体外侧前 1/2 处有一波动膜,其外缘与向后延伸的后鞭毛相连。虫体借助鞭毛摆动前进,以波动膜的波动做旋转式运动。胞质内有深染的颗粒,为该虫特有的氢化酶体(图 17-33)。

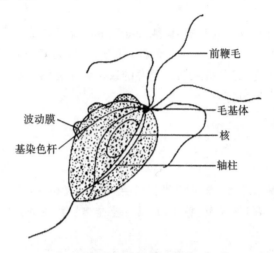

图 17-33　阴道毛滴虫

（二）生活史

阴道毛滴虫生活史简单。滋养体主要寄生于女性阴道,尤其以后穹隆多见,偶尔可侵入尿道。男性感染者一般寄生于尿道、前列腺,也可侵及睾丸及包皮下组织。虫体以纵二分裂法繁殖。滋养体既是繁殖阶段,也是感染阶段。该虫通过直接或间接接触方式在人群中传播。

（三）致病性

阴道毛滴虫的致病力随虫株毒力及宿主生理状态而变化(表 17-2)。正常情况下,健康妇女阴道的内环境因乳酸杆菌的作用而保持酸性(pH 值为 3.8～4.4),可抑制虫体及细菌生长繁殖,称为阴道的自净作用。如果泌尿生殖系统功能失调,如妊娠或月经后,阴道 pH 值接近中性,则有利于滴虫和细菌生长、繁殖。而滴虫寄生于阴道时,消耗糖原,防碍了乳酸杆菌的酵解作用,降低了乳酸浓度,从而使阴道的 pH 值变为中性或碱性,滴虫得以大量繁殖,进而为继发性的细菌感染创造了条件。

表 17-2　不同阴道炎分泌物比较

四种常见阴道炎分泌物比较			
比较项目	滴虫性阴道炎	细菌性阴道炎	念珠菌性阴道炎	老年性阴道炎
颜色	灰黄色、黄绿色或草绿色	灰白色	白色	黄色
性状	稀薄浆液状,或血性,或带泡沫;也可有臭气	有鱼腥臭味的白带	呈凝乳状或片块状,有水样白带至凝乳样白带	水样,严重者可为脓性,有臭味,有时为淡血性

大多数虫株的致病力较低，许多妇女虽有阴道滴虫感染，但无临床症状或症状不明显；一些虫株可引起明显的阴道炎，阴道壁可见黏膜充血、水肿和上皮细胞变性脱落及白细胞浸润等病变，轻者阴道黏膜无异常发现。患者常见的症状为阴部瘙痒或烧灼感，白带增多。阴道内镜检查可见分泌物增多，呈灰黄色，泡状，味臭，也有呈乳白色的液状分泌物。当伴有细菌感染时，白带呈脓液状粉红色。当阴道毛滴虫侵及尿道时，可有尿频、尿急和尿痛等症状。男性感染还可引起尿痛、夜尿、前列腺肿大及触痛和附睾炎等症状。

（四）标本采集与送检

标本取阴道后穹隆分泌物、尿液沉淀物或前列腺分泌物，直接涂片或涂片染色镜检，若检得滋养体即可确诊。也可用免疫学方法如酶联免疫吸附试验（ELISA）、直接荧光抗体试验（DFA）和乳胶凝集试验（LAT）进行诊断。此外，DNA 探针也可用于阴道毛滴虫感染的诊断。

（五）防治原则

及时治疗无症状带虫者和患者以减少和控制传染源。夫妻或性伴侣双方应同时治疗方可根治。临床上常用口服药甲硝唑（灭滴灵），也可以局部外用药栓剂或冲洗剂治疗。注意个人卫生和经期卫生，不共用游泳衣裤和浴具，在公共浴室提倡使用淋浴，慎用公共坐式马桶。

二、疟原虫

疟原虫是一类单细胞的寄生的原生动物。疟原虫种类繁多，寄生于人体的疟原虫有四种，即间日疟原虫、恶性疟原虫、三日疟原虫和卵形疟原虫，分别引起间日疟、恶性疟、三日疟和卵形疟。在我国主要有间日疟原虫和恶性疟原虫，三日疟原虫少见，卵形疟原虫罕见。

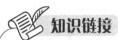

知识链接

疟疾流行现状

疟疾曾是严重危害我国人民身体健康和生命安全，影响社会经济发展的重要虫媒传染病。经过多年积极防治，我国疟疾疫情发病率显著下降，发病人数从建国初期的每年 3000 万下降至 2010 年的 7433 例。但是，近年来，由于外出务工、经商、旅游等人口的频繁流动，输入性疟疾病例呈上升趋势，恶性疟死亡病例明显增多。根据全国传染病网络直报数据，2011 年 1～3 月，因患恶性疟死亡 11 例，均为 20～50 岁的青壮年劳动者。

2010 年 5 月，卫生部等 13 个部门联合印发《中国消除疟疾行动计划（2010—2020年）》，提出到 2020 年要在全国范围内消除疟疾。目前，中央财政和中国全球基金疟疾项目对疟疾流行区实行如下制度：发热患者血检予以补助，患者在所有疟疾流行区的疾病预防控制机构可免费领取抗疟药品。

（一）形态

疟原虫的基本结构包括核、胞质和胞膜，环状体以后各期尚有消化分解血红蛋白后的最终产物——疟色素。血片经姬氏或瑞氏染液染色后，核呈紫红色，胞质为天蓝色至深蓝色,疟色素呈棕黄色、棕褐色或黑褐色。四种人体疟原虫的基本结构相同,但发育各期的形态又各有不同。被寄生的红细胞在形态上也可发生变化,这对鉴别疟原虫种类很有帮助。

疟原虫在红细胞内生长、发育、繁殖,形态变化很大,一般分为三个主要发育期。

（1）滋养体　滋养体为疟原虫在红细胞内摄食和生长、发育的阶段。早期滋养体胞核小,胞质少,中间有空泡,虫体多呈环状,故又称为环状体。以后虫体长大,胞核亦增大,胞质增多,有时伸出伪足,胞质中开始出现疟色素。间日疟原虫和卵形疟原虫寄生的红细胞可以变大、变形,颜色变浅,常有明显的红色薛氏点;被恶性疟原虫寄生的红细胞有粗大的紫褐色茂氏点;被三日疟原虫寄生的红细胞可有齐氏点。此时称为晚期滋养体,亦称为大滋养体。

（2）裂殖体　晚期滋养体发育成熟,核开始分裂后即称为裂殖体。核经反复分裂,最后胞质随之分裂,每一个核都被部分胞质包裹,成为裂殖子。早期的裂殖体称为未成熟裂殖体;晚期含有一定数量的裂殖子且疟色素已经集中成团的裂殖体称为成熟裂殖体。

（3）配子体　疟原虫经过数次裂体增殖后,部分裂殖子侵入红细胞中发育长大,核增大而不再分裂,胞质增多而无伪足,最后发育成为圆形、卵圆形或新月形的个体,称为配子体。配子体有雌、雄（或大小）之分:雌（大）配子体虫体较大,胞质致密,疟色素多而粗大,核致密而偏于虫体一侧或居中;雄（小）配子体虫体较小,胞质稀薄,疟色素少而细小,核质疏松、较大、位于虫体中央。

（二）生活史

寄生于人体的四种疟原虫生活史基本相同,需要人和按蚊两个宿主。在人体内先后寄生于肝细胞和红细胞内,进行裂体增殖。在红细胞内,除进行裂体增殖外,部分裂殖子形成配子体,开始有性生殖的初期发育。在蚊体内完成配子生殖,继而进行孢子增殖（图17-34）。

1. 在人体内的发育

疟原虫在人体内的发育分肝细胞内的发育和红细胞内的发育两个阶段。

1）红细胞外期（简称红外期）

当唾腺中带有成熟子孢子的雌性按蚊刺吸人血时,子孢子随唾液进入人体,约经30 min后随血流侵入肝细胞,摄取肝细胞内营养进行发育并裂体增殖,形成红细胞外期裂殖体。成熟的红细胞外期裂殖体内含数以万计的裂殖子。裂殖子胀破肝细胞后释出,一部分裂殖子被巨噬细胞吞噬,其余部分侵入红细胞,开始红细胞内期的发育。间日疟原虫完成红细胞外期的时间约 8 d,恶性疟原虫约 6 d,三日疟原虫为11～12 d,卵形疟原虫为 9 d。

当子孢子进入肝细胞后,速发型子孢子继续发育完成红细胞外期的裂体增殖,而迟发型子孢子视虫株的不同,需经过一段或长或短（数月至年余）的休眠期后才完成红细胞外期的裂体增殖。经休眠期的子孢子被称为休眠子,恶性疟原虫和三日疟原虫无休眠子。

2）红细胞内期（简称红内期）

四种疟原虫寄生于红细胞的不同发育期,间日疟原虫和卵形疟原虫主要寄生于网织红细胞,三日疟原虫多寄生于较衰老的红细胞,而恶性疟原虫可寄生于各发育期的红细胞。红细胞外期的裂殖子从肝细胞释放出来,进入血液后很快侵入红细胞。

侵入的裂殖子先形成环状体,摄取营养,进行生长发育,经大滋养体、未成熟裂殖体,最后形成含有一定数量裂殖子的成熟裂殖体。红细胞破裂后,裂殖子释出,其中一部分被巨

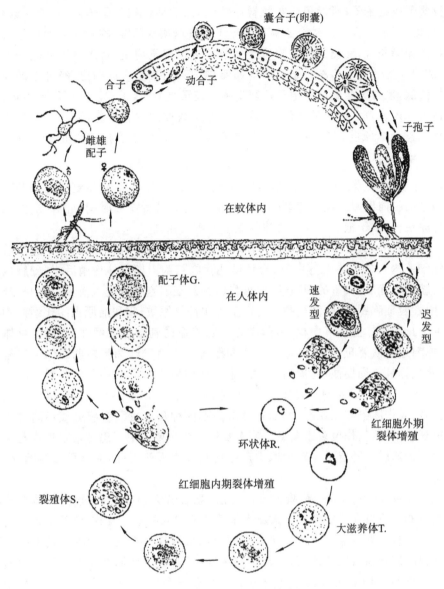

图 17-34 间日疟原虫生活史

噬细胞吞噬,其余再侵入其他正常红细胞,重复其红细胞内期的裂体增殖过程。完成一代红细胞内期裂体增殖,间日疟原虫需 48 h,恶性疟原虫需 36～48 h,三日疟原虫约需72 h,卵形疟原虫约需 48 h。

疟原虫经几代红细胞内期裂体增殖后,部分裂殖子侵入红细胞后不再进行裂体增殖而是发育成雌、雄配子体。恶性疟原虫的配子体主要在肝、脾、骨髓等器官的血窦或微血管里发育,成熟后才开始出现于外周血液中,在无性体出现后 7～10 d 才见于外周血液中。配子体的进一步发育需在蚊胃中进行,否则在人体内经 30～60 d 即衰老变性而被清除。

2. 疟原虫在按蚊体内的发育

当雌性按蚊刺吸患者或带虫者血液时,在红细胞内发育的各期疟原虫随血液入蚊胃,仅雌、雄配子体能在蚊胃内继续发育,其余各期疟原虫均被消化。在蚊胃内,雄配子体核在蚊胃中分裂形成雄配子;雄配子体在蚊胃中游动,而后钻进雌配子体内,受精形成合子,合子变长,能动,形成动合子。动合子穿过胃壁上皮细胞或其间隙,在蚊胃基底膜下形成圆球形的卵囊。卵囊长大,囊内的核和胞质反复分裂进行孢子增殖,从成孢子细胞表面芽生子孢子,形成数以万计的子孢子。子孢子随卵囊破裂释出或由囊壁钻出,经淋巴循环集中于按蚊的唾液腺,发育为成熟的子孢子。当受感染蚊再吸血时,子孢子即可随唾液进入人体,又开始在人体内发育。在最适条件下,疟原虫在按蚊体内发育成熟所需时间,间日疟原虫为 9～10 d,恶性疟原虫为 10～12 d,三日疟原虫为 25～28 d,卵形疟原虫约为 16 d。

（三）致病性

（1）潜伏期　疟原虫侵入人体到出现临床症状的间隔时间,包括红细胞外期原虫发育的时间和红细胞内期原虫经几代裂体增殖达到一定数量所需的时间。潜伏期的长短与进入人体的原虫种株、子孢子数量和机体的免疫力密切相关。

（2）疟疾发作　疟疾的一次典型发作表现为寒战、高热和出汗退热三个连续阶段。发作是由红细胞内期的裂体增殖所致,当经过几代红细胞内期裂体增殖后,红细胞内期成熟裂殖体胀破红细胞后,大量的裂殖子、原虫代谢物及红细胞碎片进入血流,其中一部分被巨噬细胞、中性粒细胞吞噬,刺激这些细胞产生内源性热原质,它和疟原虫的代谢产物共同作用于宿主下丘脑的体温调节中枢,引起发热。随着血内刺激物被吞噬和降解,机体通过大量出汗,体温逐渐恢复正常,机体进入发作间歇阶段。由于红细胞内期裂体增殖是发作的基础,因此发作具有周期性,此周期与红细胞内期裂体增殖周期一致。典型的间日疟和卵形疟 2 d 发作一次;三日疟 3 d 发作一次;恶性疟 36～48 h 发作一次。若寄生的疟原虫增殖不同步时,发作间隔则无规律,如初发患者。不同种疟原虫混合感染或不同批次的同种疟原虫重复感染时,发作也多不典型。疟疾发作次数主要取决于患者治疗适当与否及机体免疫力增强的速度。随着机体对疟原虫产生的免疫力逐渐增强,大量原虫被消灭,发作可自行停止。

（3）疟疾的再燃和复发　疟疾初发停止后,患者若无再次感染,仅由于体内残存的少量红细胞内期疟原虫在一定条件下重新大量繁殖又引起的疟疾发作,称为疟疾再燃。再燃与宿主抵抗力和特异性免疫力的下降及疟原虫的抗原变异有关。疟疾复发是指疟疾初发患者红细胞内期疟原虫已被消灭,未经蚊媒传播感染,经过数周至年余,又出现疟疾发作。关于复发机理目前仍未阐明清楚,其中子孢子休眠学说认为,疟疾复发是由于肝细胞内的休眠子复苏所致。

（4）贫血　疟疾发作数次后可出现贫血,尤以恶性疟为甚。怀孕期妇女和儿童最常见,流行区的高死亡率与严重贫血有关。

（5）脾肿大　初发患者多在发作 3～4 d 时脾开始肿大。长期不愈或反复感染者,脾肿大十分明显,可达脐下。其主要原因是脾充血和单核-巨噬细胞增生。

（6）凶险型疟疾　凶险型疟疾绝大多数由恶性疟原虫所致,但间日疟原虫引起的脑型疟国内已有报道。多数学者认为,凶险型疟疾的致病机制是聚集在脑血管内被疟原虫寄生的红细胞和血管内皮细胞发生粘连,造成微血管阻塞及局部缺氧所致。此型疟疾多发生于流行区儿童、无免疫力的旅游者和流动人口。凶险型疟疾临床表现复杂,常见的有脑型和超高热型。

（7）疟疾性肾病　疟疾性肾病多见于三日疟疾长期未愈者,以非洲儿童患者居多。主要表现为全身性水肿、腹水、蛋白尿和高血压,最后可导致肾衰竭;而且当它转化为慢性疟疾性肾病后,抗疟药治疗也无效。它是由Ⅲ型超敏反应所致。

（四）标本采集与送检

（1）病原学诊断 厚、薄血膜染色镜检是目前最常用的方法。从受检者外周血液中检出疟原虫是确诊的最可靠依据,最好在患者服药以前取血检查。该法取外周血制成厚、薄血膜,经姬氏或瑞氏染液染色后镜检疟原虫。

（2）免疫学诊断:

① 循环抗体检测 常用的方法有间接荧光抗体试验、间接血凝试验和酶联免疫吸附试验等。检测抗体主要用于疟疾的流行病学调查、防治效果评估及输血对象的筛选,它在临床上仅作为辅助诊断。

② 循环抗原检测 利用血清学方法检测疟原虫的循环抗原能更好地说明受检对象是否有活动感染。常用的方法有放射免疫试验、抑制法酶联免疫吸附试验、夹心法酶联免疫吸附试验和快速免疫色谱测试卡（ICT）等。

（3）分子生物学技术 PCR和核酸探针已用于疟疾的诊断,分子生物学检测技术的最突出优点是对低原虫血症检出率较高。用核酸探针检测恶性疟原虫,其敏感性可达感染红细胞内0.0001%的原虫密度。

（五）防治原则

我国目前的疟疾防治策略是执行"因地制宜、分类指导、突出重点"的方针,采取相对应的综合性防治措施。

（1）预防 包括个体预防和群体预防,预防措施有蚊媒防治和预防服药。蚊媒防治包括杀灭蚊和使用蚊帐及驱蚊剂;预防服药是保护易感人群的重要措施之一,不论个体或群体进行预防服药,每种药物疗法不宜超过半年。

（2）治疗 疟疾治疗应包括对现症患者的治疗（杀灭红细胞内期疟原虫）和疟疾发作休止期的治疗（杀灭红细胞外期休眠子）。休止期的治疗是指在疟疾传播休止期,对1～2年内有疟疾史和带虫者的治疗,以控制间日疟的复发和减少传染源。

三、其他原虫

其他原虫及其相关知识见表17-3。

表 17-3 其他原虫相关知识

项目＼虫种	痢疾阿米巴	蓝氏贾第鞭毛虫	弓形虫	杜氏利什曼原虫	隐孢子虫
形态名称	滋养体、1～4核包囊	滋养体、包囊	滋养体、包囊、卵囊	无鞭毛体、前鞭毛体	滋养体、裂殖体、配子体、卵囊
感染阶段	四核包囊	包囊	卵囊	前鞭毛体	卵囊
传播媒介	无	无	猫科动物	白蛉	无

续表

项目 \ 虫种	痢疾阿米巴	蓝氏贾第鞭毛虫	弓形虫	杜氏利什曼原虫	隐孢子虫
传染源	患者	患者、患病动物	患者、患病动物	患者、病犬	患者、患病动物
传播途径	粪口途径	粪口途径	粪口途径	白蛉叮刺	粪口途径
导致疾病	肠内阿米巴病、肠外阿米巴病（肝、肺、脑脓肿，皮肤阿米巴病）	蓝氏贾第鞭毛虫病（贾第虫病）	先天弓形虫病、获得性弓形虫病	黑热病（内脏利什曼病）	腹泻

第五节　医学节肢动物

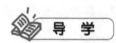

　　本节主要介绍医学节肢动物的概念、医学节肢动物对人体的危害、医学节肢动物的防治原则，简要介绍几种常见的医学节肢动物的形态结构、生活史、与疾病的关系及防治原则。学习时，要重点掌握医学节肢动物对人体的危害、几种常见的医学节肢动物与疾病的关系。

　　节肢动物对人体健康最大的危害是传播疾病，它们不但能在人与人之间传播，也能在动物与动物之间以及动物与人之间传播。有的节肢动物寿命很长，且能长期保存病原体，如乳突钝缘蜱能保存回归热病原体长达 25 年。因此，节肢动物既是某些疾病的传播媒介，又是病原体的长期储存宿主，对保持自然疫源性疾病的长期性存在起着重要作用。

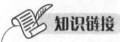

蜱虫叮咬人后的症状

　　蜱虫叮咬人后，病毒会侵染末梢血中性粒细胞，引起发热伴白细胞、血小板减少和多脏器功能损害。

　　蜱虫叮咬人后，大多起病急且重，主要症状为发热伴全身不适、头痛、乏力、肌肉酸痛，以及恶心、呕吐、腹泻、厌食、精神萎靡等。

　　被叮咬后赶紧找到最近的正规医院，且嘱医生在叮咬处消毒后进行局部麻醉，麻醉起效后才可用镊子将蜱虫去除（注意蜱虫口器里的倒刺不能留在体内），然后应立即入院观察治疗，并注射相应的抗病毒药物。在度过潜伏期，身体无发病症状时出院。出院后身体不适应及时就医，并一定要把被蜱虫叮咬的事件告诉医生。

一、节肢动物概述

（一）医学节肢动物的概念和分类

节肢动物是属于动物界节肢动物门的一类无脊椎动物，占动物总数的85%以上。医学节肢动物是指与医学有关，即危害人畜健康的节肢动物。

危害人体健康的节肢动物分属以下五纲。

（1）蛛形纲　虫体分头胸和腹两部或头胸腹愈合成躯体，有足4对，无触角。能传播疾病或引起疾病的有蜱、螨，能毒害人体的有蜘蛛和蝎子等。

（2）昆虫纲　虫体分头、胸、腹三部，头部有触角1对，胸部有足3对。能传播疾病或引起疾病的有蚊、蝇、白蛉、蠓、蚋、虻、蚤、虱、臭虫、蟑螂、锥蝽、桑毛虫、松毛虫、毒隐翅虫等。

（3）甲壳纲　虫体分头胸部和腹部，有触角2对，足5对，大多数种类为水生，有些是蠕虫的中间宿主。例如淡水蟹或蝲蛄是并殖吸虫的第二中间宿主；淡水桡足类中的剑水蚤、镖水蚤是阔节裂头绦虫、曼氏迭宫绦虫、棘颚口线虫及麦地那龙线虫等的中间宿主。

（4）唇足纲　虫体窄长，腹背扁，多节，由头及若干形状相似的体节组成。头部有触角1对，每一体节各有足1对。第一体节有1对毒爪，螫人时，毒腺排出有毒物质伤害人体，如蜈蚣。

（5）倍足纲　体呈长管形，多节，由头及若干形状相似的体节组成。头部有触角1对，除第一体节外，每节有足2对，所分泌的物质常引起皮肤过敏，如马陆。

（二）医学节肢动物对人体的危害

1. 直接危害

节肢动物对人体的直接危害包括如下几点。

（1）骚扰和吸血　蚊、白蛉、蠓、蚋、虻、蚤、臭虫、虱、蜱、螨等都能叮刺吸人血，并影响工作和睡眠。蚊虫在夏天一般2 d吸血一次。有实验表明，臭虫一生可吸人血163次。非洲某些地区婴儿贫血与臭虫吸血有关。

（2）螫刺和毒害　由于某些节肢动物具有毒腺、毒毛或者体液有毒，螫刺时分泌毒液注入人体而使人受害。如：蜈蚣、蝎子、毒蜘蛛等刺咬人后，不仅使局部产生红、肿、痛，而且可引起全身症状；桑毛虫、松毛虫的毒毛及毒液可引起皮炎、结膜炎；松毛虫还可致骨关节疼痛，严重者可致骨关节畸形、功能障碍等；蠓、蚋、虻等叮刺人体后可出现红肿，甚至溃烂；硬蜱叮刺后唾液可使宿主出现蜱瘫。

（3）过敏反应　节肢动物的唾液、分泌物、排泄物和皮壳等都是异性蛋白质，可引起人体过敏反应。如尘螨引起的哮喘、鼻炎等；粉螨、尘螨、革螨引起的螨性皮炎。蚊、蠓、蚤、臭虫等螫刺后也出现过敏反应。

（4）寄生　蝇类幼虫寄生引起蝇蛆病，潜蚤寄生引起潜蚤病，疥螨寄生引起疥疮，蠕形螨寄生引起蠕形螨病，粉螨、跗线螨等侵入肺、肠、尿路分别引起肺螨病、肠螨病和尿螨病。

2. 间接危害

间接危害是指节肢动物携带病原体传播疾病。传播疾病的节肢动物称为传播媒介或病媒节肢动物或病媒昆虫，由节肢动物传播的疾病称为虫媒病。虫媒病的种类很多，其病原体有病毒、立克次体、细菌、螺旋体、原虫、蠕虫等。

根据病原体与节肢动物的关系,可将节肢动物传播疾病的方式分为如下两类。

（1）机械性传播　节肢动物对病原体的传播只起携带输送的作用,如蝇传播痢疾、伤寒、霍乱等。

（2）生物性传播　病原体在节肢动物体内经历了发育、增殖阶段之后,或在发育和增殖过程中传播到新的宿主。对病原体来说,这个过程是必需的。例如某些原虫和蠕虫,在节肢动物体内的发育构成生活史中必需的一环。待病原体发育至感染期或增殖至一定数量之后,它就会传播。根据病原体在节肢动物体内发育或增殖的情况可分为四种形式。①发育式:病原体在节肢动物体内只有发育,没有数量的增加,如丝虫幼虫在蚊体内的发育。②增殖式:节肢动物成为病原体的增殖场所,只有数量的增加,但无可见的形态变化,如病毒、立克次体、细菌、螺旋体等,这些病原体须在其易感节肢动物体内积累到一定量时,才具有传播能力。③发育增殖式:病原体在节肢动物体内不但发育,而且数量也大增,病原体只有待发育及增殖完成后才具有感染性,如疟原虫在蚊体内的发育和增殖。④经卵传递式:有的病原体不仅在节肢动物体内增殖,而且侵入雌虫的卵巢,经卵传递,其下一代也具有感染力。

（三）医学节肢动物的防治原则

综合防治,采用各种合理手段和有效方法,组成一套系统的防治措施,把防治对象的种群数量降低到不能传播疾病的程度。

（1）环境防治　主要通过改造和处理病媒节肢动物的滋生、栖息环境,造成不利于它们的生存条件,包括:①环境改造,如基础卫生设施的改造和修建,阴沟、阳沟和臭水沟的改造等;②环境处理,例如翻盆倒罐、清除蚊滋生地,或对蚊类滋生地进行水位波动,间歇灌溉,水闸冲刷,以及垃圾、粪便及特殊行业废弃物的无害化处理等;③改善人群居住条件,搞好环境卫生,以减少或避免人、媒介、病原体三者的接触机会,从而减少或防止虫媒病的传播。

（2）化学防治　当前主要是使用化学合成的杀虫剂、驱避剂及引诱剂来防治病媒节肢动物。虽然化学防治存在着抗药性及环境污染等问题,但是,它具有见效快、使用方便,以及适于大规模应用等优点,所以仍然是目前对病媒综合防治中的主要手段。

（3）生物防治　利用生物或生物的代谢产物以防治害虫,其特点是对人、畜安全,不污染环境。防治的生物可分为两类,即捕食性生物和致病性生物。

（4）物理防治　利用机械、热、光、声、电等以捕杀或隔离或驱走害虫,使它们不能伤害人体或传播疾病。例如装纱窗、纱门以防蚊蝇进入室内,食物加盖沙罩防蝇和蟑螂接触,挂蚊帐防蚊叮刺,用蝇拍打杀蚊蝇,高温灭虱,光诱器诱捕害虫等均属物理防治。

（5）遗传防治　使用各种方法处理害虫,使其遗传物质发生改变或移换,以降低其繁殖势能,从而达到控制一个种群的目的。

二、常见的医学节肢动物

（一）蚊

蚊属昆虫纲、双翅目、蚊科,全世界已知有 34 属约 3300 种或亚种,我国有 15 属 33 种或亚种。蚊媒疾病的重要媒介大多属于三个属:按蚊属、库蚊属和伊蚊属。

1. 形态结构

（1）成虫　蚊是双翅目小型昆虫,体长 1.6～12.6 mm,分头、胸、腹三部分。成蚊头部呈半球形,有复眼和触角各一对,喙一支。

（2）蚊卵与幼虫　雌蚊产卵于水中,夏天 2～3 d 孵出幼虫。其形态特点是胸部比头和腹部大,呈逗点状,不食能动,夏天 2～3 d 羽化成蚊(图 17-35)。

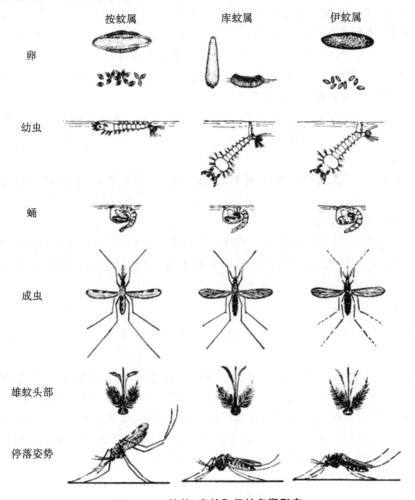

图 17-35　按蚊、库蚊和伊蚊各期形态

2. 生活史

蚊发育属于全变态,生活史分卵、幼虫、蛹、成虫四个阶段。蚊虫都滋生于水中,不同性质的水质和积水类型,滋生不同种类的蚊虫。治理或改造滋生地是防蚊的根本措施。蚊羽化后和吸血后均须寻找地方栖息,一般地说,蚊喜欢在隐蔽、阴暗和通风不良的地方栖息,如屋内多在床下、柜后、门后、墙缝,以及畜舍、地下室等,室外多在草丛、山洞、地窖、桥洞、石缝等处。

蚊有吸血习性,蚊是通过吸血传播疾病的,只有雌蚊才吸血,并且只有吸血其卵巢才能发育而繁衍后代。雌蚊多在羽化后 2～3 d 开始吸血,温度、湿度、光照等多种因素可影响蚊的吸血活动。蚊在气温 10 ℃以上时才开始吸血,一般伊蚊多在白天吸血;按蚊、库蚊多在夜晚吸血。有的蚊偏嗜吸人血,有的蚊则爱吸家畜的血,但没有严格的选择性,故蚊可传播人兽共患疾病。

3. 蚊与疾病的关系

蚊主要传播以下疾病。

（1）丝虫病　我国班氏丝虫病的主要媒介是淡钯库蚊和致倦库蚊,其次是中华按蚊；马来丝虫病的主要传播媒介是中华按蚊和嗜人按蚊。

（2）疟疾　我国主要的传疟媒介平原地区是中华按蚊,长江流域的山区和丘陵地带是嗜人按蚊,南方山区为微小按蚊,南方热带雨林地带为大劣按蚊。

（3）流行性乙型脑炎　主要传播媒介是三带喙库蚊,病毒可经蚊卵传播,随蚊越冬,故蚊不但是传播媒介,也是病毒的储存宿主。

（4）登革热　病毒引起的以骨及关节剧烈疼痛为特征的急性传染病。登革热主要流行于东南亚,我国广东、广西和海南均有流行。登革热主要由埃及伊蚊、白纹伊蚊传播。

4. 防治原则

（1）物理防治　安装纱窗、纱门,挂蚊帐,人工扑打,灯光诱杀,使用蚊香等捕杀或驱走蚊子。

（2）化学防治　用杀虫剂。

（3）生物防治　将鲤鱼、鲫鱼和草鱼放养于稻田和池塘,可以大量减少蚊幼虫的密度。

（4）遗传防治　通过改变和取代遗传物质的方法降低蚊的生殖能力以达到灭蚊的目的。

（二）蝇

蝇属于双翅目,环裂亚目,与人类疾病有关的蝇多属于蝇科、丽蝇科、麻蝇科及狂蝇科。

1. 形态结构

成虫体长 5~10 mm,呈暗灰、黑、黄褐、暗褐色,许多带有金属光泽,全身披有鬃毛。蝇头呈半球形,头顶有三个单眼,触角一对,分三节,第三节基部外侧有一根触角芒,口器多为舐吸式,少数蝇类为刺吸式。雌蝇的复眼间距较宽,雄蝇的复眼间距较窄。蝇中胸发达,有翅一对,足末端有爪和爪垫各一对,中间有一个爪间突,爪垫上密布鬃毛,可携带多种病原体。蝇由十节组成,一般仅可见前五节,后五节演化为外生殖器(图 17-36)。

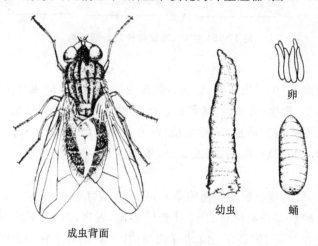

成虫背面　　　　幼虫　　蛹

卵

图 17-36　蝇期形态

2. 生活史

除有些蝇种直接产幼虫外,绝大多数蝇属全变态昆虫,生活史可分卵、幼虫、蛹、成虫四个时期。蝇多数产卵于人畜粪便、垃圾、腐败的动物和植物中,在较适宜的条件下,卵期1 d,幼虫期4～8 d,蛹3～6 d,完成一个世代需8～10 d,一年中可有10～12代。

蝇类滋生于有机物丰富的场所,嗜食香甜食物,腐烂食物,动物的分泌物、排泄物等,而且有边食、边吐、边排泄的习惯。由于蝇的食性特点、滋生习惯和特有的形态结构特点,使蝇可以黏附携带大量的病原体,成为重要的传病媒介。

3. 蝇与疾病的关系

(1) 机械性传播疾病　传播的疾病以消化道疾病为主,主要在夏秋季,重要的传病蝇种是舍蝇和大头金蝇。

(2) 生物性传播疾病　舌蝇(采采蝇)可传播锥虫病(睡眠病)。

(3) 蝇蛆病　蝇类的幼虫寄生于人体和动物的组织或器官而引起的疾病。在临床上根据蝇蛆寄生部位的不同分为眼蝇蛆病,口腔、耳、鼻、咽蝇蛆病,胃肠蝇蛆病,皮肤蝇蛆病、肛门泌尿生殖道蝇蛆病。

4. 防治原则

(1) 物理防治　安装纱窗、纱门,挂蚊帐防蝇;采用淹杀、闷杀、堆肥的方法杀灭幼虫及其蛹。采用诱蝇笼诱捕、粘蝇纸粘捕及电子灭蝇灯捕杀等方法。

(2) 化学防治　用杀虫剂。

(3) 环境防治　搞好环境卫生,如清除垃圾、粪便、污物等。

(4) 生物防治　自然界中蝇的天敌很多。

(5) 遗传防治　通过改变和取代遗传物质的方法降低蚊的生殖能力来达到灭蚊的目的。

(三) 蚤

蚤是一群吸血昆虫的统称,是居于宿主体表的寄生虫。蚤是中世纪时传播黑死病(腺鼠疫)的主要媒介,造成当时欧洲1/4人口死亡。

1. 形态结构

蚤体小而侧扁,触角长在触角窝内,全身鬃、刺和栉均向后方生长,能在宿主毛、羽间迅速穿行。无翅,足长,其基节特别发达,善于跳跃(图17-37)。

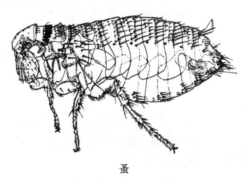

蚤

图17-37　蚤形态

2．生活史与习性

蚤生活史为全变态，包括卵、幼虫、蛹和成虫四个时期，卵呈椭圆形。卵在适宜的温、湿度条件下，经 5 d 左右即可孵出幼虫，蜕皮 2 次即变为成熟幼虫，成熟幼虫以丝作茧，在茧内进行第 3 次蜕皮化蛹。茧内的蛹羽化时需要外界的刺激：空气的振动、动物走近的扰动以及温度的升高等可诱使成虫破茧而出。这一特性可解释：为什么人进入久无人住的房舍时会被大量蚤袭击。成虫羽化后可立即交配，然后开始吸血。

雌蚤一生可产卵数百个。蚤的寿命为一二年。雌蚤通常在宿主皮毛上和窝巢中产卵，由于卵壳缺乏黏性，宿主身上的蚤卵最终都散落到其窝巢及活动场所，这些地方也就是幼虫的滋生地，如鼠洞、畜禽舍、屋角、墙缝、床下以及土坑等，幼虫以尘土中宿主脱落的皮屑、成虫排出的粪便以及未消化的血块等有机物为食；而阴暗、温湿的周围环境很适合幼虫和蛹的发育。

蚤两性都吸血，雌蚤的生殖活动更与吸血密切相关。但蚤抗饥饿能力也很强，某些蚤能耐饥达 10 个月以上。

蚤的宿主范围很广，包括兽类和鸟类。蚤成虫也对宿主体温有敏感的反应，当宿主因发病而体温升高或在死亡后体温下降时，蚤就会很快离开而去寻找新的宿主。这一习性在蚤传播疾病上很重要。

3．与疾病的关系

（1）骚扰吸血　严重者影响休息或因抓搔致感染。

（2）寄生　潜蚤雌虫寄生于动物皮下。

（3）传播疾病　蚤主要通过生物性方式传播疾病，最重要的是鼠疫，其次是鼠型斑疹伤寒（地方性斑疹伤寒）。蚤还能传播犬复孔绦虫病、缩小膜壳绦虫病和微小膜壳绦虫病。

4．防治原则

（1）清除滋生地　宜在平时结合灭鼠、防鼠进行，包括清除鼠窝、堵塞鼠洞、堵塞鼠洞，清扫禽畜棚圈、室内暗角等，并用各种杀虫剂杀灭残留的成蚤及其幼虫。

（2）灭蚤防蚤　药物如敌百虫、敌敌畏等喷洒能有效杀蚤。同时，注意对狗、猫等家畜的管理，如定期用药液给狗、猫洗澡。在鼠疫流行时应采取紧急灭蚤措施并加强个人防护。

（四）虱

虱是一类无翅小型寄生昆虫的统称，分为两大群：嚼虱或咬虱寄生于鸟类和哺乳类；吸虱仅寄生于哺乳类。人虱为吸虱中的一种，在脏乱拥挤的环境中大量滋生，还是斑疹伤寒和虱传回归热的传播媒介。

寄生于人体的虱有两种，即人虱和耻阴虱。一般认为人虱又分为两个亚种，即人头虱和人体虱。

1．形态结构

虱呈灰白色，体狭长，雌虫可达 4.4 mm，雄虫稍小。其头部略呈菱形，触角约与头等长，眼位于触角后方。虱的口器为刺吸式，主要部分缩在头内，吸血时以吸喙固着皮肤，口针刺入靠咽和食窦泵的收缩将血吸入消化道。

人虱生活史形体如图 17-38（a）所示；耻阴虱灰白色，体形宽短似蟹，如图 17-38（b）所示。

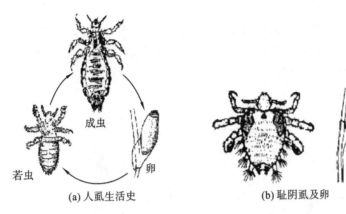

(a) 人虱生活史   (b) 耻阴虱及卵

图 17-38　体虱及耻阴虱的形态

2. 生活史

人虱和耻阴虱都寄生于人体。人头虱寄生在人头上长有头发的部分，产卵于发根，以耳后较多。人体虱主要生活在贴身衣裤上，以衣缝、皱褶、衣领和裤腰等处较多，产卵于衣裤的织物纤维上。耻阴虱寄生在体毛较粗、较稀之处，主要在阴部及肛门周围的毛上，其他部位以睫毛较多见，产卵于毛的基部。

若虫和雌雄成虫都嗜吸人血。虱不耐饥饿，常边吸血边排粪。虱对温度和湿度都极其敏感，既怕热怕湿，又怕冷。由于正常人体表的温、湿度正是虱的最适温湿度，所以虱一般情况下不会离开人体。当宿主患病或剧烈运动后体温升高、汗湿衣着，或病死后尸体变冷，虱即爬离原来的宿主。以上习性对于虱的散布和传播疾病都有重要作用。

3. 与疾病的关系

人虱的散播是由于人与人之间的直接和间接接触引起。耻阴虱的传播途径主要是通过性交。

（1）叮刺　虱吸血后，在叮刺部位可出现丘疹和淤斑，产生剧痒，由于抓搔可继发感染。患者多有不洁性交史，初发症状常为阴部皮肤瘙痒，有虫爬感，遇热更甚。由于虱体紧附在皮肤和毛根上，肉眼不易察见，唯见红斑、丘疹、淡褐色苔藓样变等，严重者因抓搔引起脓疱、溃疡。寄生在睫毛上的耻阴虱多见于婴幼儿，引起眼睑奇痒、睑缘充血等，阴虱病的确诊在于从患部找到虫体。

（2）传播疾病　主要由人虱，特别是人体虱传播流行性斑疹伤寒、战壕热和虱传回归热。此外，地方性斑疹伤寒由蚤传到人后，也能由人虱传播。

4. 防治原则

首先是预防，注意个人卫生，如勤更衣、勤洗澡、勤换洗被褥和勤洗发等。

灭虱方法很多。对衣物最简便的方法是蒸煮、干热、熨烫等，不耐高温的衣物可用冷冻法。千万不可用农药来灭虱，防止中毒。

（五）蜱

蜱属于寄螨目、蜱总科。蜱也叫壁虱，俗称草爬子、草别子。成虫在躯体背面有壳质化较强的盾板，通称为硬蜱，属硬蜱科；无盾板者，通称为软蜱，属软蜱科。蜱是许多种脊椎动物体表的暂时性寄生虫，是一些人兽共患病的传播媒介和储存宿主。

1. 形态结构

蜱的虫体呈椭圆形,未吸血时腹背扁平,背面稍隆起。成虫体长 2～10 mm;饱血后胀大如赤豆或蓖麻子状,大者可长达 30 mm。其表皮革质,雌虫背面具壳质化盾板。虫体分颚体和躯体两部分(图 17-39)。

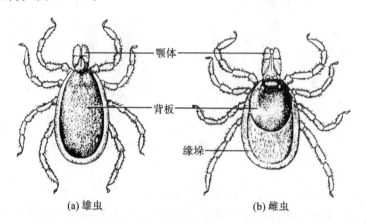

(a) 雄虫	(b) 雌虫

图 17-39　全沟硬蜱成虫背面形态

2. 生活史

蜱属不完全变态,发育过程有卵、幼虫、若虫和成虫四期。幼虫和若虫的外形与成虫相似,但幼虫只有三对足,若虫无生殖孔。从卵到成蜱的时间因蜱的种类、血食情况、温度和湿度而不同,一般为几个月至 1～3 年。

硬蜱多生活在森林、灌木丛、开阔的牧场、草原、山地的泥土中;软蜱多栖息于家畜的圈舍、野生动物的洞穴、鸟巢及人类住房的缝隙中。

蜱的幼虫、若虫、雌雄成虫都吸血,宿主包括陆生哺乳类、鸟类、爬行类和两栖类,有些种类侵袭人体。硬蜱多在白天侵袭宿主,吸血时间较长,一般需要数天;软蜱多在夜间侵袭宿主,吸血时间较短,一般为数分钟到 1 h。蜱的吸血量很大,各发育期饱血后可胀大几倍至几十倍,雌硬蜱甚至可达 100 多倍。

蜱在宿主的寄生部位常有一定的选择性,一般在皮肤较薄、不易被搔抓的部位。例如全沟硬蜱寄生在动物或人的颈部、耳后、腋窝、大腿内侧、阴部和腹股沟等处。

硬蜱多分布在开阔的自然界,如森林、灌木丛、草原、半荒漠地带。蜱的嗅觉敏锐,对动物的汗臭和二氧化碳很敏感,当与宿主相距 15 m 时,即可感知,一旦接触宿主即攀登而上。如栖息在森林地带的全沟硬蜱,成虫寻觅宿主时,多聚集在小路两旁的草尖及灌木枝叶的顶端等候,当宿主经过并与之接触时即爬附宿主。

3. 与疾病的关系

(1) 直接危害　蜱在叮刺吸血时多无痛感,但由于螯肢、口下板同时刺入宿主皮肤,可造成局部充血、水肿、急性炎症反应,还可引起继发性感染。

有些硬蜱在叮刺吸血过程中唾液分泌的神经毒素可导致宿主运动性纤维的传导障碍,引起上行性肌肉麻痹现象,可导致呼吸衰竭而死亡,称为蜱瘫痪。多见于儿童,如能及时发现,将蜱除去,症状即可消除。此病在东北和山西曾有人体病例报告。

（2）传播疾病：

① 森林脑炎 一种由森林脑炎病毒引起的神经系统急性传染病,主要的病媒蜱种为全沟硬蜱。本病多发生在 5～8 月,在我国主要分布于黑龙江和吉林两省林区,患者主要是伐木工人。此外,四川、河北、新疆、云南等省和自治区也有病例发生。

② 新疆出血热 病原体为一种蜱媒 RNA 病毒。疫区牧场的绵羊及塔里木兔为主要传染源,急性期患者也可传染,传播媒介主要为亚东璃眼蜱。本病除经蜱传播外,羊血经皮肤伤口,及医务人员接触急性期患者新鲜血液后,也可感染发病。在我国流行于新疆,患者主要是牧民,发病高峰期为四五月份。

③ 蜱媒回归热 又称地方性回归热,是由钝缘蜱传播的自然疫源性螺旋体病,不规则间歇发热为其主要临床特征。我国新疆有该病流行,动物传染源主要是鼠类,患者也可作为本病的传染源。

④ 莱姆病 在我国于 1985 年夏天在黑龙江海林县林区首次发现,病原体是伯氏包柔螺旋体。我国主要媒介是全沟硬蜱。

⑤ Q 热 病原体为贝氏立克次体,牛、羊为人体 Q 热的主要传染源。感染方式主要由呼吸道吸入传播,也可通过消化道及蜱的叮咬、粪便污染伤口而感染。

⑥ 北亚蜱传立克次体病 又称西伯利亚蜱传斑疹伤寒,草原革蜱为其主要媒介,我国新疆、内蒙古、黑龙江有本病存在。

⑦ 细菌性疾病 蜱能传播一些细菌性疾病,如鼠疫、布氏杆菌病、野兔热。

⑧ 无形体病 蜱虫会传播一种"吞噬细胞无形体",它会使血小板、白细胞减少。所以业界将此病称为"无形体病"。但迄今为止,只有美国和欧洲一些国家从蜱虫咬伤患者体内分离出病原体。

⑨ 发热伴血小板减少综合征 中国疾病预防控制中心新近在我国中部地区发现的由布尼亚病毒引起的新发传染病。

4. 防治原则

（1）环境防制 草原地带采用牧场轮换和牧场隔离办法灭蜱。结合垦荒,清除灌木杂草,清理禽畜圈舍,堵洞嵌缝以防蜱类滋生,捕杀啮齿动物。

（2）化学防制 蜱类栖息及越冬场所可喷洒敌敌畏、马拉硫磷、杀螟硫磷等。林区用六六六烟雾剂效果良好,牲畜可定期药浴杀蜱。

（3）个人防护 进入有蜱地区要穿五紧服、长袜长靴,戴防护帽。外露部位要涂布驱避剂,离开时应相互检查,勿将蜱带出疫区。

（六）螨

1. 粉螨

粉螨呈世界性分布,种类多。该虫自由生活,某些种类滋生在储藏食物上或尘埃中,体小柔软,乳白色,大多体外有长毛。

人接触粉螨或其代谢产物可引起过敏反应,出现皮炎。患者多是农民或仓库杂货店人员,皮炎见于暴露部位,患处出现红斑并混杂小丘疱疹和脓疱。人在夏秋季吞食了粉螨污染的食物后可发生肠螨症,轻则腹泻,重则螨侵入肠壁,引起溃疡,出现血便,粪检可发现螨或螨卵。粉螨常生活于砂糖中,被吞食后可致腹泻。粉螨体轻,易随尘埃飞扬在空中,若被吸入肺中,能引起肺螨症;也可引起尿路螨症,表现为尿路感染症状,尿中可检出螨或螨卵。

螨的代谢产物是过敏原,除引起皮炎外,还可引起过敏性哮喘、过敏性鼻炎等。

粉螨的防主要是保持仓库的通风干燥,适当施用杀螨剂,如敌百虫等。体内粉螨症应进行对症治疗,可使用卡巴肿、甲硝唑等。

2. 尘螨

20世纪60年代证明尘螨是最强烈的变应原,能引起尘螨性哮喘、过敏性鼻炎、特应性皮炎、慢性荨麻疹等,尤其是儿童和青年中的哮喘患者,80%～90%对尘螨过敏。凡有人群生活的场所,几乎都有尘螨生存,在旧城、旧房、旧家具中尤多。尘螨藏于旧被褥、旧枕芯中的各种动植物纤维、灰尘,粉末性的食物中,1 g灰尘中最多可有1万余只尘螨。尘螨不咬人,嗜食人的皮屑或面粉等,偶可进入人的肺中引起肺螨症。尘螨的主要危害是引起变态反应。其分泌物、蜕皮、尸壳在微生物的分解下变成微粒,随灰尘飞扬于室内空气中,被过敏体质者吸入就会引起IgE介导的变态反应。

减少室内尘螨和减少与尘螨的接触是预防尘螨过敏的必要措施。经常保持房屋通风、干燥、清洁,可减少尘螨变应原的积累。若能用吸尘器除尘,则清除尘螨效果更好。使用塑料床罩、泡沫塑料枕心,避免接触旧棉絮,也可以减少尘螨滋生。

3. 人疥螨

人疥螨俗称"疥癣虫",寄生在人和动物的皮肤表皮层内,引起疥疮。人疥螨虫体小,最大仅0.5 mm,呈椭圆形,乳白色,足极短,背面隆起,生有许多皮棘,以皮肤角质层组织为食。疥螨钻入皮内,不断向前啮食,形成一条蜿蜒的隧道,隧道灰白色或浅黑色,道口出现淡红或鲜红色的丘疹和水泡,盲端常见一小白点即是雌疥螨。夜晚被窝中温暖,疥螨取食活动加剧,其分泌物和排泄物可致皮肤发痒,皮肤因搔抓而破损,继而引起细菌感染。可引起脓疱、毛囊炎、疖肿等,严重的还可并发局部淋巴结炎。成熟的雌雄疥螨在皮肤上交配,雄螨交配后死亡,雌螨又钻入隧道中产卵,一生可产20～50个。幼虫孵出生活在隧道里,3～4 d蜕皮为若虫,若虫蜕皮2次,发育为成虫,发育全过程约为2周,雌螨可活2个月左右。疥螨可终年繁殖,并蔓延扩展至身体各部,但夏季有滞育现象,皮损略轻。疥螨多寄生在人体皮薄而嫩的部位,如指缝间、手腕屈面、肘窝、腋窝、胸部、脐周、下背部、生殖器、腹股沟、股内侧、踝、足趾等;女性可寄生于乳房;儿童可寄生于颜面部及掌跖。

疥螨可通过人与人之间的直接接触而传播,如雌螨钻出隧道在皮肤表面交配时可传播到另一寄主,或通过衣、被、床、椅等间接传染。动物疥螨也可与人互相传染。

4. 蠕形螨

蠕形螨即毛囊螨,体微小狭长,寄生在人和动物的毛囊或皮脂腺中。寄生于人体的蠕形螨有两种,毛囊蠕形螨狭长而尾钝,寄生在毛囊中;皮脂蠕形螨体短尾尖,寄生在皮脂腺中。人群蠕形螨侵染率一般为30%～85%,有些人群达100%,但多无自觉症状。蠕形螨嗜吸食脂肪细胞,故多在鼻尖、鼻翼沟、前额、颊、眼周和睑板腺等皮脂发达处发现,在乳头、颈、背等处亦有检出。皮损处出现轻微痒感或刺痛,有红色小结节或丘疹,持续数年不愈。一个毛囊中多达18条,当毛囊受堵,周围产生炎症、充血,在鼻部可发展成酒渣鼻。春夏季蠕形螨发育繁殖快,故病情也加重。

蠕形螨症可通过接吻直接传播,或通过床褥、枕、修面刀或洗脸用具等间接接触传播。

5. 恙螨

恙螨又称沙螨、沙虱。恙螨的特点是幼虫寄生在动物体内,成虫则生活在泥土中。恙螨成虫滋生在杂草丛生而潮湿的地方,多在溪流边禽兽出没的场所。幼虫为细沙粒大小,呈橙红色或淡黄色,亦有乳白色者,饱食后可达 0.5～1 mm 以上,晨暮时刻和雨后活动力最强。恙螨爬上寄主后,在皮肤薄嫩又较潮湿的部位叮刺,常集中在鼠类或其他动物的耳窝里、会阴部,有的深入到鼻腔中。

在人体上曾发现过 30～40 种恙螨,几乎全身较潮湿处(包括发际、颈、腋下至胸乳部、脐周、腹股沟、四肢等)都可被恙螨幼虫叮刺。在欧洲秋收季节常有人群的恙螨皮炎暴发流行。

恙螨是恙虫病的媒介,能传播此病的恙螨有 10 余种,正常情况下,此病是鼠间传染病,恙螨叮刺病鼠而感染上病原体——恙虫立克次体。立克次体在螨体内达卵巢经卵传递,如此可传四代。如果感染性的恙螨幼虫叮咬人,立克次体随其唾液进入人体。能传播恙虫病的恙螨叮人时对寄主的刺激较轻,可无皮损。人感染后,出现高热、全身斑疹,原叮刺部位出现溃疡并变为焦痂,附近淋巴结肿大,及时用氯霉素治疗有特效。

防治恙螨的措施主要是灭鼠和搞好环境卫生、家畜窝棚卫生,清除杂草垃圾,使用杀螨剂,如硫黄粉、有机磷制剂等。在野外工作时衣裤扎紧,可用驱避剂涂于暴露皮肤,防恙螨叮刺。工作完毕时要检查全身皮肤,及时洗澡和换洗衣服。

6. 革螨

革螨种类繁多,大多自由捕食,亦有寄生于动植物体内的。家鼠中家禽体上的吸血革螨如巴科氏禽刺螨、桥胸血革螨在春秋大量繁殖,经常叮咬人,引起皮炎。叮咬处有明显的咬迹,周围红肿,奇痒,持续一两周,以臂、下肢、腰处最多见。部分吸血革螨如美洲的吸血异脂螨传播立克次体痘、疱疹立克次体病;格氏血厉螨、耶氏厉螨、上海真厉螨等可经卵传递流行性出血热病毒。在毒厉螨、格氏血厉螨等体内曾分离出 Q 热病原体。多数革螨终年活动,在疫区,尤其是疾病流行间歇期能保存病原体。

革螨一般呈椭圆形,长约 1 mm,吸血后可达 3 mm。吸血性革螨生活在动物窝中,吸血时爬到动物体上,饱餐后掉落地面。

防治革螨的措施是注意家庭和工作场所的卫生,经常灭鼠和堵塞鼠洞,除去房顶麻雀窝。禽畜棚中要防螨滋生,可用有机磷杀虫剂,如敌敌畏、倍硫磷等。预防革螨叮刺可在皮肤暴露处涂擦驱避剂,如避蚊胺等以防叮刺。

小 结

节肢动物对人体健康最大的危害是传播疾病,它们不但能在人与人之间传播,也能在动物与动物之间以及动物与人之间传播。医学节肢动物对人体的直接危害包括骚扰和吸血、螫刺和毒害、过敏反应、寄生,间接危害是指它能携带病原体传播疾病。蚊子可以传播丝虫病、疟疾、登革热和流行性乙型脑炎;苍蝇可导致蝇蛆病和机械性传播多种消化道病原体;蚤对人体的危害包括吸血、骚扰、寄生和传播鼠疫;虱对人体的危害包括叮刺吸血、骚扰和传播疾病,如流行性斑疹伤寒、战壕热、虱传回归热和地方性斑疹伤寒;蜱能传播多种疾病,如森林脑炎、新疆出血热、蜱媒回归热、莱姆病、西伯利亚蜱传斑疹伤寒,一些细菌性疾病如鼠疫、布氏杆菌病、野兔热、无形体病、发热伴血小板减少综合征;螨虫能引起过敏性皮炎、尘螨性哮喘、过敏性鼻炎、皮炎、慢性荨麻疹、疥疮、毛囊炎、皮脂腺炎、恙虫病、出血热、Q 热等。

复习思考题

一、填空题

1. 寄生在人体的疟原虫有_____种，我国以_____最常见，在人体红细胞内期的发育阶段为_____、_____、_____、_____，疟疾的传播媒介为_____。

2. 阴道毛滴虫只有_____发育阶段，通过_____方式传播，引起_____病。

3. 与优生优育有关的寄生虫是_____。

二、单项选择题

1. 阴道毛滴虫的感染时期是（   ）。

    A. 包囊时期　　　　　　　　B. 包囊与滋养体均可　　　　C. 滋养体时期

    D. 裂殖体时期　　　　　　　　E. 包囊时期与裂殖体时期均可

2. 阴道毛滴虫可寄生于（   ）。

    A. 女性阴道　　　　　　　　　　　　B. 男性尿道

    C. 女性泌尿生殖道，男性泌尿生殖道　　　　D. 女性子宫

    E. 呼吸道

3. 阴道毛滴虫的诊断是找到（   ）。

    A. 包囊　　　　B. 活滋养体　　C. 卵囊　　　　D. 小滋养体　　E. 孢子

4. 杜氏利什曼原虫的传播媒介是（   ）。

    A. 中华按蚊　　B. 蝇类　　　　C. 中华白蛉　　D. 库蚊　　　　E. 阴道毛滴虫

5. 疟原虫在人体发育生殖包括（   ）。

    A. 配子生殖和孢子生殖　　　　　　　B. 裂体增殖和孢子增殖

    C. 裂体增殖和配子体形成　　　　　　D. 配子生殖和孢子增殖

    E. 二分裂增殖和多分裂增殖

6. 疟原虫发育各期寄生宿主的部位，下列哪项是错误的？（   ）

    A. 人肝细胞内　　　　　　　B. 人血细胞内　　　　　　C. 人巨噬细胞内

    D. 按蚊胃壁弹性纤维膜下　　E. 骨髓

7. 下列哪项不是医学节肢动物对人的直接危害？（   ）

    A. 吸血骚扰　　B. 毒害作用　　C. 致敏作用　　D. 寄生　　　　E. 传播疾病

8. 医学节肢动物的防治原则为（   ）。

    A. 治理环境　　　　　　　　B. 化学防治　　　　　　　C. 生物防治

    D. 遗传和法规防治　　　　　E. 以上都是

9. 蚊属于医学节肢动物的（   ）。

    A. 昆虫纲　　　B. 蛛形纲　　　C. 甲壳纲　　　D. 唇足纲　　　E. 倍足纲

10. 可传播流行性乙型脑炎的媒介蚊种是（   ）。

    A. 中华按蚊　　B. 微小按蚊　　C. 大劣按蚊　　D. 三带喙库蚊　E. 嗜人按蚊

11. 下列蚊种中，可传播疟疾的是（   ）。

    A. 淡色库蚊与三带喙库蚊　　　　　　B. 白纹伊蚊与埃及伊蚊

    C. 中华按蚊与嗜人按蚊　　　　　　　D. 白纹伊蚊与淡色库蚊

    E. 以上蚊种均可传播

12. 苍蝇可传播下列哪种寄生虫病？（   ）

A. 黑热病　　　　　　　　　B. 滴虫性阴道炎　　　　　　　C. 丝虫病

D. 滴虫性尿道炎　　　　　　E. 原发性阿米巴脑膜炎

13. 蝇生态习性中与传播疾病有关的是（   ）。

A. 有趋光性，白天活动　　　　　　　　B. 有的蝇种直接产幼虫

C. 食性杂，边吃、边吐、边排粪便　　　　D. 大多数蝇以蛹越冬

E. 季节分布较广

14. 蚤的吸血习性是（   ）。

A. 仅雌蚤吸血　　　　　　　B. 仅雄蚤吸血　　　　　　　C. 雌雄蚤均吸血

D. 蚤生活史各期均可吸血　　E. 仅幼虫阶段吸血

15. 虱的吸血习性为（   ）。

A 雌雄虱嗜吸人血　　　　　　　　　　B. 雌雄虱嗜吸畜血兼吸人血

C. 雌雄虱、若虫嗜吸人血　　　　　　　D. 雌雄虱、若虫嗜吸畜血兼吸人血

E. 雌雄虱、若虫嗜吸人血兼吸畜血

16. 疥螨对人的危害主要是（   ）。

A. 作为病原体引起皮炎　　　　　　　　B. 吸入后可引起变态反应

C. 误食后引起消化道疾病　　　　　　　D. 可作为传播疾病的媒介

E. 以上情况均可以发生

17. 蠕形螨感染的部位最多见的是（   ）。

A. 腹部　　　　B. 面部　　　　C. 胸部　　　　D. 颈部　　　　E. 四肢

18. 尘螨对人的危害主要是由于（   ）。

A. 作为病原体吸入后引起宿主变态反应　　B. 宿主误食后引起消化道疾病

C. 人与人之间传播引起皮炎　　　　　　　D. 可携带病原体，机械性传播疾病

E. 可携带病原体，生物性传播疾病

单项选择题答案：1. C　2. C　3. B　4. C　5. C　6. C　7. E　8. E　9. A　10. D
11. C　12. E　13. C　14. C　15. C　16. A　17. B　18. A

■ 曹利平 ■

第四篇

实验指导

 SHIYAN ZHIDAO

免疫学实验

子任务一 玻片凝集试验

1. 实验目的

初步认识玻片凝集试验的操作方法,了解其特点及用途。

2. 实验原理

在一定的条件下,当颗粒性抗原与相应抗体特异性结合时,可在玻片上逐渐聚集并形成肉眼可见的沉淀(此现象称为凝集现象)。利用这一实验原理,通过观察是否出现凝集现象,即可鉴定待测标本所含有的菌种。

3. 实验计划

(1)实验材料 1∶10 稀释的伤寒沙门菌诊断血清、生理盐水,伤寒沙门菌和痢疾志贺菌 24 h 琼脂斜面培养物,载玻片、毛细管。

(2)实验步骤 ①取洁净的载玻片,用记号笔标号划为三格,做好标记 A、B、C。在无菌条件下,用接种环于 A、B 两格内滴加的位置分别滴加 1∶10 稀释的伤寒沙门菌诊断血清1~2 滴,C 格中滴加 1~2 滴生理盐水。②在无菌条件下,分别用接种环取伤寒沙门菌培养物少许,混于 C 格和 A 格中,将细菌与生理盐水或血清混匀后呈乳浊状液。③按相同方法取痢疾志贺菌培养物少许,于 B 格内混匀。④结果观察:轻轻摇动载玻片,室温条件下反应 1~2 min 后,肉眼观察各个格中是否出现凝集现象。若出现乳白色凝集块者,则为阳性反应;若仍为较均匀的乳浊液者,则为阴性反应。

(3)注意事项 ①用接种环取细菌培养物时取菌量不宜过多,使悬液呈轻度乳浊即可。②观察结果时,如果用肉眼看不到凝集现象,可在显微镜下进行观察。

4. 实验实施

(1)实验途径 ①实验形式:示教。②操作形式:4~6 人/组。

(2)实验结果 记录实验结果及实验过程中出现的问题。

(3)实验报告 记录实验结果。

子任务二 自由免疫扩散试验

(一)单向免疫扩散试验

1. 实验目的

通过本实验的学习,了解单向免疫扩散试验的基本原理及其用途,并熟悉其操作步骤与注意事项。

2. 实验原理

单向免疫扩散试验(single immunodiffusion)常用于抗原定量检测。待测抗原从凝胶孔中向含有相应定量抗体的凝胶四周自由扩散,在二者浓度比例适宜处形成白色沉淀环。沉淀环大小与抗原的浓度成正相关,在检测标本的同时用标准品测定并绘制标准曲线图,根据沉淀环的大小即可查知待测标本中抗原的含量(实验图 1-1)。

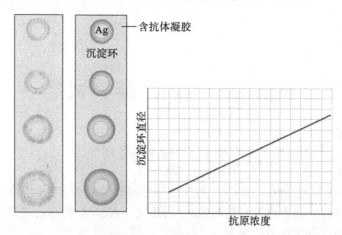

实验图 1-1　单向免疫扩散试验

3. 实验计划

(1) 实验材料　实验材料主要包括待测抗原、已知的定量抗体、标准抗原、凝胶以及硅胶板、微量加样器等。

(2) 实验步骤:

① 制胶板　将已知抗体和热融化琼脂在 45~56 ℃中平衡一定时间(15~30 min),等体积均匀后,倾注成平板。

② 加入标准抗原与待测抗原　琼脂凝固后在琼脂板上打孔,在样品孔和标准对照孔中分别加入已稀释的待测抗原(可能需要进行适当的稀释)和不同浓度的标准抗原。

③ 扩散并检测　加完抗原后,将琼脂板置于 37 ℃中扩散 24~48 h 后观察孔周围的沉淀环并测量沉淀环的直径。

(3) 注意事项　有些待测抗原浓度较高时,需要进行适当的稀释,以保证检测结果的准确性。

4. 实验实施

(1) 实验途径　操作形式:1~2 人/组。

(2) 实验报告　记录实验结果及实验过程中出现的问题,尽可能保留较好的实验照片。

5. 实验评价

(1) 操作是否规范。

(2) 同一个样品各实验小组的结果重复性如何。

（二）双向免疫扩散试验

1. 实验目的

通过本实验的学习，了解双向免疫扩散试验的实验原理及其用途，并熟悉其操作步骤与结果判断。

2. 实验原理

双向免疫扩散试验（double immunodiffusion）可用于抗原或抗体的定性检测。将抗原和抗体溶液分别放在凝胶的对应孔中，让两者在凝胶中自由扩散，当抗原与抗体相遇时，可在浓度比例适宜处形成肉眼可见的白色沉淀线（实验图 1-2）。

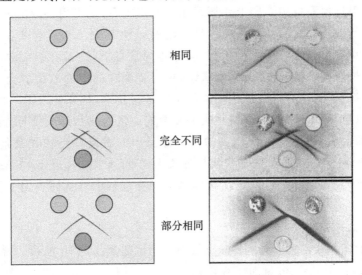

相同

完全不同

部分相同

实验图 1-2　双向免疫扩散试验

3. 实验计划

（1）实验材料　实验材料主要包括待测抗原、已知的定量抗体、标准抗原、凝胶以及硅胶板、微量加样器等。

（2）实验步骤：

① 制胶板　将已知抗体和热融化琼脂在 45～56 ℃平衡一定时间（15～30 min），等体积均匀后，倾注成平板并打孔。

② 加入抗原与抗体　于相对的孔中分别加入抗原或抗体。

③ 扩散并判定结果　将琼脂板置于 37 ℃中扩散 18～24 h 后观察沉淀线并判定实验结果。

4. 实验实施

（1）实验途径　操作形式：1～2 人/组。

（2）实验报告　记录实验过程中出现的问题并对实验结果进行判断，尽可能保留较好的实验照片。

5. 实验评价

（1）操作是否规范。

（2）同一个样品各实验小组的结果重复性如何。

子任务三　酶联免疫吸附试验(ELISA)

1. 实验目的

通过本实验的学习,了解酶联免疫吸附试验的基本原理及其用途,并熟悉其操作步骤与注意事项。

2. 实验原理

ELISA 试验是将抗原抗体反应的特异性与酶促反应的专一性和敏感性结合而形成的一种固相酶免疫检测技术。ELISA 既可用于测定抗原,又可用于测定抗体。其敏感性高,特异性强,已成为酶免疫技术中应用最广泛的一种方法。本实验以双抗体夹心法检测乙型肝炎病毒表面抗原(HBsAg)为例,其基本原理如下:在微孔板(酶标板)上预包被纯化的乙型肝炎表面抗体(抗-HBs),抗-HBs 可与待测样品中的乙型肝炎表面抗原结合形成免疫复合物,加入以辣根过氧化物酶(HRP)标记抗体(抗-HBs-HRP)后,可形成(抗-HBs)-HBsAg-(抗-HBs-HRP)的双抗体夹心复合物。复合物的形成量与待测抗原含量成正比(在可检测范围内)。通过洗涤去除反应体系中的游离标记物和其他成分后,加入 HRP 酶相应的催化底物(四甲基联苯胺与过氧化氢,即下文中所述底物 A 和 B),生成颜色产物,在特定的波长条件下,测定反应体系的光密度(OD),从而确定待测样品中抗原的含量。

3. 实验计划

(1) 实验材料　①乙型肝炎病毒表面抗原诊断试剂盒(ELISA 法)。②待测血清样品。③酶标仪、洗板机、恒温箱、微量加样器等。

(2) 实验步骤:

① 配制洗涤液　用蒸馏水或去离子水将浓缩洗涤液按 1:25 稀释至 500 mL 备用。

② 加样　设空白对照孔 1 孔,阴、阳性对照孔各 2 孔,分别加阴、阳性对照品各 50 μL(1 滴)和 50 μL 待测血清于相应孔中。

③ 加酶　除空白对照孔外,每孔加 50 μL(1 滴)酶标抗体,轻轻振荡混匀,用封板膜将孔板封好。

④ 孵育　将孔板置于 37 ℃恒温孵育 30 min。

⑤ 洗涤　利用洗板机按照常规洗涤程序洗板 4 次后拍干。

⑥ 显色　每孔加底物 A、B 各 50 μL(1 滴),轻轻振荡混匀后,置于 37 ℃避光显色 15 min。

⑦ 测定　每孔加终止液 50 μL(1 滴),轻轻混匀,用酶标仪单波长 450 nm 或双波长 450 nm/630 nm 测定各孔光密度(30 min 内完成测定)。

(3) 结果判定:

① 临界值　阴性对照光密度测定值乘以 2.1(阴性对照光密度小于 0.05 时,以 0.05 计算)。

② 结果判定　样品光密度测定值/临界值≥1 者判为 HBsAg 阳性;反之,判为 HBsAg 阴性。

（4）注意事项：

① 试剂及待测样品用前先放室温平衡 30 min 左右。

② 含血球的标本易出现假阳性，应尽量避免使用。

③ 洗涤要充分。

④ 操作应按说明书严格进行，不同批号的试剂不可混用，同时注意试剂盒的保质期。

4. 实验实施

（1）实验途径　示教。

（2）实验报告　记录实验结果及实验过程中出现的问题。

5. 实验评价

（1）操作是否规范。

（2）同一个样品三个复孔测定值的重复性如何。

■ 郑源强　石艳春 ■

细菌培养与代谢产物的观察

子任务一　细菌的接种

1. 实验目的

学习并掌握细菌平板培养基接种法。

2. 实验计划

(1) **实验材料**　①菌种:葡萄球菌、大肠埃希菌、链球菌、痢疾志贺菌、枯草芽孢杆菌。②培养基:液体,半固体和固体培养基。③接种环、接种针、酒精灯。

(2) **实验途径**　采用小组合作形式。

(3) **实验步骤**　细菌接种时,应根据待检标本的种类、检验目的及所用培养基的类型选择不同的接种方法。

① 平板划线接种法(分离培养法)　平板划线接种法主要用于临床标本中混杂着多种细菌的分离培养,经过划线接种,将细菌分散到固体培养基的表面,以获得单个菌落。常用的平板划线接种法可分为以下两种。

A. 分区划线法　分区划线法一般分为五区(实验图 2-1)。此法多用于含菌量较多的粪便、脓液、痰液等标本的细菌分离培养。该法具体操作如下。a. 右手以持毛笔式握住接种环,垂直在火焰上烧灼灭菌。b. 待接种环冷却后,取葡萄球菌和大肠埃希菌混合液一环。c. 左手持平板培养基,左手拇指、食指开启平皿盖,右手将取菌后的接种环在平板培养基表面一角来回划线涂布,密而不重叠,接种环与培养基表面成 30°～45°,作为第 1 区,约占平板总表面积的 1/5。划线时,以腕力在平板表面做轻快的滑动,不可用力太大,以免划破培养基表面,并注意无菌操作,防止空气中微生物的污染。d. 再次烧灼接种环,以杀灭接种环上剩余的细菌,待冷。将平皿转动约 70°进行第 2 区划线,第 2 区划线与第 1 区划线开始相交 2～3 条,以后可不必相交,约占平板表面积的 1/5。再灭菌接种环后用相同方法进行第

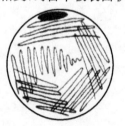
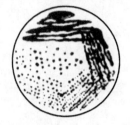

实验图 2-1　分区划线法

3区、第4区、第5区划线。e.接种完毕,烧灼接种环,放回原处,平板底部做好标记(姓名、日期、标本名称等),倒置(平板底部向上)于37℃温箱中培养18～24 h,观察结果。

B. 连续划线法　连续划线法又称平行划线法,此法多用于含菌量不多的标本或咽拭子、棉拭子的细菌分离培养(实验图2-2)。该法具体操作如下。a.将接种环在火焰上烧灼灭菌。b.待接种环冷却后,以无菌操作取标本或少许菌液,涂布于培养基的1/5处。c.然后在培养基表面连续左右划曲线,密而不重叠,并逐渐下移,将整个平板布满曲线。d.接种完毕,烧灼接种环,放回原处。平板底部做好标记(姓名、日期、标本名称等),平板底部向上于37℃温箱中培养18～24 h,观察结果。

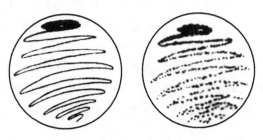

实验图 2-2　连续划线法

② 斜面培养基接种法(实验图2-3)　斜面培养基接种法主要用于纯培养、保存菌种及生化反应试验等。该法通常从平板培养物上挑取某一单个菌落,移种至斜面培养基上。具体操作如下。a.左手持平板培养基(或同时持菌种管和接种管),右手持接种环或接种针在火焰上烧灼灭菌,待冷后挑取单个菌落。b.左手换取待接种的斜面培养基,斜面部向上,以右手手掌与小指拔取并夹持试管塞,管口通过火焰灭菌。c.将取菌后的接种环(针)伸入斜面管内,先从斜面底部到顶部划一条直线,然后再从斜面底部由下而上做蛇形划线。接种环(针)进出试管时,均不应触及试管口内壁。d.将试管口和接种环(针)灭菌后放好,塞上试管塞。e.注明标记,置37℃温箱培养18～24 h后观察生长情况。

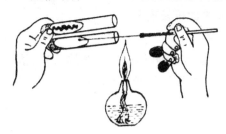

实验图 2-3　斜面培养基接种法

③ 液体培养基接种法　液体培养基接种法主要用于增菌培养和生化反应试验(实验图2-4左侧)。具体操作如下。a.左手拇指、食指、中指及无名指分别握持菌种管与待接种的肉汤管。b.接种环灭菌冷却后,分别从菌种管(大肠杆菌、枯草杆菌、链球菌)挑取少量菌苔或菌落移种到肉汤管中。在接近菌面上方的管壁上轻轻研磨,并蘸取少量肉汤与之调和,使细菌混合于肉汤中。c.灭菌试管口和接种环,加塞、标记,置37℃温箱培养18～24 h后观察生长结果。大肠埃希菌可出现均匀浑浊生长;链球菌可出现沉淀生长;枯草芽胞杆菌为表面生长,形成菌膜。

④ 半固体培养基接种法　半固体培养基接种法主要用于检查细菌的动力和保存菌

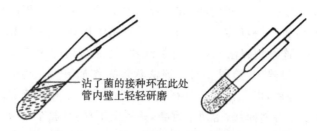

沾了菌的接种环在此处
管内壁上轻轻研磨

实验图 2-4 液体(左)及半固体(右)培养基接种法

种。具体操作如下。a.同液体培养基接种法,左手握住菌种管与待接种的半固体培养基。b.右手持接种针灭菌冷却后,从接种管中挑取少量大肠埃希菌或痢疾志贺菌菌苔,垂直刺入半固体培养基的中央,深入管底至 3/4 处(不必穿至管底),随即沿原穿刺线退出。c.试管口灭菌后加塞,注明标记,置 37 ℃温箱培养 18～24 h 后观察结果(实验图 2-4 右侧)。有鞭毛的细菌(如大肠埃希菌)能够沿穿刺线向四周扩散生长,为动力实验阳性;而无鞭毛的细菌(如痢疾志贺菌)只能够沿穿刺线生长,为动力实验阴性。

3. 实验实施

(1) 分组操作。

(2) 书写实验报告,写出细菌平板培养基接种法的操作要点。

4. 实验评价

(1) 取菌量是否合适。

(2) 接种方法是否正确。

子任务二 细菌生长现象观察

1. 实验目的

观察细菌在不同培养基中的生长现象。

2. 实验计划

(1) 实验材料 ①菌种:金黄色葡萄球菌、大肠埃希菌、枯草芽胞杆菌、链球菌、痢疾志贺菌。②培养基:固体培养基(普通琼脂平板和斜面)、半固体培养基、肉膏汤。

(2) 实验途径 采用小组合作形式。

(3) 实验步骤:

将细菌接种到上述培养基,置 37 ℃温箱培养 18～24 h。观察细菌的生长现象。①液体培养基:均匀浑浊生长(葡萄球菌)、沉淀生长(链球菌)、菌膜形成(枯草芽胞杆菌)。②固体培养基:形成菌落和菌苔,观察菌落的大小、形状、突起(扁平、凹陷)、湿润度(湿润或干燥)、透明度(透明、半透明、不透明)、表面(光滑、粗糙、有无光泽)、边缘、颜色、黏度及气味等情况。③半固体培养基:有鞭毛的细菌(如大肠埃希菌),沿穿刺线向周围扩散生长,穿刺线模糊、增粗或呈根须状,培养基变浑浊,动力阳性;无鞭毛的细菌(如痢疾志贺菌),沿穿刺线生长,穿刺线清晰,周围培养基透明,动力阴性。

3. 实验实施

(1) 分组操作。

（2）书写实验报告：观察并记录细菌在各培养基中的生长现象。

4. 实验评价

（1）能否准确说出上述细菌在不同的培养基中生长现象。

（2）能否准确描述细菌菌落特征。

子任务三　细菌代谢产物观察

1. 实验目的

了解细菌生化反应原理和结果判定。

2. 实验计划

（1）实验材料　菌种：大肠埃希菌和伤寒沙门菌的琼脂斜面培养物各 1 支。培养基：葡萄糖、乳糖发酵管各 2 支。每支管中放置一个倒置的杜汉氏（Durham）发酵小管，以测定气体产生，也可使用商品化的微量发酵管进行实验。

（2）实验途径　采用小组合作形式。

（3）实验步骤：

① 将上述两种细菌分别接种于葡萄糖、乳糖发酵管中。

② 置 37 ℃温箱中培养 18～24 h，观察结果。

（4）实验结果　大肠埃希菌与伤寒沙门菌的糖分解试验结果见实验表 2-1。

实验表 2-1　大肠埃希菌与伤寒沙门菌的糖分解试验结果

	葡萄糖	乳糖
大肠埃希菌	⊕	⊕
伤寒沙门菌	＋	－

注：⊕，产酸产气；＋，产酸不产气；－，不分解。

3. 实验实施

（1）分组操作。

（2）书写实验报告，观察并记录各试验结果。

4. 实验评价

能否正确地对细菌分解葡萄糖与乳糖进行判断。

■ 王志敏 ■

细菌分布、消毒灭菌试验

子任务一　紫外线杀菌试验

1. 实验目的

了解紫外线杀菌原理与用途。

2. 实验原理

微生物被照射后,细胞内 DNA 吸收紫外线,分子构型改变,从而干扰 DNA 的复制,轻者发生突变,重者导致死亡。此外,紫外线可使菌体蛋白质变性、酶失活,使氧变成臭氧而发挥杀菌作用。

3. 实验计划

(1) 实验材料　普通琼脂平板、镊子、酒精灯、接种环、紫外线灯、培养箱、大肠杆菌。

(2) 实验途径　采用小组合作形式。

(3) 实验步骤:

① 取普通琼脂平板 1 个,密集划线接种大肠杆菌。

② 以无菌镊子将灭菌的长方形黑纸片贴于平板表面中央部分。

③ 打开平板盖置紫外线灯下距离 20～30 cm 处照射约 30 min,除去黑纸片,盖好平皿盖,置 37 ℃温箱培养 24 h,观察结果。

4. 实验实施

(1) 分组操作。

(2) 书写实验报告。

5. 实验评价

纸片下面有菌生长,纸片周围无菌生长。

子任务二　皮肤消毒试验

1. 实验目的

了解细菌在皮肤的分布情况及碘酒的消毒作用。

2. 实验计划

(1) 实验材料　普通琼脂平板、培养箱、2%碘酒。

(2) 实验途径　采用小组合作形式。

（3）实验步骤　用灭菌平板分格进行。每两名学生用一个琼脂平板,先在平板底部用蜡笔划分为 5 格,表明序号,两人用未消毒手指分别在 1、2 格内涂布,然后用 2‰碘酒消毒手指后再分别涂抹 3、4 格,余下第 5 格作为空白对照,盖上皿盖,置 37 ℃温箱培养 24 h 观察结果。

3. 实验实施

（1）分组操作。

（2）书写实验报告。

4. 实验评价

1、2 格内有菌生长,3、4、5 格内无菌生长。

子任务三　空气中细菌的检查

1. 实验目的

了解细菌在空气中的分布情况,树立无菌观念。

2. 实验计划

（1）实验材料　普通琼脂平板、培养箱、超净工作台。

（2）实验途径　采用小组合作形式。

（3）实验步骤　取普通琼脂平板 2 个,一只放实验室内任选一处,将平皿盖打开,暴露在空气中 10 min 后盖上皿盖,另一只放在消毒过的无菌室或超净工作台上,暴露在空气中 10 min 后盖上皿盖,然后分别做好标记,置 37 ℃温箱培养 24 h。

3. 实验实施

（1）分组操作。

（2）书写实验报告。

4. 实验评价

暴露在实验室内空气中的培养基有细菌生长,暴露在消毒过的无菌室或超净工作台空气中的培养基无细菌生长。

子任务四　咽喉部细菌的检查

1. 实验目的

了解细菌在人体咽喉部的分布情况,树立无菌观念。

2. 实验计划

（1）实验材料　血液琼脂平板、酒精灯、接种环、培养箱。

（2）实验途径　采用小组合作形式。

（3）实验步骤　取血液琼脂平板 1 个,在平板底部正中划一直线分为两部分,分别做好标记,由两位同学用无菌操作分别将咽喉部棉拭子标本涂于血平板表面的相应位置,然后再用接种环划线分离,置 37 ℃温箱培养 24 h 观察。

3. 实验实施

（1）分组操作。

（2）书写实验报告。

4. 实验评价

血液琼脂平板上有细菌生长。

子任务五　药物敏感试验(纸片法)

1. 实验目的

检测病原菌对各种抗生素敏感性,指导临床合理用药;用于流行病学调查及院内感染的监控,控制和预防耐药菌株的流行;鉴定细菌。

2. 实验原理

抗菌药物通过干扰细胞壁合成、损伤细胞膜功能、影响蛋白质的合成及抑制核酸合成等机制发挥作用。

3. 实验计划

（1）实验材料　普通琼脂平板、镊子、酒精灯、药敏纸片、培养箱、大肠杆菌。

（2）实验途径　采用小组合作形式。

（3）实验步骤:

① 取普通琼脂平板 1 个,用蜡笔在平板底部标记贴药敏纸片的位置。

② 用无菌棉拭子蘸取菌液,在培养基表面均匀涂布接种三次,每次将平板旋转 60°,最后沿平板内缘涂抹 1 圈,以保证涂布均匀。

③ 稍干燥后,无菌操作用镊子取药敏纸片,按标记位置贴在涂布细菌的培养基表面,用镊尖轻压纸片,使其与琼脂紧贴,一次贴好,不得移动。每张纸片中心间距不少于 24 mm,纸片中心距平板内缘距离不少于 15 mm,直径为 90 mm 的平板最多贴 6 片。

④ 贴好纸片后,须在 15 min 内置 37 ℃温箱培养 18~24 h 后观察结果。

⑤ 结果报告,测量抑菌圈的直径,结合药物的性质,一般以敏感、中度敏感、耐药三个等级报告结果(实验图 3-1)。

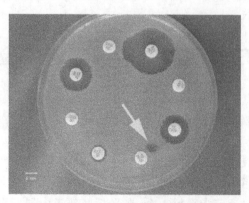

实验图 3-1　细菌对药物的敏感试验

4. 实验实施

（1）分组操作。

（2）书写实验报告。

5. 实验评价

根据实验结果进行报告。

子任务六　热力灭菌试验

1. 实验目的

了解热力灭菌。

2. 实验计划

(1) 实验材料　肉汤培养基、酒精灯、接种环、培养箱、大肠杆菌、枯草芽胞杆菌。

(2) 实验途径　采用小组合作形式。

(3) 实验步骤：

① 取 2 管肉汤培养基，一管接种无芽胞菌(大肠杆菌)，另一管接种芽胞菌(培养 24 h 以上的枯草杆菌)并标明菌名。

② 将上述两管同时放入 100 ℃水浴内 5 min，取出。

③ 置 37 ℃温箱培养 24 h，观察结果。

3. 实验实施

(1) 分组操作。

(2) 书写实验报告。

4. 实验评价

因细菌的芽胞对湿热的抵抗力比无芽胞者强，故枯草杆菌仍生长，而大肠杆菌被杀灭。

子任务七　常用消毒灭菌除菌法介绍

1. 实验目的

熟悉常用消毒、灭菌、除菌法，掌握高压蒸汽灭菌法的操作与应用。

2. 实验计划

(1) 实验材料　高压蒸汽灭菌器、干烤箱、滤菌器。

(2) 实验途径　采用小组合作形式。

(3) 实验方法：

① 高压蒸气灭菌法是应用最广、效果最好的灭菌法，凡能耐高温耐高压耐潮湿的普通培养基、敷料、手术器械、药品及注射用液体、玻璃器皿等，均可用此法灭菌。

先向高压蒸气灭菌器的外筒内加水，把需灭菌的物品放入内筒内，盖好盖并将螺旋拧紧，打开排气阀开始加热，水沸腾后，排气阀开始排除气体，待筒内空气完全排出，持续排水蒸气时，关上排气阀。此时筒内压力逐渐上升，至压力表显示压力达到 103.4 kPa 时，此时温度为 121.3 ℃，调节热源，维持 15～30 min 可达灭菌目的。灭菌完毕，关闭热源，待压力下降到零时，方可开盖取物。

使用时应注意灭菌之前应将物品洗净、干燥后及时包装；灭菌包包装不宜过大，灭菌器内物品总量不应过多；安全操作，灭菌完毕后切忌立即打开取物；应定期检测灭菌效果。

② 干热灭菌法主要用于玻璃器皿、试管、吸管、三角烧瓶及油剂、粉剂等的灭菌。用时

将需要灭菌的物品经清洗和晾干之后整齐地摆放在干烤箱内,不宜过挤,关闭两层箱门,通电,待温度升到160~170 ℃,维持 2 h 即可达到灭菌目的。切记温度不可过高,以免棉塞或包装纸烤焦甚至燃烧。灭菌完毕,关闭电源,待温度自然下降到 50 ℃以下再开门取物,以防玻璃器皿骤冷发生破裂。

③ 滤过除菌法是指用物理阻留的方法将液体中的细菌除去,常用于不耐热的培养基、血清、溶液及药品的除菌或分离细菌外毒素及病毒。常用的滤器有蔡氏滤器和玻璃滤器。

3. 实验实施

(1) 分组操作。

(2) 书写实验报告。

4. 实验评价

能正确使用上述消毒灭菌法。

■ 王志敏 ■

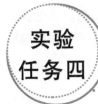

病原菌形态结构观察

子任务一　常见病原菌形态结构观察

1. 实验目的

识别各种常见病原菌的形态、排列特点、染色特性。

2. 实验计划

(1) 实验材料　光学显微镜、香柏油、二甲苯、擦镜纸等。

(2) 实验途径　采用小组合作形式。

(3) 实验步骤:

① 形态观察　光学显微镜油镜观察葡萄球菌、链球菌、大肠埃希菌、痢疾志贺菌、霍乱弧菌、破伤风梭菌的革兰氏染色标本片和结核分枝杆菌的抗酸染色标本片。注意观察细菌的形态、排列和染色特性。

② 特殊结构观察　肺炎链球菌荚膜染色标本片,破伤风梭菌芽胞染色标本片。注意观察细菌特殊结构的位置和着色情况。

3. 实验实施

(1) 分组操作。

(2) 书写实验报告。

4. 实验评价

识别各种常见的病原菌。

■ 郑　红 ■

子任务二　其他病原微生物形态观察

1. 实验目的

(1) 掌握螺旋体和皮肤丝状菌的形态特征。

(2) 熟悉真菌不染色标本检查法。

2. 实验计划

(1) 实验材料　钩端螺旋体、梅毒螺旋体、皮肤丝状菌示教片,癣症患者皮屑标本、100～400 g/L氢氧化钾溶液、载玻片、盖玻片、小镊子、酒精灯、显微镜等。

(2) 实验途径　教师示教,学生小组合作。

(3) 实验步骤:

① 螺旋体形态观察　钩端螺旋体镀银染色标本镜下观察:螺旋体呈棕褐色,一端或两端钩状弯曲,露珠点状连接成 C 型或 S 型,螺旋不太清楚,粗细均匀,边缘整齐。梅毒螺旋体镀银染色标本镜下观察:呈棕褐色,螺旋体小而且细,两端尖直,螺旋规则而紧密。

② 皮肤丝状菌形态观察　注意观察孢子、菌丝的形态与结构特点。

③ 真菌不染色标本检查法　制片:先用小镊子取皮屑或病发 1 根、甲屑少许放在载玻片中央,再滴加 100～400 g/L 氢氧化钾或氢氧化钠溶液 1～2 滴,静置片刻,盖上盖玻片。用玻片夹固定载玻片一端,将载玻片置于酒精灯火焰上方稍微加热(切勿过热,以免烤干或产生气泡),以溶解角质或组织。冷却后,用盖玻片压紧,使溶解的组织分散并使标本透明,去除气泡并吸取周围溢液,以防污染盖玻片。镜检:先以低倍镜观察有无真菌菌丝或孢子,再用高倍镜仔细观察菌丝和孢子的形态与结构特征;镜检时,视野光线以稍暗适宜;低倍镜下,菌丝呈较强折光性、分支的丝状体;高倍镜下,可见菌丝分隔或不同的孢子形态。

3. 实验实施

(1) 教师示教,学生分组操作。

(2) 实验完毕书写实验报告。

4. 实验评价

(1) 真菌不染色标本检查法制片的检查与评价。

(2) 真菌不染色标本检查法镜检的检查与评价。

子任务三　真菌的载片培养

1. 实验目的

(1) 了解真菌载片培养法。

(2) 熟悉真菌形态结构。

2. 实验计划

(1) 实验材料　圆形滤纸、直径 9 cm 平皿、U 形玻棒、载玻片、盖玻片、接种环、20％甘油、试管、滴管、灭菌水。

(2) 实验途径　教师示教,学生小组合作。

(3) 实验步骤　取直径 7 cm 左右的圆形滤纸一张,铺放于一个直径 9 cm 的平皿底部(实验图 4-1),上放一个 U 形玻棒,其上再平放一张干净的载玻片与一张盖玻片,盖好平皿盖进行灭菌。挑取真菌孢子接入盛有灭菌水的试管中,振荡试管制成孢子悬液备用。用灭菌滴管吸取灭菌后融化的真菌固体培养基少许,滴于上述灭菌平皿内的载玻片中央,并以接种环将孢子悬液接种在培养基四周,加上盖玻片,并轻压一下,为了预防培养过程中培养基干燥,可以在滤纸上滴加 20％甘油 3～4 mL,然后盖上平皿盖,即成为湿室载片培养。将其放在温度适宜的培养箱中培养,按时取出在低倍镜下观察真菌不同时期的形态结构。

3. 实验实施

(1) 教师示教,学生分组操作。

(2) 实验完毕书写实验报告。

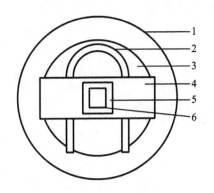

实验图 4-1 真菌的载片培养试验示意图

注:1—培养皿;2—U 形玻棒;3—滤纸;

4—载玻片;5—盖玻片;6—固体培养基。

4. 实验评价

(1)真菌载片培养法的检查与评价。

(2)真菌形态结构观察的检查与评价。

■ 高　原 ■

寄生虫实验

实验任务 蛔虫、蛲虫虫卵与成虫形态学观察

1. 实验目的

(1) 观察蛔虫虫卵、蛲虫虫卵的形态特征。

(2) 观察蛔虫成虫、蛲虫成虫。

2. 实验计划

(1) 实验途径 教师示教,学生小组合作,进行标本观察。

(2) 实验步骤

① 自己观察:

a. 蛔虫虫卵玻片标本 先用低倍镜寻找虫卵,然后将虫卵移到视野中央,换高倍镜仔细观察其形态、大小、颜色、卵壳的结构及内容物。

b. 蛲虫虫卵玻片标本 观察方法同上,但蛲虫虫卵无色透明,故光线不要太强,仔细观察其形态、大小、卵壳的厚薄及卵内幼虫等特点。

c. 蛲虫成虫玻片标本 低倍镜观察,注意其头翼、食道球及生殖器官等结构。

② 示教观察:

a. 蛔虫成虫浸制标本 用肉眼观察虫体的外形、大小、颜色、侧线部位和雌雄虫的区别。

b. 蛔虫头端唇瓣玻片标本 注意观察唇瓣的形状及排列。

c. 蛔虫含蚴卵玻片标本 注意观察卵内卷曲的幼虫。

d. 脱蛋白质膜蛔虫虫卵玻片标本 注意观察与一般蛔虫虫卵的不同。

e. 蛔虫所致阑尾炎病理标本。

f. 蛲虫成虫浸制标本 肉眼观察其颜色、大小和自然体态等特点。

3. 实验实施

(1) 教师示教,学生分组操作。

(2) 实验完毕书写实验报告:① 绘制蛔虫虫卵、蛲虫虫卵形态图;② 比较受精蛔虫虫卵与未受精蛔虫虫卵的主要区别。

李 华

参考文献

[1]　陈淑增,魏秋芬.病原生物学与免疫学[M].武汉:华中科技大学出版社,2010.

[2]　金路.免疫学与病原生物学[M].2版.北京:人民卫生出版社,2010.

[3]　龚非力.医学免疫学[M].3版.北京:科学出版社,2009.

[4]　王兰兰.临床免疫学与免疫检验[M].3版.北京:人民卫生出版社,2006.

[5]　王承明,彭友明.病原生物学与免疫学[M].2版.北京:高等教育出版社,2010.

[6]　高晓明.医学免疫学[M].2版.北京:高等教育出版社,2011.

[7]　吕瑞芳.病原生物与免疫学基础[M].北京:高等教育出版社,2004.

[8]　周正任.医学微生物学[M].6版.北京:人民卫生出版社,2007.

[9]　蔡凤.微生物学[M].北京:科学出版社,2004.

[10]　张宝恩,苏盛通.病原生物与免疫学基础[M].2版.北京:科学出版社,2008.

[11]　陈育民.病原生物学与免疫学[M].西安:第四军医大学出版社,2006.

[12]　李凡,刘晶星.医学微生物学[M].7版.北京:人民卫生出版社,2008.

[13]　甘晓玲.微生物学检验[M].3版.北京:人民卫生出版社,2010.

[14]　徐纪平.医学微生物学[M].2版.北京:科学出版社,2008.

[15]　黎燕,冯健男,张纪岩.分子免疫学实验指南[M].北京:化学工业出版社,2008.

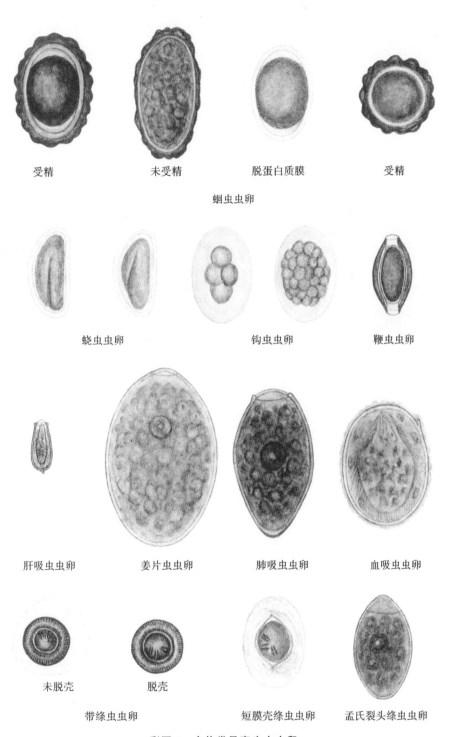

受精　　　　　　未受精　　　　　脱蛋白质膜　　　　受精

蛔虫虫卵

蛲虫虫卵　　　　　钩虫虫卵　　　　　鞭虫虫卵

肝吸虫虫卵　　　姜片虫虫卵　　　　肺吸虫虫卵　　　　血吸虫虫卵

未脱壳　　　　脱壳

带绦虫虫卵　　　　　短膜壳绦虫虫卵　　　孟氏裂头绦虫虫卵

彩图 1　人体常见寄生虫虫卵

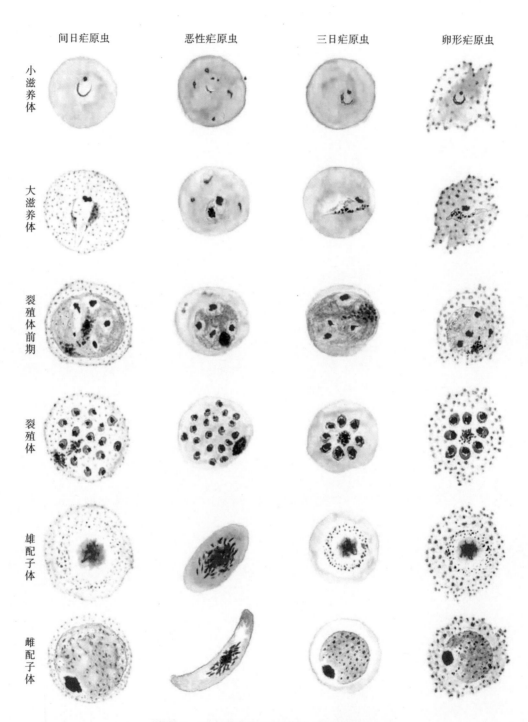

彩图 2　四种疟原虫形态(薄片,吉氏液染色)